U0252894

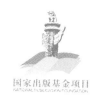

国家出版基金项目
NATIONAL PUBLICATION FOUNDATION

"十三五"国家重点图书出版规划项目

排序与调度丛书 （二期）

医院服务管理优化

——建模方法与决策

羊 英 钟力炜 陈 童 编著

清华大学出版社
北 京

内 容 简 介

本书主要针对当前医院服务管理中的关键问题，整理编辑近年来在该领域的重要研究成果。全书包含 8 章，讨论了门诊管理与优化、急诊管理与优化、住院管理与优化、手术资源管理与优化、医技检查管理与优化、医院物料管理与优化及医院服务管理智慧化转型等问题，并对相应问题进行建模和求解，采用实际医院运营问题或数据作为算例分析。本书适合的读者包括：医疗运营管理研究人员、医院服务管理人员、管理科学与工程研究生和对医疗服务资源调度优化有兴趣的研究人员等。

图书在版编目（CIP）数据

医院服务管理优化：建模方法与决策 / 羊英，钟力炜，陈童编著. -- 北京：清华大学出版社，2024.11. --（排序与调度丛书）. -- ISBN 978-7-302-67608-9

Ⅰ. R197.32

中国国家版本馆 CIP 数据核字第 20245EA205 号

责任编辑：佟丽霞
封面设计：常雪影
责任校对：欧　洋
责任印制：沈　露

出版发行：清华大学出版社
　　　　　网　　　址：https://www.tup.com.cn，https://www.wqxuetang.com
　　　　　地　　　址：北京清华大学学研大厦 A 座　　　邮　　编：100084
　　　　　社 总 机：010-83470000　　　　　　　　　　邮　　购：010-62786544
　　　　　投稿与读者服务：010-62776969，c-service@tup.tsinghua.edu.cn
　　　　　质量反馈：010-62772015，zhiliang@tup.tsinghua.edu.cn
印 装 者：三河市龙大印装有限公司
经　　销：全国新华书店
开　　本：170mm×240mm　　　印　张：18.5　　　字　　数：340 千字
版　　次：2024 年 11 月第 1 版　　　　　　　　印　　次：2024 年 11 月第 1 次印刷
定　　价：129.00 元

产品编号：098295-01

丛书序言

我知道排序问题是从 20 世纪 50 年代出版的一本名为 *Operations Research*（《运筹学》，可能是 1957 年出版）的书开始的。书中讲到了 S. M. 约翰逊（S. M. Johnson）的同顺序两台机器的排序问题并给出了解法。约翰逊的这一结果给我留下了深刻的印象。第一，这个问题是从实际生活中来的。第二，这个问题有一定的难度，约翰逊给出了完整的解答。第三，这个问题显然包含着许多可能的推广，因此蕴含了广阔的前景。在 1960 年前后，我在《英国运筹学》（*Operational Research*，季刊，从 1978 年（第 29 卷）起改称 *Journal of the Operational Research Society*，并改为月刊）（当时这是一份带有科普性质的刊物）上看到一篇文章，内容谈到三台机器的排序问题，但只涉及四个工件如何排序。这篇文章虽然很简单，但我也从中受到一些启发。我写了一篇讲稿，在中国科学院数学研究所里做了一次通俗报告。之后我就到安徽参加"四清"工作，不意所里将这份报告打印出来并寄了几份给我，我寄了一份给华罗庚教授，他对这方面的研究给予很大的支持。这是 20 世纪 60 年代前期的事，接下来便开始了"文化大革命"，倏忽十年。20 世纪 70 年代初我从"五七"干校回京，发现国外学者在排序问题方面已做了不少工作，并曾在 1966 年开了一次国际排序问题会议，出版了一本论文集 *Theory of Scheduling*（《排序理论》）。我与韩继业教授做了一些工作，也算得上是排序问题在我国的一个开始。想不到在秦裕瑗、林诒勋、唐国春以及许多教授的努力下，跟随着国际的潮流，排序问题的理论和应用在我国得到了如此蓬勃的发展，真是可喜可贺！

众所周知，在计算机如此普及的今天，一门数学分支的发展必须与生产实际相结合，才称得上走上了健康的道路。一种复杂的工具从设计到生产，一项巨大复杂的工程从开始施工到完工后的处理，无不牵涉排序问题。因此，我认为排序理论的发展是没有止境的。我很少看小说，但近来我对一本名叫《约翰·克里斯托夫》的作品很感兴趣。这是罗曼·罗兰写的一本名著，实际上它是以贝多芬为背景的一本传记体小说。这里面提到贝多芬的祖父和父亲都是宫廷乐队指挥，当贝多芬的父亲发现他在音乐方面是个天才的时候，便想将他培养成一名优秀的钢琴师，让他到各地去表演，可以名利双收，所以强迫他勤学苦练。但贝多芬非常反感,他认为这样的作品显示不出人的气质。由于贝多芬有如此的感受,他才能谱出如《英雄交响曲》《第九交响曲》等深具人性的伟大乐章。我想数学也是一样,只有在人类生产中体现它的威力的时候,才能显示出数学这门学科的光辉,也才能显示出作为一名数学家的骄傲。

　　任何一门学科,尤其是一门与生产实际有密切联系的学科,在其发展初期那些引发它成长的问题必然是相互分离的,甚至是互不相干的。但只要研究继续向前发展,一些问题便会综合趋于统一,处理问题的方法也会与日俱增、深入细致,可谓根深叶茂,蔚然成林。我们这套丛书已有数册正在撰写之中,主题纷呈,蔚为壮观。相信在不久以后会有不少新的著作出现,使我们的学科呈现一片欣欣向荣、繁花似锦的局面,则是鄙人所厚望于诸君者矣。

越民义

中国科学院数学与系统科学研究院

2019 年 4 月

前　言

虽然近年来我国医疗技术和医疗资源不断发展,但相对我国超过 14 亿的庞大人口群体,如何提高医疗资源利用率,提高医疗服务质量,仍然是一个非常重要的课题。

医院服务管理虽然属于服务管理领域,但与一般服务行业管理存在较大差异。与一般企业运营管理不同,获利不是医院的首要目标,公益和社会责任对于我国的公立医院是更重要的目标。如何利用现有的人才、资金、技术和信息等资源为更多的患者服务,提高整体的医疗服务水平,是每个医院亟需解决的问题。

近年来关于医疗服务管理领域的定量研究成果越来越多,对促进医疗机构科学服务管理非常具有参考价值。本书围绕医院服务管理的几大关键问题进行研究,集结了近年来相关领域一些有代表性的成果,结合团队研究成果,进行编撰阐述,希望能为医院管理者和对本领域有兴趣的学者提供参考。

全书分为 8 章。第 1 章对医院服务管理基本概念和内容进行介绍,梳理了该领域的关键问题并列出了本书的框架。第 2～7 章针对医院服务管理中关键问题进行分析:第 2 章介绍门诊管理与优化问题;第 3 章介绍急诊管理与优化问题;第 4 章介绍住院管理与优化问题;第 5 章着重分析手术资源管理与优化问题;第 6 章讨论医技检查管理与优化问题;第 7 章介绍医院物料管理与优化问题。第 8 章对医院服务管理智慧化转型进行了展望。

以下对本书体例进行说明:

(1)书中部分图表是从引用文献中摘录的,本书对图表中的英文进行了翻译,便于读者阅读。

(2)每章最后是本章文中引用的文献,文献按照在文中出现的顺序罗列。

(3)每个问题阐述方式都按照以下框架进行:相关研究概述—问题描述—模型建立与求解—管理启示。为了便于医院管理者和对医院服务管理感兴趣的读者理解本书内容,编写时省略了部分复杂算法及其数学推理过程,侧重于模型、算法和应用场景介绍,并对管理启示进行初步探讨。

本书在编写过程中参考了医疗管理研究领域诸多学者的成果,征询部分有代表性文献的作者意见并获得作者的支持,引用编入这些成果,在此向万国华、唐加福、王冰、常健、杜奕、林慧丹、高更君、王治国、耿娜、项薇、刘洪伟、梁峰、梅勋等各位学者表示感谢!

本书的编写得益于唐国春教授的极力推动,在确定方向、书稿梳理、修改等环节都得到唐老师的无私帮助,特此表示感谢。在书稿完成后,感谢中国运筹学学会排序与调度分会的专家们给出了许多中肯的意见,对书稿修改提供了非常有价值的建议。感谢本书审稿人杜刚教授,对全书内容进行了细致审阅并提出了许多中肯的建议。在编撰过程中,上海第二工业大学的同事郝皓教授、何成教授、尹诗老师和范静老师等,上海市中医医院的王慧新、沈婷和张树瑛医生,上海市第一人民医院的许翔医生给予了许多帮助,感谢上海市第一人民医院郭万茹、陈秀秀和林碧云帮助整理和排版书稿。

由于编者学术水平以及写作时间限制,本书仍然存在诸多不足,敬请读者和同仁批评指正。

羊 英 钟力炜 陈 童

2023 年 3 月

目　录

第1章 绪　　论

1.1　医院服务管理概述

1.1.1　医院服务管理概念与特征

根据国家卫生健康委员会和国家中医药管理局 2020 年发布的《关于加强公立医院运营管理的指导意见》(国卫财务发〔2020〕27 号)(以下简称《意见》):公立医院运营管理(hospital operations management)是以全面预算管理和业务流程管理为核心,以全成本管理和绩效管理为工具,对医院内部运营各环节的设计、计划、组织、实施、控制和评价等管理活动的总称,是对医院人、财、物、技术等核心资源进行科学配置、精细管理和有效使用的一系列管理手段和方法。《意见》指出公立医院运营管理要坚持五条基本原则,即公益性原则、整体性原则、融合性原则、成本效率原则和适应性原则。

医院服务是指在医院的医疗服务过程中,以物质资源为基础,为提高患者效用所进行的有创造价值的活动。医疗服务是指医疗服务机构(主体是医院)以患者和一定社会人群为主要服务对象,以医学技术为基本的服务手段,提供能满足人们需要的医疗保健服务,从而产生实际利益的医疗产出和非物质形态的服务。医疗是医院的中心工作,医疗服务管理是医院运营管理的核心内容[1]。因此,医疗服务管理(medical service management)是公立医院运营管理的核心职能,是指在医院医疗系统活动全过程中进行的组织、计划、协调和控制,使之经常处于应有状态,并对变化了的客观环境有较快的适应性,达到最佳医疗效果和医疗效率的目的[1]。医院医疗服务管理涉及医院多个部门和环节,主要包括门诊、急诊和住院部三个体系,另外涉及医疗支持系统,有:手术室、医技科室和消毒供应中心等。

国外很早就有学者对医院服务管理进行研究,如 Margaret 等[2]在 *Operations Research and Health Care: A Handbook of Methods and Applications* 一书中集结了多篇相关研究成果,包括:医疗运营管理、公共政策与经济分析、诊疗管理建模与应用。Corinne 等[3]在 *Operations Management in Healthcare: Strategy and Practice* 一书中从医疗服务质量、医疗服务提供、医疗服务成本和医疗服务管理柔性等方面阐述医院运营管理主要内容。我国医疗服务管理和国外有较大差别:

一是我国公立医院遵循公益性原则。根据以上文件所述,医院服务管理要以公益性为前提,以满足人民群众健康需求为出发点和落脚点,实现社会效益和服务效能最大化。这个目标和国外医疗机构服务管理目标有较大区别。

二是我国人口基数大,医院少。根据国家统计局数据,第七次全国人口普查结果公布,全国人口共 1 443 497 378 人,其中大陆有 1 411 778 724 人。2022 年医院共有 36 976 家,医疗卫生机构床位数每万人 69.16 张,医疗卫生机构诊疗人次为 84.16 亿人次。同时,随着人们生活质量的提高,对医疗服务质量要求也越来越高;此外,随着我国老龄化进程加快,对医疗服务需求量也越来越大。所以医院不仅要提供足够的医疗服务,还要提高服务质量,这对医院服务管理是一个很大的挑战。

医疗资源不充足,还要基于公益性原则为超过 14 亿人口提供医疗服务,这要求医院提高各项资源的利用率,尤其是医疗服务资源的利用率。罗利等[4]在《医疗服务资源调度优化理论、方法及应用》中,论述了门诊资源、医技资源、手术室资源和病床资源调度优化及具体方法。其研究成果为医院医疗服务管理效率的提高和具体实施方法提供了参考借鉴。

随着技术的发展和医院医疗服务管理模式不断创新,医院医疗服务管理呈现出以下趋势:

(1)规模化发展向强调服务质量转变

随着医改的不断深化,我国公立医院普遍面临从粗放扩张向精细化转变的压力。公立医院要想实现转型,向现代医院管理制度迈进,就必须提高医院服务管理精细化水平[5]。

(2)质量与效率的协同发展

医院在提高服务质量的同时,要兼顾服务效率,即在资源有限的情况下使其发挥最大作用,如提升患者满意度、降低运营成本等。

(3)传统工作模式向横式新生产方式发展

包含两层意思:一是建立以疾病为单元的新型医疗组织;二是以多学科诊疗(multi-disciplinary treatment,MDT)为例的跨学科联合诊疗模式。

(4)信息技术支撑精细化管理

当前医院医疗服务管理更加追求资源合理利用,以达到精细化的管理,而精细化管理离不开信息技术的应用。一方面信息技术能实现基础信息的搜集、存储、传输和共享;另一方面,当前以信息技术为基础的智慧医院、数字化医院的建设将大大提升资源利用率,实现医院医疗服务精细化管理。

(5)病种成本及费用控制

近年来,我国卫生总费用快速增长,近几年更是达到同期 GDP 增幅的近两倍,给政府及患者造成了沉重的经济负担,患者就诊费用不断攀升、公共卫生医疗资源的公平性难以保障。定价有效性缺失和补偿机制扭曲是造成上述情况的主要原因。为了解决上述问题,国家医疗保障局将"按疾病诊断相关分组(DRGs)付费"作为深化医保支付方式改革的核心内容[6]。

2020 年突如其来的新冠疫情席卷全球,医院医疗服务管理又面临新的问题和更大的挑战,这使得医疗服务精细化管理变得更为迫切。

1.1.2　医院服务管理的重要性

医院服务管理优化的研究以医院医疗服务精细化管理为目标,采用定量方法寻求优化管理方法和模式,旨在提高医院医疗资源利用率,优化医疗服务管理流程。研究意义主要体现在以下几个方面:

(1)有利于实现医院医疗服务精细化管理

医疗服务主要涉及门诊、急诊和住院部,以及提供辅助的医技科室、手术室等,这些部门在提供医疗服务时应形成一个有机的整体。以往的研究大多停留在某个部分的或是定性的研究上,如果要实现精细化管理,则需要借助如运筹学、管理学、信息技术、计算机技术等多学科综合方法,定量研究其中的服务管理问题,给出科学决策建议。研究如何优化其管理问题并提出有效的实施建议将极大地推动医院医疗服务精细化管理,提高管理效率和资源利用率。

(2)有利于提高医疗服务质量水平

医疗服务不同于其他服务行业的产品,具有专业性特点,医疗服务质量关系到患者的健康和生命。目前大的人口基数和少的医院数给医院(尤其是公立三级甲等医院)带来了巨大的医疗服务压力,如何在面对庞大的就诊量时仍然能够提供高质量的服务,是每个医院面临的具有挑战性的课题。因此,基于建模与决策定量化的研究优化医疗服务管理,有利于提高医疗服务整体质量水平。

(3)有利于提升患者就医体验

一方面,随着我国经济发展加速,人们的生活水平不断提高,对医疗服务及就医体验的要求也不断提升。另一方面,随着我国老龄化加剧,老年人占比越来越高,对医疗服务的需求也越来越多,如何满足老年患者的需求并使他们就医更加便利,就医体验更高,也是医院医疗服务管理亟待解决的问题。医疗服务管理优化,不仅要优化管理流程,更要深入探讨患者的特性,分析不同类别患者的需求,为他(她)们提供个性化的服务。

1.2　医院服务管理关键问题

1.2.1　医院服务管理的概念和属性

医院服务具有三个特性:

一是满足患者效用。效用是患者从医疗服务中得到满足的程度,医院服务是满足患者效用的创造价值的活动。

二是服务产品属性。患者对医疗服务的需求,在满足其核心利益的基础上,还要追求心理和精神上的满足。

三是实物与服务关系。医疗服务是以药品、医疗设备为基础的服务产品。

医院服务管理是指对医疗服务提供过程进行计划、组织、协调、监督等,以提高管理效率,使得医疗服务资源利用率最大化,并实现精细化管理。

医院服务管理是完成医疗服务的主要手段,是影响整个医院管理水平的核心环节,具有以下基本属性[1]:

(1)整体性:医院服务管理涉及医院各个部门和环节,主要包括门诊、急诊和住院部三个部门;此外,还有医疗支持系统,包括手术室、消毒供应中心和其他医技科室等。这些部门提供医疗服务、医疗平台支持或辅助诊疗服务,并相互配合构成一个复杂且严密的医疗服务体系,医院服务管理应将各个环节形成一个有机整体,从整体上提升服务管理水平。

(2)连续性:医疗服务是一个连续的过程,每一个环节对最终的质量都至关重要。相应的,医院服务管理也必须是一个连续的过程,确保每个环节都能提供良好的医疗服务。此外,医院服务管理的连续性还包含:采用稳定的医院管理方法;医院服务管理项目的持续改进。《关于加强公立医院运营管理的指导意见》中也提出:要将现代管理理念、方法和技术融入运营管理的各个领域、层级和环节,提升运营管理精细化水平。

(3)动态性:医疗服务体系所处的社会环境和医疗环境随时都在发生变化,管理方法也应适时调整和变革。当前社会信息化进程加速,医疗技术不断更新迭代,老龄人群不断增加,对医疗服务需求增长迅速,加大了医院服务管理的难度。这些内部和外部的因素都促使医院必须动态调整其管理模式和方法。

(4)目的性:我国医院管理的基本原则是公益性,因此医院服务管理的根本目标是治病救人,"以患者为中心",这是基本前提,围绕这一基本前提,医院服务管理的目的在于实现医疗服务的"安全、有效、方便、价廉"。在目前有限的医疗资源并不能完全满足全社会所有医疗服务需求的情形下,医疗服务效率显得尤为重要,通过医院服务管理,以尽可能低的医疗服务成本来实现尽可能好的医疗服务效果、完成尽可能多的医疗服务任务。

1.2.2　医院服务管理的范畴

医院服务其中一个重要特性是其高接触性,在医疗服务过程中,医务人员与患者接触的程度比较高,并且患者及其家属要求参与医疗服务过程。根据与

患者接触程度分析,医院服务管理包含以下具体职能:

（1）门诊管理

门诊是直接接受患者进行诊断、治疗、预防保健和康复服务的场所,同时也是进行医学教育和临床科研,以提高医院科学技术水平和医务人员业务能力的重要阵地。门诊工作是面向社会的重要窗口,因为它是医院接触患者时间最早、人数最多、范围最广的部门,因此,门诊对于满足患者需求,完成医院社会职责,具有重要的意义。门诊涉及从患者挂号、候诊、就诊,到医院提供检诊分诊、诊断、检验、检查、注射、治疗、取药等环节,是一连串的由多个环节组成的流程,在这个流程中,任何一个环节的阻塞都可造成门诊流程的不畅,给患者带来不便。因此要求医院应用系统管理理论和方法,优化门诊管理流程,提供高质量服务。

（2）急诊管理

医院急诊科是急诊医疗体系中的重要组成部分,它是急诊医学医疗、教研的基地,也是医院医疗工作的第一线,更是医院面向社会的重要窗口。急诊管理即对急诊服务提供过程的计划、组织、监督、评价等开展的工作。急诊科工作具有"急""忙""多学科性"等特点,急诊管理必须保障急诊治疗活动所需的人、设备、物料、技术、信息等资源的及时配备和补给。

（3）住院管理

住院管理是指针对入院患者实施诊疗活动过程的计划、组织、监督、评价等开展的工作。具体包括:住院诊疗组织结构的设计、医疗质量的监控、医务人员实施诊疗活动行为规范、诊疗技术的应用管理、规划提高住院诊疗整体水平的目标管理等。

同时还包括患者在住院过程中的护理服务管理,应为患者提供准确、安全、及时、有效的服务,对护理工作过程和服务实施控制与改进。

（4）手术资源管理

手术是医生对患者进行手术诊断、治疗和抢救的重要手段,涉及多种资源,如手术室、医生、麻醉师、护士、设备、耗材等。手术资源管理就是要合理调度使用医院已有的资源,为患者提供最好的服务。

（5）医技检查管理

医技科室包括药剂科、检验科、医学影像科（放射科、超声诊断科、核医学科等）、病理科、输血科、消毒供应中心和营养科等,因此医技检查种类繁多。医技检查管理就是要对各项检验检查进行合理安排,提高医技设备和人员的工作效率,缩短患者等待时间,减少患者在各个医技科室之间的辗转次数。

（6）医院物料管理

患者在接受治疗过程中不可避免地要使用到各种药品、医用耗材等,医院物料管理主要指在对医疗服务过程中使用的各种药品、医用耗材等进行合理采购、传递、使用和记录,对物料的使用进行精细化管理,保证医疗效果的同时,降低患者的医疗费用。

1.2.3　关键问题梳理

医院服务管理涉及的问题多且复杂,本书遴选了其中部分关键问题进行分析、梳理。

1. 门诊管理问题

门诊工作的对象是医疗服务的最大人群,门诊管理中有很多值得研究的问题。

1)门诊预约问题

患者日常体验比较差的,一般聚焦在:门诊排队长,预约专家难,滞留医院时间过长,医院就诊时间过短,在专家诊室里就诊时间过短等。患者到医院门诊有两种模式:一种是预约,另一种是自由就诊。采用全面预约就诊的优点显而易见,但是最优的预约机制应该是什么? 如何保障医院的利益,既充分利用医生出诊时间不产生过多的空余,又不过长延时? 是否可以采用"超售"的模式? 同样,不能在某一个时段内使得患者积聚过多。因此,讨论分时段预约的问题以及患者爽约的问题非常有价值。但是从患者角度来看,如何获得预约的席位(即俗称的"挂上号")可能更重要。已经有一些精准预约的研究和实践,通过预问诊方式把患者的病情和医生的医学背景、临床方向甚至临床研究的方向进行匹配,这是从医患两方面来进行机制设计。

2)门诊患者异质性问题

门诊接待的患者类型多样:有的是预约的,有的是未预约直接进入的;有的是慢性病不太紧急的,有的是紧急的;有的是年轻的,有的是年纪较大的。面对形式多样的异质患者,传统的固定的排队方式不太适用,典型的例子如:医院对于 80 岁以上的老人还有一些其他急症的对象,需要安排尽早就诊;门诊中有特殊需求的患者,需要马上开好检验检查医嘱以使其有时间在医生的出诊时间内能够回来复诊等。所以在门诊管理中,如何针对异质患者设计合理的排队机制是一个重要的问题。

3)其他问题

门诊当中还有一些其他问题,如一个患者有多种疾病需要在多个科室挂号就诊,患者在每个不同专科的就医时间安排,以及在医院的滞留时间,在医院空间动线距离,甚至占用医院重要的物理空间资源如电梯等,都需要做研究。

2. 急诊管理问题

患者来急诊有多个途径：

第一类是比较严重的，一般通过 120 救护车送到医院。120 救护车在接诊后会将一些患者相关信息传送到就诊医院。在送诊过程中要考虑的问题包括：患者的病情与就诊医院急救能力匹配关系问题；医院能级分配问题；医院急救学科排队问题；城市路线行驶规划问题。到了医院后，医院进行接诊，然后送进抢救室进行急救。急救过程中涉及的问题包括：急救室空间资源分配问题；抢救设备、抢救人员、抢救药品，以及后续要进行抢救的一系列大型设备如计算机断层扫描（computed tomography，CT）、磁共振成像（magnetic resonance imageing，MRI）、数字减影血管造影（digital subtraction angiography，DSA）和手术室安排问题。部分患者经过抢救以后，需要进一步治疗，将涉及的问题包括：抢救室、急诊重症加强护理病房（intensive care unit，ICU）和急诊留观室之间过渡的床位安排，在这个过程中，既要考虑患者的病情和床位安排，又要考虑相应区域配备医生的能级，还要考虑区域布局的院内感染问题。

第二类急诊患者和前述 120 救护车送抵的比较类似，是家属、路人或者警察将需要急救的患者送到医院进行治疗。但在他们到达前，医院很难获得相应的患者信息，所以是在接诊以后才会知道患者相关病情，对于医院在短期内进行人员、设备、空间的调配，以及相应的时间问题，均有较大管理难度。

第三类患者病情相对比较轻，是自行来院。急诊预检分诊需要了解患者的主诉现病史、既往史以及包括脉搏、血压、体温、血氧饱和度等生命体征的集成数据。在医院的急诊高峰期间将遇到很大的就诊压力，往往会形成排队现象，甚至有患者滞留的时间超过规定的时限（如有些医院规定：必须在到院 10min 之内进行就诊）。患者在分诊以后，按照级别进行就医。黄区红区是进到抢救室就诊，绿区黄区是在急诊台面上进行就诊。按照急诊分诊分级规范，患者级别越高，就越应该在更短的时间进行就诊，当患者不断增多，将涉及急诊的排队机制。有研究提出基于患者的生命体征以及病情进行研判的插队机制，但这些研究很难得到实证。

患者急诊就诊后做检验检查时，会涉及排队问题，同时要考虑患者在离开医生的看护下，他/她的全程生命体征监控问题。当前，部分医院尝试使用各类穿戴设备，这些设备会产生大量的数据。这些数据在后台集成后，可以通过算法模型进行跟踪管理，确保患者被医护人员全程监控，病情一旦突变，将通过定位和追踪功能，及时进行医疗急救工作。

急诊抢救室有急诊或者 ICU 医生在实施抢救。但一旦患者病症涉及多学科，就需要急诊医生进行预先研判。专科医生从专科病房过来需要时间，研判得越早,专科医生到达的时间越早,能够开展多学科救治的时间就越早,对患者预后会起到十分重要的作用。因此,急诊医生及时准确的研判非常重要。

急诊后的随访机制,是指如果患者病症情况有所变化,应当随时到医院进行就诊。但是现在缺乏对急诊患者离院期间的远程看护。现在市面上逐渐出现一些硬件和软件,如开发一些应用软件,在智能手机上安装,对患者身体状况进行监测,将数据传回医院,一旦发生异常,医院便及时提醒患者或患者家属,使患者能够及时来院救治。

3. 住院管理问题

住院管理中首要问题是床位的安排,目前我国医院床位安排有多种模式。

比较传统的模式是科室固定病区床位的模式,它明显的优势就是医生很明确其医疗资源容量,可以通过院、科、组三级管理,以日常经验来进行床位资源分配。

另外一种模式是住院床位相对固定,边界模糊。因为季节性或者其他原因会导致部分床位空余,导致资源浪费。解决这种问题的方法有两种:第一种是在科室内或者病区内协调;第二种是由医院统一的住院服务调度中心来进行全院的统一床位配置,这样可以充分利用床位资源。如华西医院建立了一个很大的住院服务中心,对全院的床位进行调配使用。这种模式下存在两个问题:一是,医生对于患者选择的自主权很差,尤其是在临床研究特别受关注的情况下,收治患者的权利不在医生,这种处理方式对于临床研究的开展会产生重大影响;二是,这种模式下,床位使用率会增高,但值得注意的是医院并不能盲目追求床位使用率,而周转率可能更加重要。其实,医院不希望医生通过患者压床来提高使用率,这将使得其他患者无法获得住院治疗机会。

医院通常使用住院日这个指标,它既解决了住院床位的效率问题,又有效地解决了住院费用尤其是均次费用快速增长的问题。如果把平均住院日和使用率结合在一起看,能够有效地描述一家医院床位使用情况。但是如果只用平均住院日进行考核,会有很多做法歪曲其原有的意义,比如只收治病情轻的患者或者让患者反复办理住院,以增加周转和出院人数等。目前可以通过疾病诊断相关分组(diagnosis related groups,DRGs)、患者重复住院率等指标进行修正。

住院管理中另一个重要的问题是住院护理,其中护士排班问题比较突出。护士排班有很多约束条件,因为病区的护士一般由护士长、主班护士、带教老师以及专科护士、责任护士组成。既有白天主班安排,又有床位上的责任护士和三班倒的护士排班要求,是一种多种排班形式的组合。在排班中还要考虑护士因为反复倒班,日夜时间变化,导致的精力疲惫以后容易产生护理差错的问题。这个问题在医生的夜间值班排班中也会发生。这是医疗质量安全上一个很重要的隐患,都需要通过研究来解决这些问题。

4. 手术资源管理问题

手术一般是有创操作,牵涉的资源多,流程复杂,所以手术排班成为手术资源管理最重要的问题。现在大多数医院实行的手术排程主要是固定手术日的方法,也就是说一个科室或者一个组,在每周有几天是固定的手术日,在这几天这个组或者科室主要以手术工作为主,相应地这个组或科室的患者手术必须排在这几天。组或科室的手术日一般 1～2 年才会调整一次,导致手术室在有的手术日使用率很高,有的手术日使用率很低,结束的时间很早。手术室作为医院重要的医疗资源,在医院运营管理中通常以提高它的利用率为主要目标。而在一台手术中,还需要医生、手术室麻醉师、手术护士、重要医疗设备等的配合,所以还要研究这些资源之间的关系。各类专业人员医生有自己的专业,重要的医疗设备也不可能配置过多,需要研究如何充分使用它们。同时,手术室又有大小、洁净等级不同的情况,所以不同的手术必须安排在不同的手术室进行,使得手术排程问题很复杂。此外,患者手术结束以后的转运动线问题也是需要研究的。

5. 医技检查管理问题

检验检查由相关医技科室完成,具有共同特点:①技术专业化,相对独立;②为临床诊疗提供客观依据,同时也对临床工作有日趋增强的指导作用;③技术发展既高度综合又高度分化,新兴边缘科学不断出现;④服务方式由辅助检查逐渐加入治疗职能;⑤投入成本高;⑥对仪器设备的依赖性日趋增多;⑦多学科人才优化组合日趋完善,质量控制技术日趋完善[1]。

现代医学发展到今天,我们更加依赖先进的检验检查。但是医院的检验检查设备、人员和空间资源是有限的。

假设一个患者既有抽血、大小便取样检验,又有核素检查,还有前列腺超声检查。这些检验检查中有一些前后关系:如核素检查应该放在最后,免得患者带着核素在医院里到处走;而前列腺超声检查前需要憋尿,但如果患者前面取了尿样,那就可能需要再花两个小时喝水憋尿。有些检验检查是需要空腹的,有些需要餐后,等等。前置条件、部门容量、患者排程、转运动线,还有检验流水线及其他重大设备的使用等一系列的问题值得研究。

6. 医院物料管理问题

医院物料包括药物、耗材、标本等多种品类。

　　第一是药物配发管理。药物治疗是一种主要治疗手段,大多数患者在门诊、急诊就诊的最后一个环节是取药。这就涉及药房的管理以及药物配送的问题。传统模式下,药品供应商把药品送到医院以后,医院的中心库再向它的一级库和二级库进行发放。这当中存在药品保存管理、药品保存空间管理、药品有效期管理、药品退货的逆向物流等问题。目前供给—分拆加工—配送(supply-processing-distribution,SPD)模式被广泛应用于医院物料供应链管理。医院建设一个中心库,通过这个中心库进行发药。在这种模式下,须关注以下问题:中心库的空间管理、人员管理、自动发药机里的药品配置及药品添加、药品从中心药房到各个护理单元之间配送路线、特殊药品的冷链管理等。

　　第二是各种物料传送方式。目前部分医院通过传输管道来运送药品、标本及其他物料,需要考虑运送的方式和运送频率管理。

　　第三是医疗耗材管理。医疗活动中大量使用各种医疗耗材,包括收费耗材和不收费耗材、高值耗材和低值耗材,需要考虑耗材的精细化管理、耗材配送使用等问题。

　　第四是医疗废弃物运送。治疗过程中产生的大量医疗废弃物不同于一般垃圾,部分是有污染的,因此这类废弃物的运送和处理都应该加以严格管理,如何科学、合理地处理和运输医疗废弃物也是医院服务管理中的重要环节。

7. 其他新问题

　　自新冠疫情以来,医院又出现了一些新问题。以往医院内感染风险比较高的是手术室中心供应室、胃肠镜室、口腔科、产房、发热门诊等;可是新冠疫情暴发后,发热门诊和隔离病房成为了高感染风险区域,因此,发热门诊与隔离病房的管理是每家医院平战结合的重点,发热门诊的布局管理、隔离病房的资源管理、发热门诊和隔离病房的医生排班、医疗设备的配置、患者流程的管理、患者安全的管理等都存在很多问题。一旦有疫情暴发,如何在最短时间内把医院资源(包括空间资源、人员资源和物质资源等)做重新调度,这也是值得研究的。

1.3　医院服务管理的研究方法

　　在中国,学者使用各种不同的研究方法来研究医院服务管理。一方面非医疗系统行业相关的学者研究得到的结果不太被认可,这是因为医院这个行业的特殊性。医院虽是一个服务系统,但它是提供特殊的专业服务——医疗服务的,所以很难用一般的服务科学的方法来研究它。另一方面卫生事业管理专业的研究者大多运用公共政策的一般研究方法进行定性的研究,而定量的研究比较少,运用数学、运筹学与控制论等一些偏理工科的方法就更少了。

基于政策背景进行研究,指向和国家卫生政策一般是同向的。一些研究是基于部分政策调整需要进行前期论证或者布局而产生的。当一些政策需要调整更改的时候,已有的相关研究结果就显得说服力很差。对于医院一院多址而产生的床位规模扩张,医院特需病房比例提高等一系列的卫生政策导向,是基于新冠疫情在中国实践中产生的问题的新认识。这与既往的研究结果有很大偏离。由此可见,前期研究结果的部分结论是不符合当前中国实践的。这与基于政策导向的研究结果预设有关,也反证了仅仅使用这些方法进行研究是不够的,甚至可能不会有很高质量的研究结果产生。

所以,基于国家社会经济发展水平、公共政策有明确导向的背景去做微观的研究,运用更基础、更科学的方法来精准研究医院运营管理中的问题,可以得到一些模型和算法并实际解决这些问题,或者设计一些新的机制运用推广到实践中,这是有价值的。

以下总结了一些应用于医院服务管理的理论和方法。

1. 排序论

排序论作为运筹学的一个分支,对提高效率、资源开放和配置、工程进展的安排以及经济运行等方面都能起到辅助科学决策的作用[7]。在最优化理论和应用中把"scheduling""排序""调度"这三者视为含义完全相同[8],所以有时候也会用"调度"一词进行替代。排序理论是组合优化学科的重要组成部分。排序问题是工业生产中一类带有普遍性的问题。对于大型的、复杂的工作,排序好坏对工程费用的大小影响很大[7]。排序论近年来被应用在工程管理、经济管理等多个领域中,医院运营管理中也应用了排序理论,最典型的是手术排程问题。手术排程涉及手术室、执刀医师、麻醉师、护士、辅助人员、手术设备和耗材等多种资源的调配,手术排程的目的是使手术室和有关手术资源的利用率最大化。

手术排程的整数规划数学模型是非线性的,是 NP-困难的,难以使用传统的分支定界法、整数规划法等精确求解方法进行求解。国际上绝大多数手术排程使用混合整数规划的数学模型;个别有建立排序论模型的,但是求解还是转化为数学规划方法,算法复杂,计算量大。随着计算技术和算法研究的发展,禁忌搜索算法、模拟退火算法、粒子群算法等元启发式算法出现,能较好地解决这类问题,并获得较好的近似最优解。这也给医院手术排程提供了更好的解决方案。

如果把手术患者看成等待加工的"工件",把实施手术的执刀医师、麻醉师、护士和手术设备等看成加工"工件"时需要的"机器",那么手术排程就可以表述成"工件"需要多台"机器"同时加工的机器排序问题。Brucker[9]研究过这类机器排序问题,这也是 NP-困难的问题。把手术安排次序的排程问题表示成多台机器的排序问题,按照排序论,其记号是 $P_m \mid \text{MMJ} \mid C_{\max}$,优化的目标是使最后一台手术完成的时间尽可能早,即使安排的手术全部尽早完成。

本书第 5 章将介绍排序理论应用于手术排程的相关研究成果。

2. 排队论

排队论(queuing theory),又称为随机服务系统理论,是通过研究各种服务系统在排队等待现象中的概率特性,从而解决系统最优设计与最优控制的一门学科[10],是研究系统由随机因素而出现排队现象的规律的一门学科,是运筹学的一个重要分支。它适用于各种服务系统,如公共服务系统、通信系统、运输系统等[11]。排队论在医院运营管理中得到广泛应用,如在医院内科门诊排队系统中的应用,在医院动态心电图检查排队系统中的应用,在口腔中心检查排队系统中的应用和在眼科专家门诊排队系统中的应用。

随着现代管理理论的发展及提高服务质量需求的提升,排队心理学加入排队论并应用到实际问题中。在研究患者就医排队问题时,若能综合考虑排队心理因素将能更好地提高患者满意度。

本书第 2 章将介绍排队论在门诊预约管理中的应用。

3. 博弈论

博弈论(game theory),又称为对策论、赛局理论等,既是现代数学的一个新分支,也是运筹学的一个重要学科。博弈论主要研究公式化了的激励结构间的相互作用,是研究具有斗争或竞争性质现象的数学理论和方法。博弈论研究游戏中的个体的预测行为和实际行为,并研究它们的优化策略。生物学家使用博弈论来理解和预测进化论的某些结果。

一般认为,博弈主要可以分为合作博弈和非合作博弈。博弈论被广泛应用于经济学各个领域,在医疗服务研究中得到广泛应用,如分级诊疗[12]、隐私保护[13]、医联体合作[14]等方面。

本书第 5 章着重介绍博弈论在手术资源管理方面的应用。

匹配理论是经济学理论中的一个重要研究领域,属于合作博弈范畴,最早由 L. S. Shapley 和 A. E. Roth 两位学者提出,对于两个不同的主体,如何匹配才是恰当的,L. S. Shapley 和 A. E. Roth 分别从稳定匹配的抽象理论和市场制度的实际设计两个角度,回答了这个问题,从而获得 2012 年诺贝尔经济学奖。在医院运营管理中,有许多匹配问题,比如专家门诊匹配预约、手术安排,以及分级诊疗体系中社区医院与上级医院的匹配等。因此研究匹配理论以及将研究成果应用于相关的医院管理必将提升医院服务质量,提高患者满意度。

本书第 2 章和第 5 章将着重介绍应用匹配理论解决医院医疗服务管理问题的研究。

4. 流程优化

流程优化是运营管理中重要的方法。在流程的设计和实施过程中,要对流程不断地改进,以期取得最佳的效果。对现有工作流程的梳理、完善和改进的过程,称为流程优化。与“流程优化”紧密相关的概念是“流程再造”,流程再造是由美国的 Michael Hammer 和 James Champy 提出的,在 20 世纪 90 年代达到了全盛的一种管理思想,是一种企业活动,内容为从根本上重新、彻底地分析与设计企业程序,并进行管理,以追求绩效,使企业快速成长。企业再造的重点在于选定对企业经营极为重要的几项企业程序加以重新规划,以提高运营效果。目的是在成本、品质、对外服务和时效上得到重大改进。

医院业务流程分为核心流程和辅助流程两类:医院营销、院前急救、门诊流程、急诊流程、住院流程、临床诊断、临床检验、临床检查、麻醉与手术、临床护理、药品管理、跟踪服务等,是医院的核心流程;内部管理的一些流程则是辅助流程。流程优化理论和方法被应用于门诊流程优化和人力资源管理等方面。

本书第 2 章介绍流程优化在预约管理中的应用。

另外,还有各种优化算法也在医院服务管理优化中发挥了重要作用,如粒子群算法、支持向量机等,在此不一一介绍。详见本书后续章节。

1.4　本书内容框架

本书主要针对医院服务中关键管理问题展开分析和讨论,第 2～7 章总结和阐述相关内容在定量化方面的研究成果,并分析其应用价值和管理启示,图 1-1 是本书核心内容框架。

本书研究内容分为 8 章,分别为:

第 1 章为绪论。阐述医院医疗服务管理优化的研究背景和研究意义,对医院服务管理相关概念进行介绍,并分析整理该领域的关键问题,介绍当前研究方法和研究现状,最后介绍本书的内容框架。

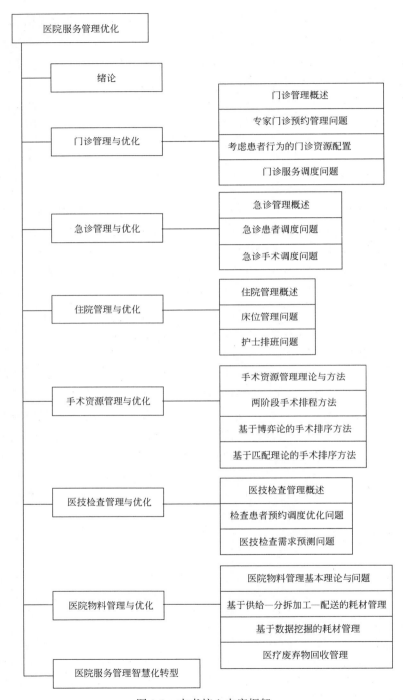

图 1-1   本书核心内容框架

第 2 章为门诊管理与优化。首先概述门诊管理基本内容和管理流程,分析该领域关键问题包括哪些;然后选择了三个主要问题进行研究,分别是:专家门诊预约管理问题,考虑患者行为的门诊资源配置,门诊服务调度问题。

第 3 章为急诊管理与优化。首先概述急诊管理的基本内容和流程,分析急诊管理中的关键问题,然后就急诊患者调度和急诊手术调度两个问题分别介绍优化方法。

第 4 章为住院管理与优化。首先对住院管理相关内容和基本问题进行阐述,然后针对床位管理问题和护士排班问题进行介绍。

第 5 章为手术资源管理与优化。首先介绍手术资源管理运行机制,然后对两阶段手术排程、基于博弈的手术排序和基于匹配理论的手术排序这三种方法分别进行介绍。

第 6 章为医技检查管理与优化。首先介绍医技检查管理基本内容和涵盖范围,然后对其中比较典型的检查患者预约调度优化问题和医技检查需求预测问题进行介绍。

第 7 章为医院物料管理与优化。首先对医院物料管理基本内容与问题进行介绍,然后基于供给—分拆加工—配送的耗材管理、基于数据挖掘的耗材管理及医疗废弃物回收管理等方面进行阐述。

第 8 章为智慧医院的医院服务管理发展趋势和展望。

参考文献

[1] 张鹭鹭,王羽,薛迪,等.医院管理学[M].北京:人民卫生出版社,2014.

[2] MARGARET L B, FRANCOIS S, WILLIAM P P. Operations research and health care: a handbook of methods and applications[M]. New York: Kluwer Academic Publishers, 2005.

[3] CORINNE M K, NANCY E D, MICHAEL R W. Operations management in healthcare: strategy and practice[M]. New York: Springer Publishing Company, 2016.

[4] 罗利,石应康.医疗服务资源调度优化理论、方法及应用[M].北京:科学出版社,2014.

[5] 刘娟,王志粉,卢新翠,等.构建精细化运营质量管理模式[J].中国卫生质量管理, 2020,27(2):1-3,25.

[6] 刘雅娟.基于CCR模型的病种成本管理体系构建及管理机制研究[J].中国医院管理, 2021,41(6):49-54.

[7] 唐国春,张峰,罗守成,等.现代排序论[M].上海:上海科学普及出版社,2003.

[8] 唐国春.排序论基本概念综述[J].重庆师范大学学报(自然科学版),2012,29(4):1-11.

［9］　BRUCKER P. Scheduling algorithms［M］. 3rd ed. Heidelberg：Springer，2001.

［10］　李军，徐玖.运筹学［M］.2版.北京：科学出版社，2003.

［11］　周文正.排队论模型在医疗服务系统中的应用研究［D］.武汉：华中科技大学，2011.

［12］　杨力萌，梁峰，陈伟涛.分级诊疗背景下双向转诊机制的演化博弈及仿真分析［J］.工业工程与管理，2021，26(1)：174-182.

［13］　韩普，顾亮，张嘉明.隐私保护视角下医疗数据共享意愿研究：基于三方演化博弈分析［J］.现代情报，2021，41(3)：148-158.

［14］　张贝贝，陶帅，路伟，等.博弈论视角下社会办医疗机构加入医疗联合体研究［J］.中国医院管理，2020，40(10)：36-38.

第2章 门诊管理与优化

门诊(outpatient)是直接接收患者并进行诊断、治疗和开展预防保健的场所,是医院和患者接触时间最早、人数最多的部门,是医院工作的重要组成部分。

2.1 门诊管理概述

门诊面对的患者多,病种最复杂,就诊时间最短,患者的期望值很高。特别是随着门诊功能逐步扩大,健康咨询、心理咨询、健康检查、康复指导等服务项目被普遍开展。医院门诊逐步向预防、医疗、保健、康复等多功能延伸,因此对门诊的管理和服务提出了新的更高的要求。也有部分医院使用现代门诊管理的原理和理念来运营,如五常法(常组织、常整顿、常清洁、常规范、常自律)、流程再造、全面质量管理(total quality management,TQM)、PDCA(即计划(plan)、执行(do)、检查(check)、处理(act))循环、公共关系管理(public realation management,PRM)等,可改善服务,塑造品牌,树立形象[1]。

2.1.1 门诊管理基本内容

门诊是医院的门面,是医院的形象,也是医院管理中的重点部门。门诊管理主要针对门诊服务及门诊医疗等活动进行计划、组织、监督、协调等工作。

1. 门诊服务管理

门诊服务指为患者、患者家属及医护人员等在医院活动的人提供一个舒适的环境,保障门诊医疗活动正常开展。决定门诊服务质量的主要因素有:医院各部门空间布局的合理性、医院就诊流程安排的合理性、医院环境的整洁程度、医护人员的服务态度等。

当前,门诊患者就诊"三长一短"(即挂号、就诊、缴费排队时间长,看病时间短)的问题比较突出,为了解决这个问题,有部分医院提出使用门诊服务系数管理,即对门诊患者就诊有效服务时间的管理,其目的是分析患者排队的时间和原因,从而对症下药解决以上问题。

门诊服务系数是患者"接受服务时数"（T_s）与患者从进入到离开门诊所花费的总时数（T）之比。其公式为：F（门诊服务系数）$=T_s/T$。当前医院信息化进程加快，许多医院采用线上、线下多种挂号方式和缴费方式，大大缩短了患者挂号和缴费排队时间；许多医院采用预约制，患者到医院就诊等待时间也大大缩短了。门诊服务系数绝对值提高了，但是患者满意度不一定提高。因为在新的管理方式下，又涌现出新的问题：如预约制下许多患者对流程不熟悉，无法挂上号。因此如何从根本上提高门诊服务满意度，还需要对门诊挂号方式、号源分配、空间动线、流程安排等不断进行优化。

2. 门诊医疗管理

门诊医疗指为患者提供疾病诊治服务，区别于门诊服务管理，门诊医疗管理侧重于患者接受诊治的医疗过程的管理。决定门诊医疗质量的因素有：医护人员的专业能力、医疗过程中各环节安排的合理性、与诊疗活动相关部门的快速反应能力等。

以专家门诊的形式开展特需医疗服务是深化医院改革的一项重要措施，它有利于满足不同层次患者的需求，有利于医疗质量的提高，有利于医疗、教学、科研全面结合和发展，有利于调动高级技术职务人员的积极性，有利于体现和尊重知识价值和技术劳务价值，也有利于为患者提供更好的服务。但目前专家门诊中尚存在一些问题：一方面，好的专家号"一号难求"，导致许多真正需要专家诊治的患者见不到专家；另一方面，部分能够挂得到号的人可能只是普通疾病，不一定需要专家进行诊治。这种矛盾带来的问题显而易见：一是专家资源的浪费；二是专家无法尽其所长去救治最需要救治的患者。这种情况下，需要基于专家特长与偏好，将专家与患者进行匹配以解决问题。

门诊医疗过程除了到医生处就诊，还包括如图 2-1 所示的医生问诊后的检验/检查，再到返回医生处看结果、开药等过程。医疗过程安排合理性也将影响患者的就医体验和医院运作的效率。

2.1.2　门诊管理流程

图 2-1 所示是常见的门诊服务流程。每个患者进入门诊后都要经历几个主要环节：挂号、候诊、就诊、检验/检查、复诊/开药、付费、取药。医院门诊管理需要确保患者在整个流程中每个节点都得到满意的服务。

2.1.3　门诊管理关键问题

根据以上门诊服务流程以及 1.3 节的分析，梳理门诊管理关键问题。

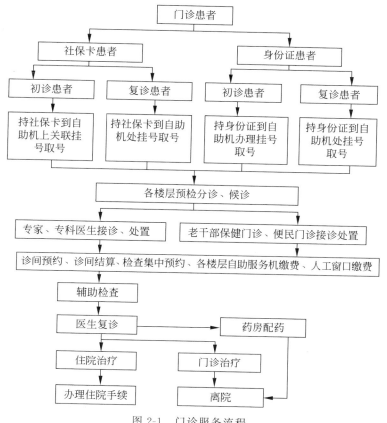

图 2-1　门诊服务流程

1. 专家门诊预约问题

专家是医院最重要的资源,要充分发挥其效能。目前存在的"挂号难"问题主要针对专家号难预约。如何使得最需要诊治的患者与最擅长诊治该患者病症的专家匹配上,不仅要考虑患者的需求,还需要在专家门诊预约流程、预约机制以及后台的算法上进行研究,进行精细化管理。

2. 患者就医行为模式研究

当前我国各大医院信息化程度不断提高,"互联网＋"医院已经得到广泛应用,患者有多种方式获得诊疗服务。

同时,患者预约挂号也呈现多种方式:

其一是线上方式,可以通过类似于微医网(挂号网)网站,或者各种 App,各大医院的公众号等;

其二是线下方式,包括直接到人工窗口挂号、到医院自助机上挂号等方式。

患者在进行预约挂号时其行为模式有何特点?患者爽约的概率有多高?如果"超售"会带来什么样的影响?如果安排合理插队,患者是怎样的态度?在门诊机制设计中应当考虑患者就医行为模式,这也是当前门诊管理面临的重大课题。

3. 门诊服务调度

门诊资源包括人(各级医生、护士、护工、后勤人员等)、物(药品、耗材、清洁用品等)和信息(门诊患者挂号信息、诊疗信息、排队信息等),如何合理利用这些资源并使得其效能最大化,需要对其进行合理调度。门诊管理需要合理配置这些资源,为患者提供高质量服务。由于患者到达具有随机性,且择医行为具有不确定性,因此以患者为中心的门诊服务调度是一个非常值得研究的课题。

4. 门诊流程优化问题

患者进入医院后,看诊过程包含哪些环节,各个环节间如何衔接?各个环节资源应如何配备?这些问题的解决将大大提高患者的体验和满意度。

本章后续将选择部分关键问题展开研究。

2.2　专家门诊预约管理问题

2.2.1　相关研究概述

中国是拥有超过 14 亿人口的大国,中国医疗保健系统面临巨大的压力。根据国家统计局数据,全国医院门急诊次数到 2022 年已达到 79.80 亿人次,全国医院数 36 976,诊疗 38.2 亿人次。中国居民医疗服务增加较快的主要因素是人口总量增加、人口年龄结构变化和患病率上升等。中国的医疗资源供需严重失衡(医疗资源总量不足、医疗资源分布不均衡、优质资源利用率不高),在医疗工作中重要的一环——门诊医疗中尤其突出。

全球对于门诊预约的研究始于 1952 年两篇开创性著作[1-2]。Cayirli 和 Veral[3]综述了 1952—2003 年对于门诊预约的定义、具有科室特色的最优预约规则、考虑多项因素(如患者失约、现场挂号等)的排队模型和引入公平性的预约系统评价等。Gupta 和 Denton[4]指出门诊预约管理要为紧急患者预留时间,预约管理要提升门诊优质资源的利用率。

对于预约系统的优化,大多数的研究是采用排队论和收益管理的理论与方法。排队论优化模型的研究主要聚焦患者队列的形成、预约规则、到达过程、等待时间、医生空闲时间等[1,5-7]。Moore 等[8]、Gupta 和 Wang[9]把收益管理理论应用于医院门诊预约系统,还有学者把该理论应用于紧急患者的优先级确定等方面[7,10-13]。

中国国内研究门诊预约主要从资源管理的角度,通过优化门诊资源配置、推算最合理的出诊医生数量,进而优化患者的等待时间与医院服务成本[14-16]。然而对于中国医院现行的"单向预约、单向选择、先选先得"的门诊预约机制很少有人提出异议。2009 年,北京市卫生局推出"层级预约制",并在首都医科大学宣武医院等几家医院实施。此机制对高级专家门诊和普通专家门诊进行分类管理,患者就诊必须由普通专科门诊医生根据病情进行安排。这种预约规则模仿国外家庭医生制,但是还没有能够实现"全科医生首诊—专科医生预约"的就诊模式。

预约不能增加医疗资源的供给,但好的预约机制会让医患双方同时受益。2012 年美国学者 Roth 和 Shapley 因在"稳定匹配理论和市场设计实践"领域中的杰出贡献荣获诺贝尔经济学奖。该研究成果基于合作博弈思想实现了对市场资源进行稳定、高效的匹配,一经提出便受到关注。到目前为止,已经被广泛地应用于住院医师分配问题、学生择校问题、器官移植匹配问题等多个领域。该研究成果是否也适用于专家与患者之间的匹配呢?

2.2.2　问题描述与分析

目前我国各医院实行"患者选择医生"的模式,但该模式存在一些不合理的地方。

门诊实行"患者选择医生"欠合理。2000 年 7 月 18 日卫生部、国家中医药管理局联合制定了《关于实行病人选择医生,促进医疗机构内部改革的意见》(卫医发〔2000〕234 号),把"患者选择医生"以文件的形式"规定"下来。多数患者出于对病情的担忧,在这个文件实施后,更愿意选择专家门诊。《关于印发2022 年度全国三级公立医院绩效考核国家监测分析情况的通报》(国卫医政函〔2024〕30 号)中提到:2022 年全国三级公立医院的卫生技术人员中具有副高级职称及以上的医务人员比例为 19.1%。根据国家统计局数据,2022 年全国卫生技术人员总数为 1165.79 万人,其中执业医师人数仅有 372.18 万人。根据以上比例推算,具有副高级职称以上的执业医师(即患者认为的"专家")人数相对全国超过 14 亿人口的就医需求还是相对紧缺的。因此,专家门诊号源紧张,供不应求,患者为了能得到心仪的专家诊治,往往需要通宵排队挂号或在线上长时间蹲守抢号。由于医学专业复杂,医患信息不对称,使患者的"自主择医"在大多数情况下成为了"盲目择医",体现为:

(1)患者选择的医生,其专业与患者的病情无关(俗称"挂错号")。医学不断发展,不断细化,使得不同医生所擅长的专业领域差别很大。患者由于缺乏医学专业知识或是盲目追求"知名专家",往往选错医生,既浪费医生的时间与精力,也耽误自身疾病的诊治。

(2)需要专家救治的疑难重症患者未能预约成功(俗称"挂不上号")。为了让医生在有限的门诊时间内给予患者优质的诊疗服务,医院普遍实施就诊时间内固定医生就诊的人数。由于医生无法事先筛选患者的病情,"先选先得"的"规则"会"拒绝"那些疑难重症的患者使其不能及时得到医学专家的救治。

(3)医生无法诊治其擅长专业领域内的疾病。医生无权选择患者,诊治的对象往往不是擅长专业领域内的患者,既浪费了优质医疗资源,也阻碍了临床科研的发展。

"盲目就医"的现象在发达国家很少发生。在发达国家,患者由签约的家庭医生安排到专科医生处就诊。由于家庭医生对患者的病情和专科医生的专业特长都比较了解,因此很少发生患者"盲目就医"的现象。但是中国目前以及未来一段时间内还没有办法全面推行家庭医生制度。

针对以上问题,本部分以稳定匹配理论为基础,建立"患者选择专家"和"专家选择患者"的双向匹配的预约机制来优化门诊资源。

2.2.3　模型建立

1. 均衡匹配

基于双边匹配理论,本文提出专家门诊匹配预约,这个预约的核心是均衡匹配算法。

1)一对一均衡稳定匹配

如果主体对 (m_i, w_j) 是一对一匹配 $\{M, W; P_M, P_W\}$ 的匹配对,记为 $(m_i, w_j) \in \mu$;如果主体对 (m_i, w_j) 是非匹配对(中意对或非中意对),记为 $(m_i, w_j) \notin \mu$。

用 0-1 变量 x_{ij} 来表示主体对 (m_i, w_j) 的状态。如果主体对 (m_i, w_j) 是匹配对 $(m_i, w_j) \in \mu$,那么 $x_{ij} = 1$;否则,对于非匹配对 $(m_i, w_j) \notin \mu$,有 $x_{ij} = 0$,$i = 1, 2, \cdots, n; j = 1, 2, \cdots, n$。因此,主体集 $M = \{m_1, m_2, \cdots, m_n\}$ 和主体集 $W = \{w_1, w_2, \cdots, w_n\}$ 之间的一对一双边匹配 $\{M, W; P_M, P_W\}$ 是稳定匹配的充分必要条件为[17]

$$\text{s. t.} \begin{cases} \sum_{j=1}^{n} x_{ij} = 1, & i = 1, 2, \cdots, n \\ \sum_{i=1}^{n} x_{ij} = 1, & j = 1, 2, \cdots, n \\ x_{ij} + \sum_{k: a_{ik} \leqslant a_{ij}} x_{ik} + \sum_{l: b_{lj} \leqslant b_{ij}} x_{lj} \geqslant 1, & i = 1, 2, \cdots, n; j = 1, 2, \cdots, n \\ x_{ij} = \{0, 1\}, & i = 1, 2, \cdots, n; j = 1, 2, \cdots, n \end{cases}$$

$$(2.2.1)$$

稳定匹配的个数是非常多的[17]，如何在稳定匹配中寻找"较好"的匹配是非常有意义的工作。1990 年 Feder 在博士论文[18]中提出使得 $\max\left\{\sum\limits_{(m_i,w_j)\in\mu}a_{ij},\sum\limits_{(m_i,w_j)\in\mu}b_{ij}\right\}$ 为最小的优化目标，并定义**均衡稳定匹配**（balanced stable matching）如下。

定义 1　在一对一匹配问题 $\{M,W;P_M,P_W\}$ 的稳定匹配 μ 中，如果 μ^* 满足：

$$\max\left\{\sum_{(m_i,w_j)\in\mu^*}a_{ij},\sum_{(m_i,w_j)\in\mu^*}b_{ij}\right\}=\min_{\mu}\max\left\{\sum_{(m_i,w_j)\in\mu}a_{ij},\sum_{(m_i,w_j)\in\mu}b_{ij}\right\}$$

那么称 μ^* 是 $\{M,W;P_M,P_W\}$ 的**均衡稳定匹配**，简称**均衡匹配**。

由于 $\sum\limits_{(m_i,w_j)\in\mu}a_{ij}+\sum\limits_{(m_i,w_j)\in\mu}b_{ij}+\left|\sum\limits_{(m_i,w_j)\in\mu}a_{ij}-\sum\limits_{(m_i,w_j)\in\mu}b_{ij}\right|=2\max\left\{\sum\limits_{(m_i,w_j)\in\mu}a_{ij},\right.$ $\left.\sum\limits_{(m_i,w_j)\in\mu}b_{ij}\right\}$，所以均衡匹配考虑两个优化目标：一是使主体双方总的序值之和 $\sum\limits_{(m_i,w_j)\in\mu}a_{ij}+\sum\limits_{(m_i,w_j)\in\mu}b_{ij}$ 为最小，称为平等稳定匹配（egalitarian stable matching）[2]，这个目标反映以双方主体总的"愿望值"尽可能高来选择；二是使得对两个主体总的序值之差 $\left|\sum\limits_{(m_i,w_j)\in\mu}a_{ij}-\sum\limits_{(m_i,w_j)\in\mu}b_{ij}\right|$ 为最小，称为性别平等稳定匹配（sex-equal stable matching）[2]，这个目标反映双方主体总的意愿相差较小，也就是对于双方主体是比较"均等"的。

由此得到 $\{M,W;P_M,P_W\}$ 的均衡匹配数学模型：

$$\min\max\left\{\sum_{i=1}^{n}\sum_{j=1}^{n}a_{ij}x_{ij},\sum_{i=1}^{n}\sum_{j=1}^{n}b_{ij}x_{ij}\right\} \tag{2.2.2}$$

$$\text{s.t.}\begin{cases}\sum\limits_{j=1}^{n}x_{ij}=1, & i=1,2,\cdots,n\\[2mm]\sum\limits_{i=1}^{n}x_{ij}=1, & j=1,2,\cdots,n\\[2mm]x_{ij}+\sum\limits_{k:a_{ik}\leqslant a_{ij}}x_{ik}+\sum\limits_{l:b_{lj}\leqslant b_{ij}}x_{lj}\geqslant 1, & i=1,2,\cdots,n;j=1,2,\cdots,n\\[2mm]x_{ij}=\{0,1\}, & i=1,2,\cdots,n;j=1,2,\cdots,n\end{cases}$$

上述模型的最优解就是 $\{M,W;P_M,P_W\}$ 的均衡匹配。

引入变量 U，可将此模型转化为整数线性规划模型：

$$\min_{x_{ij}} U$$

$$\text{s. t.} \begin{cases} U \geqslant \sum_{i=1}^{n} \sum_{j=1}^{n} a_{ij} x_{ij} \\ U \geqslant \sum_{i=1}^{n} \sum_{j=1}^{n} b_{ij} x_{ij} \\ \sum_{j=1}^{n} x_{ij} = 1, & i = 1, 2, \cdots, n \\ \sum_{i=1}^{n} x_{ij} = 1, & j = 1, 2, \cdots, n \\ x_{ij} + \sum_{k: a_{ik} \leqslant a_{ij}} x_{ik} + \sum_{l: b_{lj} \leqslant b_{lj}} x_{lj} \geqslant 1, & i = 1, 2, \cdots, n; j = 1, 2, \cdots, n \\ x_{ij} = \{0, 1\}, & i = 1, 2, \cdots, n; j = 1, 2, \cdots, n \end{cases}$$

$$(2.2.3)$$

2)一对多均衡稳定匹配

类似一对一匹配,提出一对多匹配的均衡稳定匹配。

主体集 $M = \{m_1, m_2, \cdots, m_n\}$ 和主体集 $W = \{w_1, w_2, \cdots, w_m\}$ 之间的**一对多双边匹配** μ[2] 是在 M 和 W 之间的一对多映射,即主体集 M 中的每一个主体 m_i 都有主体集 W 中的 $s(i)$(其中 $s(i) \geqslant 1, i = 1, 2, \cdots, n$)个主体 $w_{j_1}, w_{j_2}, \cdots, w_{j_{s(i)}}$ 作为其映像与之相对应,而且主体集 M 中所有主体的映像就是主体集 W,即 $\sum_{i=1}^{n} s(i) = m$;也可以表示为 $\mu(m_i) = \{w_{j_1}, w_{j_2}, \cdots, w_{j_{s(i)}}\}$ 和 $\mu(w_{j_h}) = m_i$, $h = 1, 2, \cdots, s(i)$,或者表示为 $(m_i, w_{j_1}, w_{j_2}, \cdots, w_{j_s})$。此外,规定当 $m_i \neq m_k$ 时有 $\mu(m_i) \bigcap \mu(m_k) = \varnothing$。对于这样定义的**一对多双边匹配** μ,我们称 $(m_i, w_{j_1}), (m_i, w_{j_2}), \cdots, (m_i, w_{j_{s(i)}})$ 是匹配 μ 的 $s(i)$ 个**匹配对**,称 m_i 关于匹配 μ 的**映像**是 $\{w_{j_1}, w_{j_2}, \cdots, w_{j_{s(i)}}\}$,称 w_{j_h} 关于 μ 的**映像**是 m_i, $h = 1, 2, \cdots, s(i)$。如果 $\boldsymbol{P}_M = [a_{ij}]_{n \times m}$ 是主体集 M 对主体集 W 的意向矩阵,$\boldsymbol{P}_W = [b_{ij}]_{n \times m}$ 是主体集 W 对主体集 M 的意向矩阵,那么这个一对多匹配可以表示为 $\{M, W; \boldsymbol{P}_M, \boldsymbol{P}_W, \boldsymbol{S}\}$,其中向量 $\boldsymbol{S} = (s(1), s(2), \cdots, s(n))$。

对于在主体集 M 和主体集 W 中的主体 $m_i \in M$ 和主体 $w_j \in W$,把 (m_i, w_j) 称为主体对。假定这个主体对不是 μ 的匹配对,并且 m_i 和 w_j 关于匹配 μ 的映像分别是 $\{w_{k_1}, w_{k_2}, \cdots, w_{k_{s(i)}}\}$ 和 m_l,即 $\mu(m_i) = \{w_{k_1}, w_{k_2}, \cdots, w_{k_{s(i)}}\}$,$\mu(w_j) = m_l$,如果有

$$a_{ij} < \max\{a_{ik_1}, a_{ik_2}, \cdots, a_{ik_{s(i)}}\} \text{ 和 } b_{ij} < b_{lj} \tag{2.2.4}$$

那么称 m_i 和 w_j 是**中意对**；如果有

$$a_{ij} \geq \max\{a_{ik_1}, a_{ik_2}, \cdots, a_{ik_{s(i)}}\} \text{ 或者 } b_{ij} \geq b_{lj} \qquad (2.2.5)$$

那么称 m_i 和 w_j 是**非中意对**。

因此，一对多双边匹配 μ 的主体集 M 和 W 之间所有的主体对 (m_i, w_j) 可分为三类：匹配对、中意对和非中意对。如果主体集 M 和 W 关于匹配 μ 不存在中意对时，称匹配 μ 是**稳定匹配**。因此，稳定匹配 μ 中除了匹配对，其余都是非中意对。

对 $\{M, W; \boldsymbol{P}_M, \boldsymbol{P}_W, \boldsymbol{S}\}$ 的一个匹配 μ，把 μ 的匹配对记为 $(m_i, w_j) \in \mu$，把 μ 的非匹配对（中意对或非中意对）记为 $(m_i, w_j) \notin \mu$。

定义 2　在 $\{M, W; \boldsymbol{P}_M, \boldsymbol{P}_W, \boldsymbol{S}\}$ 的所有稳定匹配 μ 中，若 μ^* 满足：

$$\max\left\{\sum_{(m_i, w_j) \in \mu^*} a_{ij}, \sum_{(m_i, w_j) \in \mu^*} b_{ij}\right\} = \min_{\mu}\max\left\{\sum_{(m_i, w_j) \in \mu} a_{ij}, \sum_{(m_i, w_j) \in \mu} b_{ij}\right\}, \text{ 则称}$$

μ^* 是一对多匹配问题 $\{M, W; \boldsymbol{P}_M, \boldsymbol{P}_W, \boldsymbol{S}\}$ 的**均衡匹配**。

3）一对多均衡稳定匹配转换为一对一均衡稳定匹配

在实际的一对多匹配问题中，往往并不能保证两个主体集的主体恰好完全得到配对，即主体集 W 中主体的总数 $|W| = m$ 可能并不恰好等于主体集 M 中的所有主体可以匹配的元素之和 $\sum_{i=1}^{n} s(i)$。对此通过在主体集 W 或 M 中引进虚拟主体来达到两者的平衡。

如果 $m < \sum_{i=1}^{n} s(i)$，那么在主体集 W 中引进 $\sum_{i=1}^{n} s(i) - m$ 位虚拟主体 $w_{m+1}, w_{m+2}, \cdots, w_{\sum_{i=1}^{n} s(i)}$，并假定主体集 M 中的主体 m_i 对虚拟主体 w_{m+j} 的意向序值 $a_{ij} = m+1, i = 1, 2, \cdots, n; j = m+1, m+2, \cdots, \sum_{i=1}^{n} s(i)$。而虚拟主体 w_{m+j} 对 M 中的主体 m_i 的意向序值 $b_{ij} = 1, i = 1, 2, \cdots, n; j = m+1, m+2, \cdots, \sum_{i=1}^{n} s(i)$。在一个匹配 μ 中，如果 $(m_i, w_{m+j}) \in \mu$，则表示 M 中的 m_i 匹配一个虚拟的主体，即 m_i 实际少了一个匹配对象。

如果 $m > \sum_{i=1}^{n} s(i)$，那么在主体集 M 中引进一个虚拟主体 m_{n+1}，并假定 $s(n+1) = m - \sum_{i=1}^{n} s(i)$，$a_{n+1,j} = j$，$b_{n+1,j} = n+1$，其中 $j = 1, 2, \cdots, m$。在一个匹配 μ 中，如果 $(m_{n+1}, w_j) \in \mu$，则表示 W 中的 w_j 匹配 M 中的虚拟主体 m_{n+1}，即 w_j 在 μ 中实际上没有找到匹配对象。

为了在匹配运算时保证主体集 M 中各主体偏好序值取值范围的一致性,在保证原有矩阵顺序结构不变的基础上使 $\boldsymbol{P}_M$ 的每一行之和均等于常数 $\sum\limits_{j=1}^{m} j = \dfrac{m(m+1)}{2}$,为此,对矩阵 $\boldsymbol{P}_M$ 做如下的一致性处理。

不失一般性,假定主体集 M 中的主体 m_i 将主体集 W 中的 m 个主体分为 q_i 类,其中第 k 类主体的个数有 p_{ik} 个,$k=1,2,\cdots,q_i$,$\sum\limits_{k=1}^{q_i} p_{ik} = m$。主体集 M 中的主体 m_i 对主体集 W 中第 k 类主体的偏好序值设为 k。为此,构造主体集 M 对主体集 W 的偏好矩阵 $\boldsymbol{P}_M$,令:$a_{ij} = \dfrac{(\sum\limits_{l=1}^{k-1} p_{il} + 1) + \sum\limits_{l=1}^{k} p_{il}}{2}$。

上述定义的意向矩阵 $\boldsymbol{P}_M$ 满足:

(1)不会改变主体集 M 对主体集 W 的偏好顺序;

(2)$\boldsymbol{P}_M$ 每一行的序值之和都为常数 $\sum\limits_{j=1}^{m} j = \dfrac{m(m+1)}{2}$。

证明:

(1)设 w_j 属于第 k 类,$w_{j'}$ 属于第 k' 类,且 $k' > k$。则有

$$a_{ij'} - a_{ij} = \frac{(\sum\limits_{l=1}^{k'-1} p_{il} + 1) + \sum\limits_{l=1}^{k'} p_{il}}{2} - \frac{(\sum\limits_{l=1}^{k-1} p_{il} + 1) + \sum\limits_{l=1}^{k} p_{il}}{2}$$

$$= \frac{\sum\limits_{l=k}^{k'-1} p_{il} + \sum\limits_{l=k+1}^{k'} p_{il}}{2} > 0$$

即对于矩阵 $\boldsymbol{P}_M$,M 中的 m_i 对 $w_{j'}$ 的偏好序值比对 w_j 的偏好序值要大。

(2)矩阵 $\boldsymbol{P}_M$ 中第 i 行的偏好序值之和为

$$\sum\limits_{j=1}^{m} a_{ij} = \sum\limits_{j=1}^{m} \frac{(\sum\limits_{l=1}^{k-1} p_{il} + 1) + \sum\limits_{l=1}^{k} p_{il}}{2} = \sum\limits_{k=1}^{q_i} p_{ik} \frac{(\sum\limits_{l=1}^{k-1} p_{il} + 1) + \sum\limits_{l=1}^{k} p_{il}}{2}$$

$$= \sum\limits_{k=1}^{q_i} p_{ik} \frac{\sum\limits_{h=1}^{p_{ik}} (\sum\limits_{l=1}^{k-1} p_{il} + h)}{p_{ik}} = \sum\limits_{j=1}^{m} j = \frac{m(m+1)}{2}$$

同样,可以对 $\boldsymbol{P}_W$ 进行一致性处理,在保证 $\boldsymbol{P}_W$ 顺序结构不变的基础上使得 $\boldsymbol{P}_W$ 的每一列的和均等于常数 $\sum\limits_{i=1}^{n} i = \dfrac{n(n+1)}{2}$。

因为主体集 M 中的每一个主体 m_i 都有主体集 W 中的 $s(i)$（其中 $s(i)\geqslant1$，$i=1,2,\cdots,n$）个主体 $w_{j_1},w_{j_2},\cdots,w_{j_{s(i)}}$ 作为其映像与之相对应，为了保证双方主体数保持一致，将 m_i 视为与其有同样偏好的 $s(i)$ 个主体，记为 m_{i_h}，$h=1,2,\cdots,s(i)$，其中 m_{i_h} 只能匹配一个主体集 W 中的主体。m_{i_h} 对主体集 W 中各个主体的偏好序值记为：$a_{i_hj}=a_{ij}$，其中 $h=1,2,\cdots,s(i)$；$j=1,2,\cdots$，$\max\left(m,\sum_{i=1}^{n}s(i)\right)$。

主体集 W 中各个主体对 m_{i_h} 的偏好序值记为：$b_{i_hj}=b_{ij}$，其中 $h=1,2,\cdots$，$s(i)$；$j=1,2,\cdots,\max\left(m,\sum_{i=1}^{n}s(i)\right)$。

这样，就可以将一对多匹配问题转化为一对一匹配问题进行求解，下面给出一对多均衡稳定匹配算法。

2. 一对多均衡稳定匹配算法

一对多匹配问题 $\langle M,W;\boldsymbol{P}_M,\boldsymbol{P}_W,\boldsymbol{S}\rangle$ 的均衡稳定匹配的算法可以将其转化为一个等价的一对一匹配问题。构造如下的一对一双边匹配问题 $\langle M',W;\boldsymbol{P}_{M'},\boldsymbol{P}_{W'}\rangle$，其中：

$M'=\{m'_{1_1},m'_{1_2},\cdots,m'_{1_{s(1)}},\cdots,m'_{n_1},m'_{n_2},\cdots,m'_{n_{s(n)}}\}$，$m'_{i_h}$ 与主体集 M 中的 m_i 相对应，$i=1,2,\cdots,n$；$h=1,2,\cdots,s(i)$；

$\boldsymbol{P}_{M'}=[a'_{i_hj}]_{k\times k}$，其中 $a'_{i_hj}=a_{ij}$，$h=1,2,\cdots,s(i)$；$j=1,2,\cdots$，$\max\left(m,\sum_{i=1}^{n}s(i)\right)$；$k=\max\left(m,\sum_{i=1}^{n}s(i)\right)$；

$\boldsymbol{P}_{W'}=[b'_{i_hj}]_{k\times k}$，其中 $b'_{i_hj}=b_{ij}$，$h=1,2,\cdots,s(i)$；$j=1,2,\cdots$，$\max\left(m,\sum_{i=1}^{n}s(i)\right)$；$k=\max\left(m,\sum_{i=1}^{n}s(i)\right)$。

$\langle M,W;\boldsymbol{P}_M,\boldsymbol{P}_W,\boldsymbol{S}\rangle$ 与 $\langle M',W;\boldsymbol{P}_{M'},\boldsymbol{P}_{W'}\rangle$ 之间的对应关系如下：

设 $\langle M,W;\boldsymbol{P}_M,\boldsymbol{P}_W,\boldsymbol{S}\rangle$ 有一个匹配 $\mu=\{(m_1,w_{1_1},w_{1_2},\cdots,w_{1_{s(1)}}),\cdots,(m_n,w_{n_1},w_{n_2},\cdots,w_{n_{s(n)}})\}$，即 $\mu=\{(m_1,w_{1_1}),(m_1,w_{1_2}),\cdots,(m_1,w_{1_{s(1)}}),\cdots,(m_n,w_{n_1}),(m_n,w_{n_2}),\cdots,(m_n,w_{n_{s(n)}})\}$，其中 $w_{i_h}\in W,w_{i_h}$ 各不相同（$i=1,2,\cdots,n$；$h=1,2,\cdots,s(i)$）。与 μ 相对应，构造 $\langle M',W;\boldsymbol{P}_{M'},\boldsymbol{P}_{W'}\rangle$ 的匹配：

$\mu'=\{(m'_{1_1},w_{1_1}),(m'_{1_2},w_{1_2}),\cdots,(m'_{1_{s(1)}},w_{1_{s(1)}}),\cdots,(m'_{n_1},w_{n_1}),(m'_{n_2},w_{n_2}),\cdots,(m'_{n_{s(n)}},w_{n_{s(n)}})\}$

反之亦然。$\langle M,W;\boldsymbol{P}_M,\boldsymbol{P}_W,\boldsymbol{S}\rangle$ 的一个匹配 μ 是稳定匹配的充分必要条件是与 μ 对应的 $\langle M',W;\boldsymbol{P}_{M'},\boldsymbol{P}_{W'}\rangle$ 的一对一匹配 μ' 是稳定匹配[17]。

一对多双边匹配问题 $\{M,W;\boldsymbol{P}_M,\boldsymbol{P}_W,\boldsymbol{S}\}$ 的均衡稳定匹配算法如下：

步骤 1   构造与 $\{M,W;\boldsymbol{P}_M,\boldsymbol{P}_W,\boldsymbol{S}\}$ 对应的一对一匹配问题 $\{M',W;\boldsymbol{P}_{M'},\boldsymbol{P}_{W'}\}$。

步骤 2   引进 0-1 变量 x_{i_hj} 表示主体集 M' 与 W 的主体对 (m'_{i_h},w_j) 的状态。若 (m'_{i_h},w_j) 是匹配对，则 $x_{i_hj}=1$，若 (m'_{i_h},w_j) 不是匹配对，则 $x_{i_hj}=0$，$i=1,2,\cdots,n;h=1,2,\cdots,s(i);j=1,2,\cdots,m$。

步骤 3   构建一对一匹配问题 $\{M',W;\boldsymbol{P}_{M'},\boldsymbol{P}_{W'}\}$ 的均衡匹配模型。

$$\min_{x_{i_hj}}\max\left(\sum_{i=1}^{n}\sum_{h=1}^{s(i)}\sum_{j=1}^{m}a'_{i_hj}x_{i_hj},\ \sum_{i=1}^{n}\sum_{h=1}^{s(i)}\sum_{j=1}^{m}b'_{i_hj}x_{i_hj}\right)$$

$$\text{s.t.}\begin{cases}\displaystyle\sum_{j=1}^{m}x_{i_hj}=1, & i=1,2,\cdots,n;h=1,2,\cdots,s(i)\\[2mm]\displaystyle\sum_{i=1}^{n}\sum_{h=1}^{s(i)}x_{i_hj}=1, & j=1,2,\cdots,m\\[2mm]\displaystyle x_{i_hj}+\sum_{k:a'_{i_hk}\leqslant a'_{i_hj}}x_{i_hk}+\sum_{l:b'_{lj}\leqslant b'_{i_hj}}x_{lj}\geqslant 1, & i=1,2,\cdots n;h=1,2,\cdots,s(i);\\ & j=1,2,\cdots,m\\[2mm]x_{i_hj}=\{0,1\}, & i=1,2,\cdots,n;h=1,2,\cdots,s(i);\\ & j=1,2,\cdots,m\end{cases}$$

$$(2.2.6)$$

步骤 4   引入变量 U，将模型(2.2.6)转化为整数线性规划模型：

$$\min_{x_{i_hj}}U$$

$$\text{s.t.}\begin{cases}\displaystyle U\geqslant\sum_{i=1}^{n}\sum_{h=1}^{s(i)}\sum_{j=1}^{m}a'_{i_hj}x_{i_hj}\\[2mm]\displaystyle U\geqslant\sum_{i=1}^{n}\sum_{h=1}^{s(i)}\sum_{j=1}^{m}b'_{i_hj}x_{i_hj}\\[2mm]\displaystyle\sum_{j=1}^{m}x_{i_hj}=1, & i=1,2,\cdots,n;h=1,2,\cdots,s(i)\\[2mm]\displaystyle\sum_{i=1}^{n}\sum_{h=1}^{s(i)}x_{i_hj}=1, & j=1,2,\cdots,m\\[2mm]\displaystyle x_{i_hj}+\sum_{k:a'_{i_hk}\leqslant a'_{i_hj}}x_{i_hk}+\sum_{l:b'_{lj}\leqslant b'_{i_hj}}x_{lj}\geqslant 1, & i=1,2,\cdots,n;h=1,2,\cdots,s(i);\\ & j=1,2,\cdots,m\\[2mm]x_{i_hj}=\{0,1\}, & i=1,2,\cdots,n;h=1,2,\cdots,s(i);\\ & j=1,2,\cdots,m\end{cases}$$

$$(2.2.7)$$

步骤 5　求解模型(2.2.7)得最优解 $x_{i_hj}^*$,$i=1,2,\cdots,n$;$h=1,2,\cdots,s(i)$;$j=1,2,\cdots,m$;

步骤 6　写出最优解 $x_{i_hj}^*$ 对应 $\{M',W;\boldsymbol{P}_{M'},\boldsymbol{P}_{W'}\}$ 的均衡匹配:

$$\mu'^* = \{(m'_{1_1},w_{1_1}^*),(m'_{1_2},w_{1_2}^*),\cdots,(m'_{1_{s(1)}},w_{1_{s(1)}}^*),\cdots,(m'_{n_1},w_{n_1}^*),$$
$$(m'_{n_2},w_{n_2}^*),\cdots,(m'_{n_{s(n)}},w_{n_{s(n)}}^*)\}$$

步骤 7　根据 $\{M,W;\boldsymbol{P}_M,\boldsymbol{P}_W,\boldsymbol{S}\}$ 与 $\{M',W;\boldsymbol{P}_{M'},\boldsymbol{P}_{W'}\}$ 的对应关系,将 μ'^* 转化为 $\{M,W;\boldsymbol{P}_M,\boldsymbol{P}_W,\boldsymbol{S}\}$ 的均衡匹配:

$$\mu^* = \{(m_1,w_{1_1}^*),(m_1,w_{1_2}^*),\cdots,(m_1,w_{1_{s(1)}}^*),\cdots,(m_n,w_{n_1}^*),$$
$$(m_n,w_{n_2}^*),\cdots,(m_n,w_{n_{s(n)}}^*)\}$$

算法结束。

专家和患者是预约的双方。设某医院在某时间段内有 m 位患者 $W=\{w_1,w_2,\cdots,w_m\}$ 挂号专家门诊。先由患者填写问卷量表,该量表在疾病知识库的支持下,比对患者的主诉、现病史、既往史、家族史、婚育情况、疫区疫水接触史等信息,推断患者疾病所属的专科科室;系统推出该专科科室内 n 位专家 $M=\{m_1,m_2,\cdots,m_n\}$ 及其诊疗特长的简介,包括专家 m_i 在这时间段内可看诊人数 $s(i)$,$i=1,2,\cdots,n$,由此患者提出选择专家的意向矩阵 $\boldsymbol{P}_W$ 。同时,系统把该专科内专家诊疗的特长与患者进行比对,得到专家对患者的意向矩阵 $\boldsymbol{P}_M$ 。把专家和患者看成是一对多匹配问题 $\{M,W;\boldsymbol{P}_M,\boldsymbol{P}_W,\boldsymbol{S}\}$ 的主体集 M 和 W ,由一对多匹配算法计算,得到患者和专家预约的结果,供患者和专家双方认可。整个预约过程如图 2-2 所示。

3. 专家门诊的匹配预约

系统输出得到匹配的专家和患者(即预约成功的专家和患者),并更新原系统的专家集和患者集,如果新的专家集或者新的患者集中有一个是空集,则算法终止,否则把新的专家集和新的患者集输入系统,进行再次匹配预约。一对多预约匹配算法如图 2-3 所示。

2.2.4　算例

设某医院某专科有 $n=4$ 位专家,$M=\{m_1,m_2,m_3,m_4\}$,每位专家在某时间段可以诊疗 4 位患者($s(i)=4,i=1,2,3,4$),在该时间段内挂该科专家门诊的患者数 $m=14$ 人,$W=\{w_1,w_2,\cdots,w_{14}\}$,专家 M 对患者 W 的意向矩阵 $\boldsymbol{P}_M$ 为

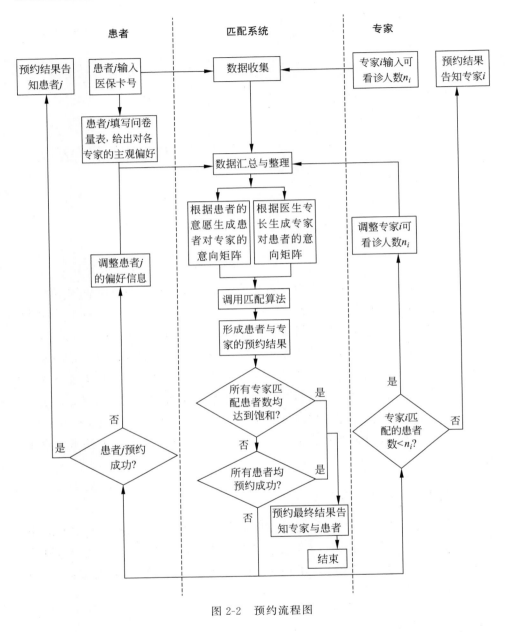

图 2-2　预约流程图

$$\boldsymbol{P}_M = [a_{ij}]_{4 \times 14} = \begin{vmatrix} 1 & 2 & 1 & 1 & 3 & 2 & 2 & 2 & 2 & 3 & 2 & 3 & 3 & 3 \\ 2 & 3 & 3 & 3 & 4 & 1 & 4 & 2 & 1 & 2 & 2 & 3 & 2 & 3 \\ 1 & 2 & 1 & 3 & 2 & 2 & 3 & 3 & 2 & 3 & 3 & 1 & 3 & 1 \\ 4 & 2 & 4 & 3 & 1 & 2 & 2 & 4 & 4 & 4 & 3 & 3 & 1 & 1 \end{vmatrix}$$

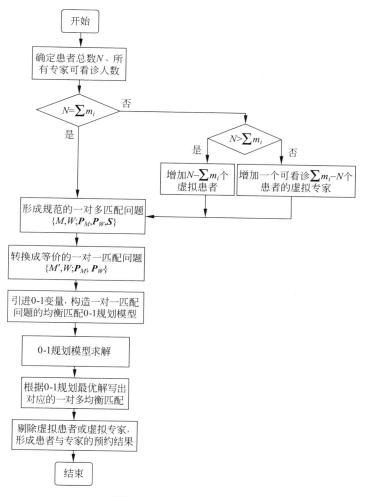

图 2-3　一对多匹配算法

其中,a_{ij} 表示专家 m_i 合适诊疗患者 w_j 的意向序值。如 $a_{11}=a_{13}=a_{14}=1$ 表示对专家 m_1 而言,患者 w_1,w_3,w_4 的病症类型相似,都是专家 m_1 第 1 意愿诊疗的病症,$a_{12}=a_{16}=a_{17}=a_{18}=a_{19}=a_{1,11}=2$ 表示患者 w_2,w_6,w_7,w_8,w_9,w_{11} 的病症同类,是专家 m_1 第 2 意愿诊疗的病症,等等。

患者 W 对专家 M 的意向矩阵 P_W 为

$$P_W = [b_{ij}]_{4 \times 14} = \begin{vmatrix} 1 & 3 & 4 & 2 & 4 & 4 & 3 & 3 & 3 & 2 & 4 & 3 & 4 & 2 \\ 3 & 2 & 3 & 3 & 3 & 2 & 4 & 2 & 4 & 4 & 1 & 4 & 2 & 1 \\ 4 & 4 & 1 & 4 & 2 & 1 & 2 & 4 & 2 & 3 & 2 & 1 & 3 & 3 \\ 2 & 1 & 2 & 1 & 1 & 3 & 1 & 1 & 1 & 1 & 3 & 2 & 1 & 4 \end{vmatrix}$$

其中，b_{ij} 表示患者 w_j 希望专家 m_i 给其诊疗的意向序值。如该矩阵的第一列数字$(1,3,4,2)$表示患者 w_1 最希望 1 号专家给他诊疗，其次是 3 号专家，再次是 4 号专家，最后是 2 号专家。

由于患者总数 $m=14<\sum\limits_{i=1}^{4}s_i=16$，为此引进 2 个虚拟患者 w_{15} 和 w_{16}，并认为专家对这些虚拟患者诊疗的意向序值是 $a_{ij}=15, i=1,2,3,4; j=15,16$，而这些虚拟患者希望各个专家诊疗的意向序值都是 1，即 $b_{ij}=1, i=1,2,3,4; j=15,16$。

现对矩阵 $\boldsymbol{P}_M$ 和 $\boldsymbol{P}_W$ 进行一致性处理，在保证原有矩阵结构不变的基础上使 $\boldsymbol{P}_M$ 的每一行之和都为 $1+2+\cdots+m=1+2+\cdots+16=136$，$\boldsymbol{P}_W$ 的每一列序值之和都为 $1+2+\cdots+n=1+2+3+4=10$，得到一致性处理后的意向矩阵。

$$\boldsymbol{P}_M=\begin{bmatrix} 2 & 6.5 & 2 & 2 & 12 & 6.5 & 6.5 & 6.5 & 6.5 & 12 & 6.5 & 12 & 12 & 12 & 15.5 & 15.5 \\ 5 & 10 & 10 & 10 & 13.5 & 1.5 & 13.5 & 5 & 1.5 & 5 & 5 & 10 & 5 & 10 & 15.5 & 15.5 \\ 2.5 & 6.5 & 2.5 & 11.5 & 6.5 & 6.5 & 11.5 & 11.5 & 6.5 & 11.5 & 11.5 & 2.5 & 11.5 & 2.5 & 15.5 & 15.5 \\ 12 & 5 & 12 & 8 & 2 & 5 & 5 & 12 & 12 & 12 & 8 & 8 & 2 & 2 & 15.5 & 15.5 \end{bmatrix}$$

$$\boldsymbol{P}_W=\begin{bmatrix} 1 & 3 & 4 & 2 & 4 & 3 & 3 & 3 & 2 & 4 & 3 & 4 & 2 & 2.5 & 2.5 \\ 3 & 2 & 3 & 3 & 2 & 4 & 2 & 4 & 4 & 1 & 4 & 2 & 1 & 2.5 & 2.5 \\ 4 & 4 & 1 & 4 & 2 & 1 & 2 & 4 & 2 & 3 & 2 & 1 & 3 & 3 & 2.5 & 2.5 \\ 2 & 1 & 2 & 1 & 1 & 3 & 1 & 1 & 1 & 1 & 3 & 2 & 1 & 4 & 2.5 & 2.5 \end{bmatrix}$$

将以上一对多匹配问题转化为一对一匹配问题，其中：

$$\boldsymbol{P}_{M'}=[a_{ij}]_{16\times16}=$$

$$\begin{bmatrix} 2 & 6.5 & 2 & 2 & 12 & 6.5 & 6.5 & 6.5 & 6.5 & 12 & 6.5 & 12 & 12 & 12 & 15.5 & 15.5 \\ 2 & 6.5 & 2 & 2 & 12 & 6.5 & 6.5 & 6.5 & 6.5 & 12 & 6.5 & 12 & 12 & 12 & 15.5 & 15.5 \\ 2 & 6.5 & 2 & 2 & 12 & 6.5 & 6.5 & 6.5 & 6.5 & 12 & 6.5 & 12 & 12 & 12 & 15.5 & 15.5 \\ 2 & 6.5 & 2 & 2 & 12 & 6.5 & 6.5 & 6.5 & 6.5 & 12 & 6.5 & 12 & 12 & 12 & 15.5 & 15.5 \\ 5 & 10 & 10 & 10 & 13.5 & 1.5 & 13.5 & 5 & 1.5 & 5 & 5 & 10 & 5 & 10 & 15.5 & 15.5 \\ 5 & 10 & 10 & 10 & 13.5 & 1.5 & 13.5 & 5 & 1.5 & 5 & 5 & 10 & 5 & 10 & 15.5 & 15.5 \\ 5 & 10 & 10 & 10 & 13.5 & 1.5 & 13.5 & 5 & 1.5 & 5 & 5 & 10 & 5 & 10 & 15.5 & 15.5 \\ 5 & 10 & 10 & 10 & 13.5 & 1.5 & 13.5 & 5 & 1.5 & 5 & 5 & 10 & 5 & 10 & 15.5 & 15.5 \\ 2.5 & 6.5 & 2.5 & 11.5 & 6.5 & 6.5 & 11.5 & 11.5 & 6.5 & 11.5 & 11.5 & 2.5 & 11.5 & 2.5 & 15.5 & 15.5 \\ 2.5 & 6.5 & 2.5 & 11.5 & 6.5 & 6.5 & 11.5 & 11.5 & 6.5 & 11.5 & 11.5 & 2.5 & 11.5 & 2.5 & 15.5 & 15.5 \\ 2.5 & 6.5 & 2.5 & 11.5 & 6.5 & 6.5 & 11.5 & 11.5 & 6.5 & 11.5 & 11.5 & 2.5 & 11.5 & 2.5 & 15.5 & 15.5 \\ 2.5 & 6.5 & 2.5 & 11.5 & 6.5 & 6.5 & 11.5 & 11.5 & 6.5 & 11.5 & 11.5 & 2.5 & 11.5 & 2.5 & 15.5 & 15.5 \\ 12 & 5 & 12 & 8 & 2 & 5 & 5 & 12 & 12 & 12 & 8 & 8 & 2 & 2 & 15.5 & 15.5 \\ 12 & 5 & 12 & 8 & 2 & 5 & 5 & 12 & 12 & 12 & 8 & 8 & 2 & 2 & 15.5 & 15.5 \\ 12 & 5 & 12 & 8 & 2 & 5 & 5 & 12 & 12 & 12 & 8 & 8 & 2 & 2 & 15.5 & 15.5 \\ 12 & 5 & 12 & 8 & 2 & 5 & 5 & 12 & 12 & 12 & 8 & 8 & 2 & 2 & 15.5 & 15.5 \end{bmatrix}$$

$$\boldsymbol{P}_{W'} = \left[b_{ij}\right]_{16\times16} =$$

$$
\begin{vmatrix}
1 & 3 & 4 & 2 & 4 & 4 & 3 & 3 & 3 & 2 & 4 & 3 & 4 & 2 & 2.5 & 2.5 \\
1 & 3 & 4 & 2 & 4 & 4 & 3 & 3 & 3 & 2 & 4 & 3 & 4 & 2 & 2.5 & 2.5 \\
1 & 3 & 4 & 2 & 4 & 4 & 3 & 3 & 3 & 2 & 4 & 3 & 4 & 2 & 2.5 & 2.5 \\
1 & 3 & 4 & 2 & 4 & 4 & 3 & 3 & 3 & 2 & 4 & 3 & 4 & 2 & 2.5 & 2.5 \\
3 & 2 & 3 & 3 & 3 & 2 & 4 & 2 & 4 & 4 & 1 & 4 & 2 & 1 & 2.5 & 2.5 \\
3 & 2 & 3 & 3 & 3 & 2 & 4 & 2 & 4 & 4 & 1 & 4 & 2 & 1 & 2.5 & 2.5 \\
3 & 2 & 3 & 3 & 3 & 2 & 4 & 2 & 4 & 4 & 1 & 4 & 2 & 1 & 2.5 & 2.5 \\
3 & 2 & 3 & 3 & 3 & 2 & 4 & 2 & 4 & 4 & 1 & 4 & 2 & 1 & 2.5 & 2.5 \\
4 & 4 & 1 & 4 & 2 & 1 & 2 & 4 & 2 & 3 & 2 & 1 & 3 & 3 & 2.5 & 2.5 \\
4 & 4 & 1 & 4 & 2 & 1 & 2 & 4 & 2 & 3 & 2 & 1 & 3 & 3 & 2.5 & 2.5 \\
4 & 4 & 1 & 4 & 2 & 1 & 2 & 4 & 2 & 3 & 2 & 1 & 3 & 3 & 2.5 & 2.5 \\
4 & 4 & 1 & 4 & 2 & 1 & 2 & 4 & 2 & 3 & 2 & 1 & 3 & 3 & 2.5 & 2.5 \\
2 & 1 & 2 & 1 & 1 & 3 & 1 & 1 & 1 & 1 & 3 & 2 & 1 & 4 & 2.5 & 2.5 \\
2 & 1 & 2 & 1 & 1 & 3 & 1 & 1 & 1 & 1 & 3 & 2 & 1 & 4 & 2.5 & 2.5 \\
2 & 1 & 2 & 1 & 1 & 3 & 1 & 1 & 1 & 1 & 3 & 2 & 1 & 4 & 2.5 & 2.5 \\
2 & 1 & 2 & 1 & 1 & 3 & 1 & 1 & 1 & 1 & 3 & 2 & 1 & 4 & 2.5 & 2.5
\end{vmatrix}
$$

对于上述一对多双边匹配问题 $\{M, W, \boldsymbol{P}_M, \boldsymbol{P}_W, S\}$，我们用 4 个算法进行计算和比较。

1. 有利于专家的稳定匹配

以专家满意度总和最小作为目标函数，建立如下模型：

$$\min_{x_{ij}}\left\{\sum_{i=1}^{n}\sum_{j=1}^{n}a_{ij}x_{ij}\right\}$$

$$
\text{s. t.}
\begin{cases}
\displaystyle\sum_{j=1}^{n} x_{ij} = 1, & i = 1, 2, \cdots, n \\[2mm]
\displaystyle\sum_{i=1}^{n} x_{ij} = 1, & j = 1, 2, \cdots, n \\[2mm]
x_{ij} + \displaystyle\sum_{k:a_{ik}\leqslant a_{ij}} x_{ik} + \sum_{l:b_{lj}\leqslant b_{ij}} x_{lj} \geqslant 1, & i = 1, 2, \cdots, n; j = 1, 2, \cdots, n \\[2mm]
x_{ij} = \{0, 1\}, & i = 1, 2, \cdots, n; j = 1, 2, \cdots, n
\end{cases}
$$

$$(2.2.8)$$

这是 0-1 线性规划。

采用 Lingo16 软件求解以上模型,得到稳定匹配是:

$\mu'_1 = \{(m'_1, w_8), (m'_2, w_3), (m'_3, w_1), (m'_4, w_4), (m'_5, w_9), (m'_6, w_6),$

$\quad (m'_7, w_{11}), (m'_8, w_{10}), (m'_9, w_{12}), (m'_{10}, w_{16}), (m'_{11}, w_{15}), (m'_{12}, w_{14}),$

$\quad (m'_{13}, w_{13}), (m'_{14}, w_{15}), (m'_{15}, w_2), (m'_{16}, w_7)\}$

以上 m'_1, m'_2, m'_3, m'_4 对应专家 m_1;m'_5, m'_6, m'_7, m'_8 对应专家 m_2;$m'_9, m'_{10},$ m'_{11}, m'_{12} 对应专家 m_3;$m'_{13}, m'_{14}, m'_{15}, m'_{16}$ 对应专家 m_4;w_{15}, w_{16} 为虚拟患者。 所以有利于专家的稳定匹配为

$\mu_1 = \{(m_1, w_8), (m_1, w_3), (m_1, w_1), (m_1, w_4), (m_2, w_9), (m_2, w_6),$

$\quad (m_2, w_{11}), (m_2, w_{10}), (m_3, w_{12}), (m_3, w_{14}), (m_4, w_{13}), (m_4, w_2),$

$\quad (m_4, w_7)\}$

在匹配 μ_1 中,专家的意向序值总和是 $\displaystyle\sum_{(m_i, w_j) \in \mu_1} a_{ij} = 44.5$,患者的意向序值 总和是 $\displaystyle\sum_{(m_i, w_j) \in \mu_1} b_{ij} = 29$,两者总和 $\displaystyle\sum_{(m_i, w_j) \in \mu_1} a_{ij} + \sum_{(m_i, w_j) \in \mu_1} b_{ij} = 44.5 + 29 =$ 73.5,两者之差 $\left| \displaystyle\sum_{(m_i, w_j) \in \mu_1} a_{ij} - \sum_{(m_i, w_j) \in \mu_1} b_{ij} \right| = |44.5 - 29| = 15.5$。

2. 有利于患者的稳定匹配

以患者满意度总和最小作为目标函数,建立如下模型:

$$\min_{x_{ij}} \left\{ \sum_{i=1}^n \sum_{j=1}^n b_{ij} x_{ij} \right\}$$

$$\text{s. t.} \begin{cases} \displaystyle\sum_{j=1}^n x_{ij} = 1, & i = 1, 2, \cdots, n \\ \displaystyle\sum_{i=1}^n x_{ij} = 1, & j = 1, 2, \cdots, n \\ x_{ij} + \displaystyle\sum_{k: a_{ik} \leqslant a_{ij}} x_{ik} + \sum_{l: b_{lj} \leqslant b_{ij}} x_{lj} \geqslant 1, & i = 1, 2, \cdots, n; j = 1, 2, \cdots, n \\ x_{ij} = \{0, 1\}, & i = 1, 2, \cdots, n; j = 1, 2, \cdots, n \end{cases}$$

$$(2.2.9)$$

这是 0-1 线性规划。

采用 Lingo16 软件求解以上模型,得到稳定匹配是:

$\mu'_2 = \{(m'_1, w_1), (m'_2, w_{16}), (m'_3, w_{10}), (m'_4, w_4), (m'_5, w_8), (m'_6, w_{11}),$

$\quad (m'_7, w_{15}), (m'_8, w_{14}), (m'_9, w_3), (m'_{10}, w_{12}), (m'_{11}, w_5), (m'_{12}, w_6),$

$\quad (m'_{13}, w_2), (m'_{14}, w_{13}), (m'_{15}, w_9), (m'_{16}, w_7)\}$

同上,经过整理后得到有利于患者的稳定匹配为

$$\mu_2 = \{(m_1,w_1),(m_1,w_{10}),(m_1,w_4),(m_2,w_8),(m_2,w_{11}),(m_2,w_{14}),$$
$$(m_3,w_3),(m_3,w_{12}),(m_3,w_5),(m_3,w_6),(m_4,w_2),(m_4,w_{13}),$$
$$(m_4,w_9),(m_4,w_7)\}$$

在匹配 μ_2 中,专家的意向序值总和是 $\displaystyle\sum_{(m_i,w_j)\in\mu_2} a_{ij} = 83$,患者的意向序值总和是 $\displaystyle\sum_{(m_i,w_j)\in\mu_2} b_{ij} = 18$,两者之和是 $\displaystyle\sum_{(m_i,w_j)\in\mu_2} a_{ij} + \sum_{(m_i,w_j)\in\mu_2} b_{ij} = 83+18 = 101$;两者之差是 $\left| \displaystyle\sum_{(m_i,w_j)\in\mu_2} a_{ij} - \sum_{(m_i,w_j)\in\mu_2} b_{ij} \right| = |83-18| = 65$。

3. 考虑双方满意度之和最小化

以专家满意度和患者满意度总和最小作为目标函数,建立如下模型:

$$\min_{x_{ij}} \left\{ \sum_{i=1}^{n} \sum_{j=1}^{n} (a_{ij}+b_{ij})x_{ij} \right\}$$

$$\text{s. t.} \begin{cases} \displaystyle\sum_{j=1}^{n} x_{ij} = 1, & i=1,2,\cdots,n \\ \displaystyle\sum_{i=1}^{n} x_{ij} = 1, & j=1,2,\cdots,n \\ x_{ij} + \displaystyle\sum_{k:a_{ik}\leqslant a_{ij}} x_{ik} + \sum_{l:b_{lj}\leqslant b_{ij}} x_{lj} \geqslant 1, & i=1,2,\cdots,n;j=1,2,\cdots,n \\ x_{ij} = \{0,1\}, & i=1,2,\cdots,n;j=1,2,\cdots,n \end{cases}$$

$$(2.2.10)$$

采用 Lingo16 软件求解以上模型,得到稳定匹配是:

$$\mu_3' = \{(m_1',w_1),(m_2',w_{16}),(m_3',w_8),(m_4',w_4),(m_5',w_{11}),(m_6',w_9),$$
$$(m_7',w_6),(m_8',w_{10}),(m_9',w_3),(m_{10}',w_{12}),(m_{11}',w_{15}),(m_{12}',w_{14}),$$
$$(m_{13}',w_{13}),(m_{14}',w_5),(m_{15}',w_2),(m_{16}',w_7)\}$$

经过整理后得到对应稳定匹配为

$$\mu_3 = \{(m_1,w_1),(m_1,w_8),(m_1,w_4),(m_2,w_{11}),(m_2,w_9),(m_2,w_6),$$
$$(m_2,w_{10}),(m_3,w_3),(m_3,w_{12}),(m_3,w_{14}),(m_4,w_{13}),(m_4,w_5),$$
$$(m_4,w_2),(m_4,w_7)\}$$

在匹配 μ_3 中,专家的意向序值总和是 $\displaystyle\sum_{(m_i,w_j)\in\mu_3} a_{ij} = 45$,患者的意向序值

总和是 $\sum\limits_{(m_i,w_j)\in\mu_3} b_{ij}=26$，两者之和是 $\sum\limits_{(m_i,w_j)\in\mu_3} a_{ij}+\sum\limits_{(m_i,w_j)\in\mu_3} b_{ij}=45+26=71$；两者之差是 $\left|\sum\limits_{(m_i,w_j)\in\mu_3} a_{ij}-\sum\limits_{(m_i,w_j)\in\mu_3} b_{ij}\right|=|45-26|=19$。

4. 均衡稳定匹配

由式(2.2.7)可以求得本问题的均衡稳定匹配是：

$$\mu^*=\{(m_1,w_{11}),(m_1,w_3),(m_1,w_1),(m_1,w_4),(m_2,w_8),(m_2,w_6),$$
$$(m_2,w_9),(m_2,w_{10}),(m_3,w_{12}),(m_3,w_{14}),(m_4,w_{13}),(m_4,w_7),$$
$$(m_4,w_5),(m_4,w_2)\}$$

这时4位专家的意向序值总和为 $\sum\limits_{(m_i,w_j)\in\mu^*} a_{ij}=44.5$，14位患者的意向序值总和为 $\sum\limits_{(m_i,w_j)\in\mu^*} b_{ij}=41$，两者之和 $\sum\limits_{(m_i,w_j)\in\mu^*} a_{ij}+\sum\limits_{(m_i,w_j)\in\mu^*} b_{ij}=44.5+41=85.5$，两者之差 $\left|\sum\limits_{(m_i,w_j)\in\mu^*} a_{ij}-\sum\limits_{(m_i,w_j)\in\mu^*} b_{ij}\right|=|44.5-41|=3.5$。

以上4种算法得到的结果总结如表2-1所示。

表 2-1　4 种算法结果对比

参数	$\sum\limits_{(m_i,w_j)\in\mu^*} a_{ij}$	$\sum\limits_{(m_i,w_j)\in\mu^*} b_{ij}$	$\sum\limits_{(m_i,w_j)\in\mu^*} a_{ij}+\sum\limits_{(m_i,w_j)\in\mu^*} b_{ij}$	$\left\|\sum\limits_{(m_i,w_j)\in\mu^*} a_{ij}-\sum\limits_{(m_i,w_j)\in\mu^*} b_{ij}\right\|$
有利于专家	44.5	29	73.5	15.5
有利于患者	83	18	101	65
考虑双方满意度之和最小	45	26	71	19
均衡稳定匹配	44.5	41	85.5	3.5

上述算例表明，均衡稳定算法得到的匹配 μ^*，其专家意向序值为 44.5，是 4 种方法中最小的；匹配 μ^* 的专家与患者总意向之差为 3.5，是 4 种方法中最小的。因此说，均衡匹配能够较好地考虑专家和患者双方的偏好。

采取患者优先选择专家的门诊预约会降低专家在门诊预约中的主导性，即：专家所看的患者可能不是他所偏好的，也不是他专长的。专家优先选择患者的门诊预约也会导致患者的选择权得不到充分的保障，给患者看病的专家可能并不是该患者中意的。由此可见,均衡匹配算法得到的匹配结果较好地平衡了专家特长的诊疗有效性和患者选择专家意向性之间的矛盾。

2.2.5　管理启示

考虑专家特长和患者偏好的匹配预约不仅改变了以患者单方意愿择医,也改变了以往门诊预约开放的时间。由于匹配预约的结果需要得到患者和专家的认可,必须留有适当的时间,所以预约将在门诊时间前 7 天开始直至门诊时间前 1 天截止。这些改变对于居民的就医行为、满意度和爽约率带来怎样的影响,是需要进一步研究的;其次,匹配模型推荐的专家基本上是适合患者病情的,然而患者择医往往受到专家的声誉、职称或心理因素的影响,匹配预约提出的专家可能因患者不认可而产生算法"死循环"。怎样避免"死循环",怎么跳出"死循环"也是需要进一步研究和分析的;最后,匹配模型的前提条件是供小于求,即患者第一顺位选择的专家资源是稀缺的,医院只优先满足病情匹配的患者的需求,但如果专家资源富裕并供大于求,算法很快就终止。

匹配预约的成效可以通过双方的满意度来评价。患者方的满意度包括两方面:一是其主观意向的满意度,即患者根据主观意愿选择专家的成功率,用预约成功率可以评价;二是其病情的客观诊疗需求与专家的擅长疾病类型匹配程度,可以通过预约成功后的病种-专家特长符合率来评价。专家方面的满意度是考量专家是否收治了符合自身专业方向与疾病特长的患者,可以通过门诊目标病种收治率来评价,同时可用门诊住院比作为参考指标。

中国人口总量增加、人口老龄化和患病率上升等因素使得大型医院的门诊压力不断增大。预约作为有效利用资源和提高服务质量的手段受到越来越多的重视。医院实施门诊预约,患者在挂号时,由于对自身病情判断不准和对专家特长不清楚,盲目地倾向于选择名家,从而使得专家门诊预约分布不均衡,导致专家资源未能合理利用。为了让患者找到合适的专家,也让专家看诊自己擅长的病症,本部分基于双边匹配理论提出了专家门诊匹配预约机制,建立专家-患者的一对多匹配预约模型。为了体现匹配的"公平性",让专家、患者双方都能表达自己的要求,提出专家-患者均衡匹配。算例表明,如果患者优先选专家,那么预约会降低专家的指导性;如果专家优先选患者,那么预约会导致患者丧失选择权。均衡匹配算法得到的匹配结果能较好地平衡专家特长与患者选择专家的意向性,提高双方的满意度。

本部分提出均衡匹配预约在实际中应用还需要:

(1)设计患者预检的量表,搜集患者病症的基本特征,以判断什么样的专家更适合该患者,搜集患者对专家的意向和选择;

(2)建立专家库,记录每个专家的特长。

2.3　考虑患者行为的门诊资源配置

2.3.1　相关研究概述

在中国,"看病难,看病贵"成为困扰普通老百姓的一个大问题。"看病难"是由于医疗资源配置严重失衡,优质医疗资源过度集中在二、三级医院所导致的[19]。优秀的医生和优良的设备集中在二级、三级医院,导致"大医院爆满,小医院冷清"[20]。根据国家卫生健康委员会统计信息中心统计数据,2022年,全国医疗卫生机构总诊疗人次达 84.16 亿,其中三级医院诊疗人次约占 26.48%;从看病费用方面看,2022年,全国三级公立医院次均门诊费用为 381.6 元,二级公立医院次均门诊费用为 241.2 元(以上数据均来源于国家卫生健康委员会统计信息中心网站)。另外根据上海市卫生健康委员会发布最新统计数据显示:2022年度,本市门急诊人次达 21 959.68 万人次。其中综合医院门急诊量占全市门急诊总量的 49.17%,社区卫生服务中心门急诊量占比 25.25%。2014年医药产业调查表明,全国三级甲等医院每天接诊的患者中,近 70%是可以到社区医院或者一、二级医院接受治疗的[21]。根据 2024 年 08 月 21 日《健康报》报道,2023年,全国基层医疗卫生机构门急诊诊疗人次占比达 52%,医疗资源纵向流动、患者双向转诊成为新常态。我国分级诊疗体系建设虽然已取得积极进展和明显成效,但是与人民群众期盼还有距离。

既然三级医院排队长,看病贵,为何人们依然愿意选择去大医院看病? 张春瑜等[22]在某三级甲等医院的患者中选择 1443 人进行问卷调查,调查研究发现,影响患者选择的主要因素分 3 类:患者认知、相关群体和媒体因素。在认知方面,患者选择该医院就医的考虑因素依次是医疗技术水平、位置远近、服务态度、有无熟人、就医环境、价格。其中,以医疗技术水平作为首要考虑因素的患者最多,占 69.50%;将医疗价格作为首要考虑因素的患者仅占 0.42%;其他将距离近、服务态度好、有熟人、就医环境好作为首要考虑因素的患者分别占 16.63%、7.90%、3.47%、2.08%。由此可见,大部分患者在选择时首要考虑的还是医疗技术水平,而专家门诊则普遍被认为是"信得过"的。所以,大量患者涌向三级甲等医院预约专家门诊,在这个过程中,患者不仅受到医疗技术水平、就医环境等因素的影响,还与其对自身病情的判断和对不同医疗机构的认知、期望有关。

国外在 20 世纪 90 年代就有学者开始研究患者选择医院的问题,比较典型的文献有 Adams 等[23]研究发现农村市场医疗保险受益人在医院选择时,距离不是最重要的因素;Bronstein 等[24]研究发现产妇在选择产科护理时不会选择农村医院。近年的研究有:Ali[25]采用调研的方法研究了患者在选择医院时最重要的几个因素;Smith 等[26]使用多项式逻辑回归方法对患者选择医院问题建立模型;Walter[27]设计了一个两阶段模型,包含患者和全科医生选择优化。另外还有一些文献研究医疗保险、公立/私立医院等因素选择医院的问题。

综合以上,目前已有大量文献针对患者在选择医院时的影响因素进行研究,研究方法大多采用调研方法,结合统计学方法建立模型,从微观角度研究患者在选择医院时的行为决策的文献非常少。

针对目前患者盲目选择"最好的医院"行为,各级医疗机构都在推行分级诊疗机制。在此过程中,最重要的就是对患者进行合理分流。如果要对患者进行分流,则需要充分了解患者在医院选择时考虑的因素和行为决策特征,针对其考虑因素和行为决策特征进行合理引导。而目前患者选择医院时一个重要体现就是专家门诊的选择与预约。本节对专家门诊预约中患者行为决策模式进行分析,建立行为决策模型,从而帮助医院建立合适的应对策略,合理配置门诊资源,为进一步提出患者分流策略提供参考。

2.3.2　问题描述与分析

1. 预约排队行为分析

选择医疗机构的人员分为两类:一是患者自己;二是患者家属。具有行为能力、非重病的患者一般能够自主做出决策,而不具有行为能力的,如孩子和老人或是重病患者,一般无法自己做出决策,而是由家属做出决策。以下分别对其预约行为进行分析:

一是患者自己做决策的情形。这一类患者对自己的病情有较清晰的认知,能根据获得的信息做出相对客观和理性的判断。在对医疗服务机构和医生的选择上,更趋于理性判断,根据病情轻重、医疗服务获得的难易程度等综合考虑进行选择。

二是患者家属做决策。这种情况比较复杂,受到患者家属焦虑程度影响很大。患者本身无法非常清楚地表达自己的病情情况,即使能够表达,家属无法亲身感受其痛苦但内心非常焦虑,导致对病情过度估计的情形非常多。在这种情绪影响下,在选择医疗服务机构时带有很盲目的成分,一味地追求最好的医生、最好的医院。最典型的例子是三级甲等医院的儿科,总是人满为患。当小孩感冒发烧时,家长很焦急,频繁地到医院,导致儿科排长队。

由以上两种行为分析发现,影响患者预约专家门诊的重要因素是其对病情的估计和对医疗服务的期望质量判断。

2. 专家的服务质量分析

患者的病情估计决定预约时的焦虑程度,焦虑程度越高,则对专家门诊服务质量期望越高。所以,病情估计可以用焦虑程度来衡量,焦虑程度和对专家门诊服务期望质量是正相关的。

医院里的专家是有特殊知识、技能和责任的,其服务质量可以由他所具有的知识和技能来体现。而患者得到的服务质量可以由专家的等级和服务时间两个因素来度量[28]。在此基础上,专家的口碑或声誉也是影响其服务质量的一个因素。Bansal 等[29]通过实验证明:顾客感知的企业服务质量越高,顾客越有可能产生正面的口碑传播,向他人推荐服务。因而,服务质量与口碑传播之间具有正效应。黄孝俊等[30]研究结果表明:正面的口碑传播在影响消费者购买决策的同时,也提高了消费者对该产品及其服务的预期。李林等[31]研究结果表明:顾客感知质量是良好的,倾向于传播正面的口碑,反之,感知质量是低下的,顾客倾向于传播负面的口碑。由以上研究可见,患者所感知的专家服务质量受到专家口碑或声誉的影响,所以应该将这个因素纳入服务质量模型。

对 Anand[32]和周华[28]的服务质量模型进行进一步修改,建立如下服务质量模型,以表示服务质量、专家等级、服务时间和专家口碑之间的关系:

$$Q(z) = [Q_b - z\mu]^+ \alpha = \left[Q_b - \frac{z}{t_1}\right]^+ \alpha \qquad (2.3.1)$$

式中,$[Q_b - z\mu]^+ = \max(Q_b - z\mu, 0)$,$z$ 表示专家的等级,数字越小,等级越高;$Q(z)$表示该专家的服务质量;Q_b表示患者所能获得的最大服务质量,由最大服务率、最高专家等级、最好口碑构成;μ 表示该专家的平均服务率,$\mu = 1/t_1$,t_1 为该专家的平均服务时间,当 $t_1 \to \infty$ 时,对应的 $\frac{z}{t_1} \to 0$,则有 $Q(z) \to Q_b$;α 代表专家的口碑,$\alpha \in [0,1]$。从式(2.3.1)中可知:专家的服务质量随服务时间的增加而提高,但提高的幅度呈递减趋势,因为服务质量是有上限的,不能无限提高。而当服务时间相等时,等级高的专家能够提供更高的服务质量;当服务时间越来越长时,不同等级专家所提供的服务质量的差距越来越小。α 越大,服务质量越高,当专家的口碑非常差,达到 0 时,将使得服务质量为 0,没有患者愿意预约该专家。

3. 患者排队的成本分析

患者的排队成本由 3 个部分构成:等待成本、专家门诊价格和沉没成本。

等待成本是等待时间 t_2 的线性函数,用 $c(t_2)$ 表示。假设患者的到来服从泊松分布,到来率用 λ 来表示;而专家的服务率用 μ 来表示,$\mu = \frac{1}{t_1}$。从而等待

时间 t_2 的期望值为

$$E(t_2) = \begin{cases} \dfrac{1}{\mu-\lambda} = \dfrac{t_1}{1-\lambda t_1}, & 0 \leqslant \lambda t_1 \leqslant 1 \\ \infty, & \lambda t_1 > 1 \end{cases} \qquad (2.3.2)$$

期望等待成本为

$$E(c(t_2)) = \begin{cases} \dfrac{c}{\mu-\lambda} = \dfrac{ct_1}{1-\lambda t_1}, & 0 \leqslant \lambda t_1 \leqslant 1 \\ \infty, & \lambda t_1 > 1 \end{cases} \qquad (2.3.3)$$

式(2.3.3)中的 c 表示单位等待成本。当到达率超过服务率时,队伍将不断延长,所以等待时间和等待成本趋向于无穷大。

专家门诊价格与专家等级相关,是专家等级的线性函数,用 $p(z)$ 表示, $p(z) = p(z_{\max} + 1 - z)$,其中 p 为对应等级专家单位服务价格,$z_{\max}$ 为专家等级最大取值,取值越大,等级越低。

沉没成本是指由于过去的决策已经发生,而不能用现在或将来的任何决策改变的成本。患者在选择某个专家门诊预约排队等待前已经花费了一定时间成本、金钱成本或体力成本,这部分计入沉没成本。用 c_s 来表示。等待时间越长,沉没成本越高,设 $c_s = bt_2$,其中 b 为单位等待时间成本。

考虑每个患者对不同成本因素的敏感程度不同,设置 $w_i \in [0,1]$, $i = 1,2,3$ 作为每个成本因素的权重,其中 $\sum_{i=1}^{3} w_i = 1$。

所以排队成本可以表示为

$$T_c = w_1 c(t_2) + w_2 p(z) + w_3 c_s \qquad (2.3.4)$$

4. 焦虑程度分析

焦虑程度用 $A(r,e)$ 表示,主要影响因素为决策者与患者之间的关系(r)以及对病情的估计(e)。

为了研究方便,把决策者与患者之间的关系分为两类:(1)患者自己为决策者;(2)决策者是患者家属。$r \in [0,1]$,如果患者就是决策者的话,取 $r = 0.5$,关系越亲密,r 取值越大,反之越小。

对病情估计值(e)也设置为:$e \in (0,1]$(此处 e 不为 0,如果为 0 意味着没有病,则无须预约专家看病),估计越严重,则越趋向于 1。对病情估计越严重,能容忍的等待时间 t_2 越短,因为此处研究的是门诊预约问题,并非急诊,所以能容忍的等待时间 t_2 的取值大于 0。t_2 的单位根据研究问题划分时间粒度决定,此处设其单位为小时。所以有 $t_2 e = 1$,$e = 1/t_2$,可以推算出 $t_2 \in [1, \infty)$。焦虑程度为

$$A(r,e) = (1+r) \times (1+e) = (1+r) \times \left(1 + \frac{1}{t_2}\right) \quad\quad (2.3.5)$$

当焦虑程度 $A(r,e)$ 和关系 r 两个参数已知时,可以推算出容忍的等待时间 t_2,此时对应的是患者能容忍的最大等待时间 $t_{2\max}$。

2.3.3　模型建立

三级甲等医院的专家门诊尤其是口碑好的专家很难预约到,但为什么很多患者或患者家属还是坚持要找到三级甲等医院找专家看病,而不愿意选择离家近的,或者不是那么很热门的专家看病呢? 以下对专家门诊预约中的行为决策建模分析。

1. 患者的行为决策模型

患者是否选择某个专家进行预约,是根据他能获得的服务价值决定的。服务价值是顾客的感知利得与感知利失间的差[33-34]。此处的感知利得是指所能获得的服务质量 $a_1 Q(z)$,感知利失是指排队成本 T_c。此外,患者的焦虑程度将对服务价值产生影响,所以综合 3 个因素,服务价值 V 可以表示为

$$V = a_1 Q(z) - T_c - a_2 A(r,e) \quad\quad (2.3.6)$$

式中,a_1 表示每一单位服务质量价值系数,a_2 表示每一单位焦虑程度折合的价值系数。

用 $s(i)$ 表示第 i 个患者的策略选择,$s(i)=0$ 表示离开队列,$s(i)=1$ 表示留在队列。显然有

$$V_i = \begin{cases} a_1 Q(z) - T_c - a_2 A(r,e) \leqslant 0, & s(i)=0 \\ a_1 Q(z) - T_c - a_2 A(r,e) > 0, & s(i)=1 \end{cases} \quad\quad (2.3.7)$$

当服务价值大于零时,患者会选择排队等待;而服务价值小于零时,患者会放弃排队,而选择其他专家。也就是说患者只有当 $V(i)>0$ 时才会进入队列。令 $V(i)=0$,此时对应的 t_2 是患者 i 能容忍的最长等待时间($t_{2\max}$)。将式(2.3.1)、式(2.3.3)~式(2.3.5)代入式(2.3.7),则有

$$V_i(t_2) = a_1 (Q_b - z\mu)\alpha - \frac{cw_1}{\mu - \lambda} - w_2 p(z_{\max} + 1 - z) - w_3 b t_2 -$$

$$a_2 (1+r)\left(1 + \frac{1}{t_2}\right) = 0 \quad\quad (2.3.8)$$

假设除了 t_2 以外的其他变量均为已知,则求解式(2.3.8)可以获得 $t_{2\max}$ 的取值。

根据前述分析,当患者的焦虑程度和关系 r 已知时,则可计算出 $t_{2\max}$ 的值,代入式(2.3.8),可推算出患者希望看诊的专家等级。当患者的焦虑程度未知时,可以根据他预约的专家等级等信息推算出他的最大容忍等待时间 $t_{2\max}$。

令 n 为队列中排队等待的人数，μ 为服务率，在 $M/M/1$ 排队系统中，患者的预期等待时间为

$$t_2 = \frac{n+1}{\mu} \tag{2.3.9}$$

综合式(2.3.8)、式(2.3.9)，设 N_q 为患者能容忍的最长队列，则有 $N_q = \mu t_{2\max} - 1$。

当患者进入预约系统，看到某个专家的排队人数 $n \leqslant N_q$ 时，他会选择进入队列排队等候，否则，将会选择其他专家。

如果将一个专家看作是一个服务台，则一个专家的排队系统是 $M/M/1/K$ 类型的[35]，其中 K 是每个时间段专家能看诊的患者数，即为该排队系统的容量。患者到来过程和服务过程是独立的：

$$K = \overline{N_q} + 1 = \mu \overline{t_{2\max}} \tag{2.3.10}$$

式中，$\overline{N_q}$ 是所有选择该专家的患者平均可容忍最大队长，$\overline{t_{2\max}}$ 表示患者平均可容忍最长等待时间。可见 K 是 μ 的函数，如果设定 K 为固定值，则 μ 越小，$\overline{t_{2\max}}$ 越大。而 $\mu = \dfrac{1}{t_1}$，μ 越小，意味着服务时间 t_1 越大，患者感知的服务质量越高。$t_{2\max}$ 越大，意味着患者平均容忍等待时间越长。这也和现实非常吻合：患者愿意花时间去等待服务质量高的专家。

2. 医院的应对策略分析

在专家预约排队系统里，目标函数设置不能仅考虑医院的收益最大化，而应该从资源优化利用、患者的满意度等角度出发。

如果把专家单位时间段内可用于看诊的时间看作是资源的话，如何充分利用这些时间接诊更多有需要的患者将成为医院的一个非常重要的目标。

1) K 值固定时最优服务率的确定

目前大多数专家门诊每天的看诊人数是设置固定上限的，即 K 值是固定的。

服务率 μ 由患者平均看诊时间 t_1 决定，每个患者看诊时间 t_1 将决定患者的感知服务质量，如果要提高患者满意度，就应该保证每个患者的看诊时间，设置最小看诊时间 $t_{1\min}$，保证每个患者和专家之间的充分沟通。假设每个专家每天看诊总的时间为 T，则有

$$t_{1\min} = \frac{T}{K} - \varepsilon \tag{2.3.11}$$

式中，ε 是两个患者之间切换的时间和医生休息的时间。由最小看诊时间 $t_{1\min}$，可以对应获得最大服务率 μ，即 $\mu_{\max} = \dfrac{1}{t_{1\min}}$。

在实际操作中,可以预测每个患者就诊开始时间,提前告知患者,患者可以按时来就诊,不需花费太长时间的排队等待,从而改善患者就诊体验,提高患者满意度。这种方式适合用在患者排队等待量不大的科室或专家门诊。

2)K 值变动设置

虽然目前大部分医院专家门诊都设立每日固定号源数,但对于某些热门科室或热门专家,显然不是最合理的。主要原因有两个方面:一是每个患者看诊时间不一致,因为每个患者病情不一样,所以看诊的时间有的长,有的短,如果看诊时间比较长的患者比较多,则导致专家要加班才能完成当天的工作;二是对于热门科室或专家,号源数总是不够用的,必须要优化专家资源的利用率,才能既有效利用资源又增加患者的满意度。

假设患者的到来是参数为 λ 的泊松流,即顾客相继到达的时间间隔序列独立,服从分布 $F(t)=1-\mathrm{e}^{-\lambda t}$, $t \geqslant 0$。每个顾客所需要的服务时间也是独立的,服从参数为 μ 的分布 $F(t)=1-\mathrm{e}^{-\mu t}$, $t \geqslant 0$。将一个专家看作是一个服务台,则其每个时间段的号源数可以看作系统容量。且到达过程与服务过程相互独立。

当患者挂号时,如果 K 个号源全部预约完毕,则患者不得不放弃,无法进入排队;当号源数还有余额时,患者进入队列排队。该过程可以看作是一个有限状态的生灭过程,根据其稳定状态求解公式可以推算系统中有 j 个患者的稳定概率为

$$P_j = \begin{cases} \dfrac{(1-\rho)\rho^j}{1-\rho^{K+1}}, & \rho \neq 1, 0 \leqslant j \leqslant K \\ \dfrac{1}{K+1}, & \rho = 1, 0 \leqslant j \leqslant K \end{cases}, \quad \rho = \dfrac{\lambda}{\mu} \qquad (2.3.12)$$

对于 $M/M/1/K$ 的专家门诊预约排队系统,患者不能拿到预约号概率为 P_K,能拿到预约号的概率为 $1-P_K$。因此单位时间内能进入排队队列的患者人数为:$\bar{\lambda}_i = \lambda(1-P_K)$。

假设平均每个患者能给医院带来的收益为 h,而为每个患者服务时,医院花费的平均成本为 c_h,则单位时间内医院的收益为

$$f(\mu) = \lambda(1-P_K)h - c_\mathrm{h}\mu \qquad (2.3.13)$$

假设 λ、h、c_h 均为已知,由式(2.3.10)有 $K=\mu t_{2\max}$,代入式(2.3.13),由函数 $f(\mu)$ 对 μ 求导,令 $f'(\mu)$ 等于 0,可求出最优服务率 μ^*。

$$f'(\mu) = -\lambda h P'_K - c_\mathrm{h} = 0 \qquad (2.3.14)$$

对式(2.3.14)求解,得到最优服务率后,可进一步推算出最优服务率下 K 的取值,从而可以动态设定每日号源量。

2.3.4 算例

1. 患者排队决策算例

假设某三级甲等医院规定：专家等级分 5 个层次，分别用 $z=1,2,3,4,5$ 表示，数字越小等级越高；根据上海现行医院政策规定，对专家门诊实行限号，一个专家半天只能看 $30\sim35$ 个号，特殊情况下才允许加号。一个专家一天最多可以看 70 个号，每天按坐诊 8h 来算，则每个患者最小服务时间为 $\dfrac{8}{70}$h，对应的最大服务率 $\mu_b=8.75$；假设某个科室规定专家一天最多可以看诊 50 个号，平均每个患者服务时间为 $t_1=\dfrac{8}{50}=0.16$h。

假设目前有一个患者，需要为自己预约挂号，$r=0.5$，病情估计值为 0.8，所以可以推算出最大容忍等待时间为 $t_{2\max}=\dfrac{1}{0.8}=1.25$h。若服务率、专家等级和口碑都取到最佳值，则可获得最好服务质量：$Q_b=8.75\times\dfrac{5}{1}\times1=43.75$。假设对于该患者等待成本、专家门诊价格和沉没成本三者的权重一样，即 $w_1=w_2=w_3=\dfrac{1}{3}$。2019 年上海三级甲等医院门诊挂号费为 22 元，故设定 $p=22$，所有专家口碑都设定为 $a=1$。根据前文分析，患者平均到来率必须小于服务率，现假设该科室患者到来率 $\lambda=6$。当时上海最低工资标准为 2420 元/月，按每天工作 8h(小时)，工作 22d(天)计算，折合成每小时 13.75 元，假设该患者单位时间等待成本为 $c=b=15$ 元，对患者来说服务质量和焦虑程度的价值系数分别为：$a_1=1.5$，$a_2=1.5$。

将以上数值代入式(2.3.8)，则有

$$1.5\times\left(43.75-z\times\dfrac{50}{8}\right)\times1-\dfrac{1}{3}\times\dfrac{15}{\dfrac{50}{8}-6}-\dfrac{1}{3}\times22(6-z)-$$

$$\dfrac{1}{3}\times15\times1.25-1.5\times(1+0.5)(1+0.8)=0$$

可以推算出 $z=2.889$，即这个患者将希望预约到一个等级在 $2\sim3$ 的专家。

如果患者焦虑程度未知，但发现他在预约一个等级为 1 的专家，其他条件同以上假设。则可以推算出他的最大容忍时间为：$t_{2\max}=0.39$h。

根据前面分析，$N_q=\mu t_{2\max}-1=\dfrac{50}{8}\times0.39-1=1.4375$，所以当该患者看到队列里的人数小于 2 会选择进入队列，否则会选择别的专家。

2. 医院应对策略算例

当每日给定号源数 K 一定时,可以预测出每个预约患者接受服务的时间,从而提前告知患者,减少患者等待时间,目前许多医院已经实现了这种管理方式。

以下讨论根据最优服务率设定 K 值的算例。

接上例的假设,$\lambda = 4$,$h = 10$,$c_h = 5$,另设患者平均最大容忍等待时间为:$\overline{t_{2\max}} = 1\text{h}$,则 $K = \mu$。将以上数据代入式(2.3.13)、式(2.3.14),则有

$$f(\mu) = 40(1 - P_K) - 5\mu \tag{2.3.15}$$

$$f'(\mu) = -40 P'_K - 5 = 0 \tag{2.3.16}$$

图 2-4 显示了 $f'(\mu)$ 的函数曲线,在图中 $f'(\mu) = 0$ 的点有两个,其中一个接近 0,舍弃。另外一个,使用 MATLAB 求解方程,得到 $\mu^* \approx 4.26$。将其代入式(2.3.15),求得 $f(\mu) = 12.0792$。根据前文分析,此处 $K = \mu = 4.26$,即在患者最大容忍等待时间为 1h 时,医院能提供的预约号数为 5(4.26 向上取整数)个,由此推算,一天按照 8h 工作时间算,则能提供最大服务为 $5 \times 8 = 40$ 个预约号。

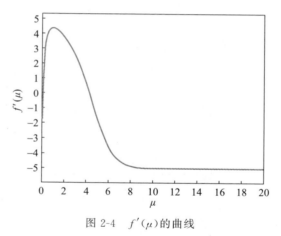

图 2-4 $f'(\mu)$ 的曲线

2.3.5 管理启示

医疗服务需求的持续增长给各级医疗机构带来了挑战。虽然目前我国已经建立了各级医疗机构,并布局到村、镇等,尽量接近居民生活地,但由于医疗资源的级别、医疗水平、患者对医疗机构的看法和对自身病情估计等因素影响,导致患者大量涌入大城市的三级甲等医院,使得这些医院不堪重负,而二级及以下医疗机构门可罗雀。在这样的背景下,研究患者在专家门诊预约中行为决

策的特征对制定医疗分诊策略变得非常具有实际意义。本部分首先对患者预约排队行为进行分析,发现患者对病情的估计和对医疗服务的期望质量判断是两个影响患者决策的重要因素;接着,分别对影响患者行为决策的主要因素进行分析,修改了服务质量模型,增加了口碑因子,以往的行为决策模型只包含服务质量和排队成本因素,在此基础上,增加焦虑程度因素,构建了包含医疗服务质量、排队成本和焦虑程度的服务价值函数分析患者行为模式,建立患者预约行为决策模型,并分析医院的应对策略。最后设计了两个算例,分别验证模型的可行性。算例 1 假设已知患者当前的病情估计值和焦虑程度价值系数,可以通过模型推算其期望看诊专家的级别以及他的最长容忍排队时间;算例 2 在患者最长容忍时间已知情况下进一步预测医院应该设置的号源数。

根据以上研究,给医院提出以下管理建议:

(1)医院可以设置最短看诊时间,以保证医院的利益和患者的满意度;

(2)每个科室可以统计和计算患者的最长容忍时间和最长容忍队长,及时调整专家数和专家看诊数量,以提高患者的满意度;

(3)专家号源数固定的科室或专家可以根据最优服务率调整患者看诊时间;

(4)专家号源数可变的科室,设置合理的专家号源数以充分利用专家资源,同时达到患者分流的目的。

患者选择医疗服务机构和医生时影响其决策主要因素是病情及其带来的焦虑心理,本部分针对这些因素进行讨论,研究专家门诊预约中患者的行为决策,并建立模型,提出求解方法。但这只是一个开始,患者行为对门诊管理的影响这个领域还存在许多问题值得探索:

一方面,患者行为决策受到许多复杂因素的影响,需要搜集大量数据进行更进一步地挖掘和分析;另一方面,基于患者的择医行为研究如何设置合理的医疗分诊机制。

2.4　门诊服务调度问题

2.4.1　相关研究概述

作为"看病难"最突出的部门,其服务质量直接决定着医院的服务水平,门诊资源的利用效率直接影响着后续部门的运作效率。为了保障门诊医疗活动能高效地开展,门诊服务管理需要将多种资源进行合理的调度,以满足不断涌入的患者需求。门诊服务管理中面临多种随机因素,包括不同病症的患者、患者不同行为、医生不同行为等,从而使得门诊调度变得非常复杂。

　　随着互联网技术的迅速发展和国家对"看病难"问题的重视,出台了一系列政策,门诊预约服务在全国各地得到了广泛的推行并逐渐完善,预约挂号服务已经成为医院提高门诊资源利用效率、解决门诊服务难题的重要切入点,门诊预约调度也成为医疗运作管理的一个研究热点。目前门诊预约调度研究主要从以下几个角度切入:

1. 服务时间不确定

　　实际操作中,由于患者服务时间的随机性,会导致预先为患者分配的服务时间与患者实际接受的服务时间不一致。服务时间的不确定性不仅增加了门诊预约调度难度,也在一定程度上影响了门诊的服务质量和资源的利用效率。

　　Wang[36]指出当患者服务时间为独立同分布的指数变量时,其最优预约时间间隔服从先增加并维持在一个较高水平然后逐渐递减的穹顶形(又称为dome 型)模式;Denton 和 Gupta[37]基于两阶段动态线性规划模型求解门诊预约中患者的最优时间间隔,并证明了 dome 型预约规则会大幅提高门诊服务效率;Begen 和 Queyranne[38]假设服务时间的联合离散概率分布已知且服务时间是相关的,得出了最优的门诊调度策略;Denton 等[39]指出当存在两种不同类型的患者且服务时间独立时,按照服务时间方差递增的服务次序最优。

　　王珊珊等[40]考虑了门诊服务中不确定服务时间,基于服务时间联合概率分布的支撑集和矩等部分信息,并利用平均绝对偏差刻画服务时间的相关性,使最坏情况下期望等待成本和加班成本最小化,建立了分布式鲁棒优化门诊预约调度和排程模型。张文思等[41]考虑随机服务时间与行为特征互不相同的异质患者,建立了随机混合整数规划模型,设计了启发式算法对多个患者预约方案和服务顺序同时进行优化。

2. 考虑患者特征

　　在实际的门诊预约中,提前预约的患者可能因为各种原因在就诊当天没有前往医院接受服务,即发生患者爽约(No-show)。Cayirli 等[42]称具有不同爽约率、治疗时间不同的患者为异质(heterogeneous)患者。Ho 和 Lau[43]研究了患者爽约率、服务时间变动系数和单位服务时间患者数量三个变量对预约调度规则的影响;Liu 等[44]基于排队论模型,研究患者爽约率与预约-服务时间间隔的相关关系,设计了相应的超订机制。Zacharias 和 Pinedo[45]研究了爽约率和等待时间成本不同的异质患者的预约调度准则,Lee 等[46]基于两类患者期望服务时间和爽约率的不同,设计了固定到达时间间隔的门诊预约调度方法。范喧竺等[47]分析了门诊患者的偏好行为模式(就诊时间的偏好和不同类型门诊服务的偏好)和患者等待期的有限耐心行为模式,采用预算分配多目标计算和遗传算法相结合的仿真优化算法,得到了两类医生(专家门诊和普通门诊)的患者联合调度方案。苏惠荞等[48]考虑患者和医生的异质性、患者到达和服务过程的不确定性,以最小化等待时间和延迟惩罚为目标,解决在线随机调度问题,采用马尔可夫决策过程,提出了一种求解算法。

2.4.2 问题描述与分析

在门诊调度中考虑患者对时间段的选择和不同类型医生资源的选择,包含了非预约患者的到达和复杂的患者流带来的不确定的服务时间,构建的问题是NP 难的。

我国目前大部分医院设置专家门诊和普通门诊,在挂号时,大部分患者选择专家门诊,尽管专家门诊的平均等待时间要长一些[46]。而当患者发现等待时间太长不耐烦时,又退号重新挂号,进入新的队列,这样导致患者在队列中无效流动,带来低效率和患者的低满意度。

门诊每天接待的患者及其行为具有异质特征,同时医生也是有差异的,已有的成果主要围绕以下几个方面的特征展开研究:

(1)服务时间的不同(不确定或随机性);

(2)患者的爽约行为,部分研究学者考虑随机服务时间和患者爽约行为建立模型并找到求解方法[41];

(3)患者对时间段的偏好、对不同级别医生的偏好行为。

这一类型的研究主要针对患者的不同(如病症的复杂程度,对不同级别医生的偏好等)和医生的不同(如专家门诊和普通门诊,或高级医生和初级医生等)的特征,将其纳入门诊调度方案中。

一种方法是将医生分为:初级医生和高级医生两类,将患者分为正常患者和复杂患者两类。患者有两种选择:一是患者可以自由选择他们喜欢的医生,大多患者会选择高级医生;二是让系统将他们分配给任何医生,一般系统会把患者分配给等待时间最短的医生。这两种策略都会带来资源浪费或资源不足。在研究中考虑两个方面成本:等待成本和延期成本,描述患者的到达过程和医生服务过程,通过实验可以证明患者到达过程服从泊松分布,医生服务时间服从指数分布。苏惠荞等[48]考虑患者对初级医生和高级医生选择偏好的在线调度问题,讨论三种策略:患者自由选择他们喜欢的医生,称为自由选择策略;系统将患者分配给等待时间最短的医生,称为短视策略;采用马尔可夫决策过程(Markov decision process,MDP)代替传统的机器调度理论和仿真方法,并设计了策略迭代算法(PI 算法)求解该模型,称为 MDP 策略。

另外,患者对不同就诊时间段和不同职称的医生有明显的偏好——更多的患者愿意选择专家门诊而非普通门诊,导致选择专家门诊的患者平均等待时间比选择普通门诊的患者长,等待时间不均导致部分患者不耐烦退出队列重新选择医生,甚至放弃继续排队,离开医院。部分患者退出队列,不仅浪费了门诊挂号资源,也意味着患者无法在有效时间内就医。范喧竹等[47]考虑患者对专家门诊和普通门诊选择偏好及排队等待的耐心,采用数据驱动的离散事件模拟(discrete events simulation,DES)方法来模拟门诊场景,进行仿真优化和多目标优化,实现了专家门诊和普通门诊之间的帕累托(Pareto)最优联合容量规划和预约调度。

因此,考虑患者的非均衡选择行为、合理配置门诊资源、提高门诊服务效率、减少患者的不满意是门诊调度的重要问题。以下着重介绍基于 MDP 的在线调度方法和基于多目标优化的调度方法。

2.4.3 基于 MDP 的在线调度方法[48]

1. 模型建立

从某三级甲等医院妇科电子病历系统获得 2015 年 10 月到 2016 年 9 月一年的就诊记录 8 万多条,包含时间段内每次访问的注册时间和服务开始时间。经过检验,确定患者到达过程遵循泊松分布,服务时间比较接近指数分布。

符号说明:

D_J:初级医生;D_S:高级医生;

P_G:普通患者;P_C:复杂患者;

n_J 表示等待医生 D_J 的患者数;

n_S 表示等待医生 D_S 的患者数;

$\bar{n}_J$ 表示 n_J 的边界;

$\bar{n}_S$ 表示 n_S 的边界;

S 表示状态集,其中 $S=\{(n_J,n_S)\,|\,0\leqslant n_J\leqslant\bar{n}_J,0\leqslant n_S\leqslant\bar{n}_S\}$;

$p(s_i,s_j\,|\,a(s_i))$ 为给定当前状态 s_i 的下一状态为 s_j 的概率;

$\boldsymbol{P}(a)=\{p(s_i,s_j\,|\,a(s_i))\}$ 对于所有 $s_i,s_j\in S$ 为策略 a 下的转移矩阵;

$\tau(s\,|\,a)$ 表示在策略 a 下从一个状态 s 到另一状态的期望时间间隔。

采用 MDP 解决该调度问题,首先定义 5 个关键元素:

(1)决策时期:当普通患者 P_G 来服务时就要做出决策。由于患者到达时间是一个泊松过程,因此决策时间点不是固定的,这意味着 MDP 模型是一个连续时间的 MDP 模型。

(2)状态:MDP 模型中的状态(用 $s\in S$ 表示)是指系统中的患者数。用 $n_J(n_S)$

表示等待医生 $D_J(D_S)$ 的患者数，$s=(n_J,n_S)$。$n_J(n_S)$ 的边界定义为系统的能力，用 $\bar{n}_J(\bar{n}_S)$ 表示，从而状态集 $S=\{(n_J,n_S)|0\leqslant n_J\leqslant\bar{n}_J,0\leqslant n_S\leqslant\bar{n}_S\}$。

（3）行为：在每个决策时段，一个行为可以决定一个普通患者 P_G 分配给 D_S 与否。$a=\{a(s|s\in S)\}$ 表示一个随机策略，映射每个状态到行为的分布，即，$a(s)$ 是在状态 s 下 P_G 分配给 D_S 的可能性。用 A 表示所有可能策略的集合，即 $A=[0,1]^{|S|}$。

（4）转移概率：每当患者加入系统或在服务结束后离开时，状态 s 改变。改变状态 s 的转移取决于发生的事件。设 $p(s_i,s_j|a(s_i))$ 为给定当前状态 s_i 的下一状态为 s_j 的概率。将策略 a 下的转移矩阵表示为 $P(a)=\{p(s_i,s_j|a(s_i))$ 对于所有 $s_i,s_j\in S\}$。

（5）成本：与状态 $s=(n_J,n_S)$ 相关的成本由两部分构成。一个是患者的等待成本，等待服务的患者数是 $(n_G-1)^+ + (n_S-1)^+$，他们一直等到状态改变。用 $\tau(s|a)$ 表示在策略 a 下从一个状态 s 到另一状态的期望时间间隔。$((n_G-1)^+ + (n_S-1)^+)\times\tau(s|a)$ 是状态 s 下的期望等待时间。另一个是由于患者延期带来的惩罚成本。在边界状态，根据政策，即将到来的患者可以推迟到第二天。$\rho(s|a)$ 表示在策略 a 下状态 s 时推迟一个患者的可能性。策略 a 下状态 s 时总成本为 $f(s|a)=((n_G-1)^+ + (n_S-1)^+)\times\tau(s|a)+h(\rho(s|a))$，单位等待成本规范化后为 1，$h(\cdot)$ 为延迟成本函数。$f(a)$ 是 $f(s|a)$ 的矢量。

令 $\pi(a)=\{\pi(s|a)$ 对所有 $s\in S\}$ 为策略 a 下的稳定状态概率。可以使用如下公式计算：

$$\pi(a)P(a)=\pi(a) \tag{2.4.1}$$

使用 $\pi(a)P(a)$ 作为策略 a 下的期望平均成本 $\eta(a)$，因为 MDP 是遍历的。目标是要找到策略 a^*，从而最小化期望总成本 $\eta(a^*)$，即

$$\min_{a\in A}\pi(a)f(a)$$

$$\text{s.t.} \quad \pi(a)P(a)=\pi(a) \tag{P}$$

用 $g(s|a)$ 表示策略 a 下的状态 s 的潜在性，定义为

$$g(s|a)=f(s|a)-\eta(a)+\sum_{s'\in S}p(s,s'|a(s))g(s'|a) \tag{2.4.2}$$

$g(s|a)$ 可以表示为对于期望平均成本的 s 状态的长期"潜在性"贡献。特别地，$f(s|a)-\eta(a)$ 是当前状态 s 的下一步贡献，$\sum_{s'\in S}p(s,s'|a(s))g(s'|a)$ 是下一状态的期望长期"潜在性"贡献。式（2.4.2）的矩阵形式就是泊松公式：

$$(I-P(a))g(a)+\eta(a)e=f(a) \tag{2.4.3}$$

这里 I 和 P 是相同维度的识别矩阵，e 和 f 是相同维度的单元矢量。

因为"潜在性"是一个相对值，无法从公式获得一个唯一的 $g(a)$，需要通过

设置 $\pi(a)g(a)=\eta(a)$ 进行规范化。将有

$$(I-P(a)+e\pi(a))g(a)=f(a) \tag{2.4.4}$$

策略迭代算法

问题(P)的策略迭代算法(PI算法)步骤如下：

输入：MDP模型

输出：一个优化策略 a^*

初始化：猜测一个初始策略 a_0，设置 $k=0$；

While 未达到最优 do

    ① 在策略 a_k 下计算转移概率 $P(a_k)$；

    ② 采用式(2.4.1)求解对应稳定状态概率 $\pi(a_k)$；

    ③ 通过泊松公式(2.4.4)获得潜在性 $g(a_k)$；

    ④ 求解 $\min\limits_{a\in A}\{P(a)g(a_k)+f(a)\}$，用 a_{k+1} 表示解；

    If $a_{k+1}=a_k$ then

        获得最优解；

        $a^*:=a_{k+1}$；

        返回 a^*；

    Else

    $k:=k+1$

    End

End

2. 算例

患者自己选择医生的策略(自由选择策略)描述如下：

$$a(s)=\begin{cases}1, & n_S<\bar{n}_S\\0, & n_S=\bar{n}_S\end{cases} \tag{2.4.5}$$

由系统分配患者到医生处(短视策略)描述如下：

$$a(s)=\begin{cases}1, & n_S<n_J\\0, & n_S\geqslant n_J\end{cases} \tag{2.4.6}$$

我们对患者的到达和离开过程进行了仿真。通过使用相同的随机数发生器种子来保证公平性。模拟时段为8h，在这8h内，记录每个患者的等待时间，统计服务患者和延迟患者的数量。以每位患者的平均等候时间和延迟患者的数目作为评估标准。为了消除可变性的影响，对于每个参数设置，进行100次模拟并取平均值。两种类型患者的到达率范围为每秒 $0.0001\sim0.0028$，步长为 0.0003。在相同的步长下，服务率的范围为 $0.0007\sim0.0034$。使用系数在

5400～21 600 的线性函数来表示延迟成本 $h(\cdot)$。系数是单位延期成本。例如,系数 5400 意味着推迟一名患者的费用与让一名患者等待 5400s 的费用相同。

复杂患者到达率 λ_C 变化对患者等待时间的影响:当 λ_C 较高时,系统中的患者等待的时间较长,自由选择策略的性能总是最差的;当 λ_C 很小时,短视策略和 MDP 策略将适当数量的普通患者分配给 D_S,自由选择策略分配更多,因此自由选择策略的性能更差。当有更多的复杂患者时,就很难依靠短视策略和 MDP 策略来改善系统。当 λ_C 较低时,短视策略与 MDP 策略的差异不显著,当 λ_C 相对较高时,MDP 策略仍优于短视策略。原因是 MDP 策略预期可能会有许多复杂的患者分配给 D_S。

复杂患者到达率 λ_C 变化对延迟患者数的影响:当 λ_C 越高时,系统延迟的患者越多。特别是当 λ_C 较大时,自由选择策略的性能较差。当 λ_C 较小时,短视策略和 MDP 策略延期患者的数量非常接近,而当 λ_C 较大时,短视策略延期患者的数量更多。当 λ_C 很小时,系统中很少有长队列,所有策略延迟患者都比较少。当 λ_C 变大时,MDP 策略将适当数量的普通患者分配给 D_S,因此使用 MDP 策略的延迟患者最少。

普通患者的到达率 λ_G 对平均等待时间的影响:随着 λ_G 的增大,短视策略和 MDP 策略患者在系统中的等待时间先减小后增大。当 λ_G 较小时,正常患者很少等待,因此等待费用大部分来自复杂患者。随着 λ_G 的增加,总等待时间并没有增加很多,但患者的数量却在增加。这就是为什么当 λ_G 稍微增加时,每个患者的平均等待时间更短。还可以看到,当 λ_G 较高时,自由选择策略的缺点更为显著,MDP 策略的性能优于短视策略。

普通患者的到达率 λ_G 对延迟患者数的影响:自由选择策略的结果是延期患者数增加,在这种策略下,只要 D_S 可用,普通患者总是去 D_S 那里,因此,普通患者越多,延迟患者越多。对于短视策略和 MDP 策略,当 λ_G 较小时,延迟患者数略有增加,当 λ_G 较大时,延迟患者数迅速增加。其原因是,当 λ_G 不太大时,这两种策略可以通过将一些普通患者分配给 D_S 来平衡工作量。然而,当 λ_G 较大时,由于系统已经过载,影响减弱。

服务率 μ 变化对平均等待时间的影响:当 μ 增大时,所有策略下的平均等待时间都减小,但自由选择策略的平均等待时间仍然最长。与短视策略和 MDP 策略相比,当 μ 较小时,MDP 策略的性能明显优于短视策略,μ 增加后,MDP 策略的优势减小了。

服务率 μ 变化对延迟患者数的影响:在所有策略下,服务率 μ 都会降低。与其他两种策略相比,随着服务率的增加,自由选择策略先增加后减小。当服务率太高时,无论如何分配正常的患者,很少有患者可以推迟;当服务率太低时,系统高度拥挤,因此所有策略都没有多大帮助。

延迟成本对平均等待时间和延迟患者数量的影响:随着延迟费用的增加,MDP 策略下患者的等待时间增加,而自由选择策略和短视策略下患者的等待时间保持稳定。自由选择策略和短视策略不考虑延迟成本,因此,延迟患者的数量没有变化,平均等待时间也没有变化。然而,延迟成本对 MDP 策略有很大的影响。当延迟成本较大时,因为服务的患者数增加带来更大的延迟成本,导致平均等待时间延长,MDP 策略会减少延迟患者数量。即使延迟成本很大,MDP 策略下的平均等待时间比其他两种策略要短得多。

虽然可以看到 MDP 策略在平均等待时间方面比短视策略有很大的改进,但不能说 MDP 策略总是更好,因为它在某些情况下会导致更多的延迟患者。与短视策略相比,MDP 策略在不增加延迟患者数量的前提下,减少了每位患者的平均等待时间,从而降低了总成本。

经验结果表明,在某些情况下,服务时间不是指数分布的。为了充分评估 MDP 策略的价值,实现了短视策略和服务时间确定的 MDP 策略。由于在服务时间呈指数增长的情况下,自由选择策略的性能最差,因此这里不考虑它。在 30 种不同的参数设置下进行了 100 次模拟,并进行配对测试,比较短视策略和 MDP 策略在每个患者平均等待时间、延迟患者数量和总费用方面的性能差异。总成本和待检验的假设与前文相同。即使在确定的服务时间下,MDP 策略在每个服务患者的平均等待时间和总成本方面也优于短视策略,而不会增加延迟患者的数量。因此,即使服务时间是确定的,MDP 策略也比短视策略具有更好的性能。

2.4.4　基于多目标优化的调度方法[47]

从某医院信息系统搜集获取门诊部 2016 年全年门诊数据,统计了 411 672 例患者的挂号时间、排队退出时间、开始就医时间、开始结算时间、处理时间等时间戳,其中 26 856 例患者未就诊就离开。对两类门诊的患者选择行为、平均等待时间等数据进行描述性统计分析,结果如表 2-2 所示。

表 2-2　描述统计分析和分布拟合[48]

对比项目	普通门诊	专家门诊
患者选择/%	37	63
平均等待时间/min	19.55	33.91
平均服务时间/min	4.01	4.84
服务时间分布	$0.5+\mathrm{LOGN}(2.56,2.67)$	$0.5+\mathrm{LOGN}(2.91,3.69)$
到达间隔分布	$-0.001+\mathrm{EXPO}(1.56)$	—

表 2-2 中数据显示选择专家门诊的比例明显比普通门诊要高,且平均等待时间要长得多,而平均服务时间虽然长一点,但仅多了 0.83min。同时,统计数据也发现专家门诊排队人数多,比较拥挤。同时放弃排队的患者数也在繁忙时段出现高峰。定义患者放弃前的等待时间为患者的等待耐心阈值,用 WPT(waiting patience threshold)表示。患者针对候诊室的拥挤程度和其他患者的平均候诊时间形成自己候诊时间的预期值,将同一时间段内其他患者在候诊室的平均等待时间定义为患者等待时间期望值 WTE(waiting time expectation)。

对于时间段 i,对应的患者等待耐心阈值为:$\mathrm{WPT}_i = \dfrac{\sum\limits_i 离开前的等待时间}{\sum\limits_i 离开的患者数}$,

患者等待时间期望值为:$\mathrm{WTE}_i = \dfrac{\sum\limits_i 服务前的等待时间}{\sum\limits_i 服务的患者数}$。等待时间期望值增加将使等待耐心阈值增加,可表示为

$$\frac{\partial \mathrm{WPT}_i}{\partial \mathrm{WTE}_i} > 0 \tag{2.4.7}$$

定义回归模型:

$$\mathrm{WPT}_i = \beta_0 + \beta_1 \times \mathrm{WTE}_i + \varepsilon_i \tag{2.4.8}$$

式中,ε_i 为平均零误差项。β_1 表示使用时间相对于荷载的弹性。$\beta_1 > 0$ 时表示患者通过增加等待耐心阈值对更长的等待时间期望值作出反应,从而支持公式(2.4.7)。根据回归方程,可以利用仿真模型中患者的实际平均等待时间估计患者的耐心阈值来判断其行为模式,患者放弃率可以作为衡量系统效率和患者满意度的定量评价指标。

1. 模型建立

使用 DES 工具 Arena 建立模拟模型,模型考虑了以下要素:门诊患者的比例和到达间隔分布、两个医生队列之间的基本患者流、患者对医生服务的选择(专家门诊和普通门诊)、患者等待的行为模式、不同类型医生的耐心和服务时间分布。模型按照以下流程进行模拟:

人数设置:假设平均每天有 1400 名患者,大多数患者都有预约,而其他患者则是当天到达的未预约患者。

在进入候诊室之前,患者被分为两组:

(1)预约患者,他们使用在线预约系统选择医生和预约时间。在到达诊所之前,他们有一定的概率会取消预约或爽约,其余预约的患者会准时到达门诊部,直接进入候诊室,不用再挂号。

（2）未预约而进入门诊部的患者，需在挂号窗口挂号，待选定医生有剩余容量时，方可进入候诊室。

如果医生排队等候的患者总数未达到等候室容量限制，两类患者进入等候室，按"先到先得"的顺序排队等候诊断。

进入候诊室后，患者会估计等待时间，并根据拥挤的情况调整耐心阈值。当等待时间超过患者的耐心阈值而他们不在队列的最前面时，患者将放弃在队列中等待。

当患者放弃排队等候时，有些患者选择直接离开医院。其余患者重新选择其他医生排队，重新登记，重新进入候诊室。

将模拟模型的关键绩效指标与实际数据进行比较，如接受普通门诊和专家门诊的患者的等待时间、放弃普通门诊或专家门诊队列的患者数量、医生的服务时间和利用率。表2-3表明，模拟结果与实际数据之间没有显著差异。

表 2-3 仿真模型验证[47]

对比项目	门诊类别	实际数据	平均模拟结果	错误率/%
等待时间	普通门诊	19.55min	21.12min	8.031
	专家门诊	33.91min	35.37min	4.306
服务时间	普通门诊	4.01min	4.11min	2.494
	专家门诊	4.84min	4.72min	-2.479
利用率	普通门诊	74.44%	71.58%	-3.842
	专家门诊	97.78%	99.70%	1.964
离开的患者	普通门诊	1.5人	1.6人	6.67
	专家门诊	5.67人	5.2人	-8.29
放弃治疗的患者	普通门诊	3.33人	3.1人	-6.9
	专家门诊	22人	22.8人	3.64

注：离开的患者和放弃的患者人数为一天中按每小时为时间槽统计的人数平均值。

为了获得门诊患者的调度方案，建立多目标函数，分别考虑专家门诊（EOS）和普通门诊（GOS）的加权资源利用率和未就诊患者数量及医院效益：

$$\max B_H = \mu_{EOS} U_{EOS}(S_{EOS}, S_{GOS}) + $$
$$\mu_{GOS} U_{GOS}(S_{EOS}, S_{GOS}) \tag{2.4.9}$$
$$\min N_{LWBS} = \varepsilon_r R(S_{EOS}, S_{GOS}) + \varepsilon_b B(S_{EOS}, S_{GOS}) + $$
$$\varepsilon_c C(S_{EOS}, S_{GOS}) \tag{2.4.10}$$

符号说明如下：

B_H：医院收益，两类医生在工作期间的有效服务时间百分比的加权平均数；

μ_{EOS}：一个专家门诊医生为医院创造的单位价值，用于表示医生的重要程度；

U_{EOS}：专家门诊医生有效服务时间百分比；

μ_{GOS}：一个普通门诊医生为医院创造的单位价值，用于表示医生的重要程度；

U_{GOS}：普通门诊医生有效服务时间百分比；

N_{LWBS}：不可见的离开（left without being seen）人数，包括被拒绝、错过和中途更换医生的患者人数总和；

R：被拒绝的患者人数；

B：错过就诊的患者人数；

C：中途更换医生的患者人数；

ε_r、ε_b 和 ε_c：分别表示被拒绝、错过和中途更换医生的患者不满意程度的权重参数；

S_{EOS}、S_{GOS}：是表示预约专家门诊和普通门诊服务的患者的联合调度方案的决策变量。

由于目标冲突，多目标优化问题往往没有满足所有优化目标的最优解，在这个问题中，由于绩效指标（目标）的真实分布以及其他信息的均值和方差分布都是未知的。通过反复模拟，利用观测样本来估计输出的真实分布，然后根据估计的分布计算相关参数。针对仿真计算量大的问题，引入预算分配多目标计算（multi-objective computing of budget allocation，MOCBA）算法来确定仿真副本的最优分配，使获得非占优帕累托集的概率最大，而计算量最小。引入遗传算法（genetic algorithm，GA）观测帕累托集的更新，直到满足终止条件，算法步骤如下：

步骤 1　初始化：设置迭代 $v=0$ 和 $N_1^v, N_2^v, \cdots, N_n^v=N_0$，构造观察帕累托集 $S_P^{obs}=\phi$，Gen g$=0$。

步骤 2　评估性能，并对每个设计观察到的帕累托集运行 N_0 次复制：计算 NDP_i 并更新观察的帕累托集，计算新的分配。对设计 $i=1,2,\cdots,n$ 按照确定总数 $\Delta=\min(\tau,\max(0,N_i^{v+1}-N_i^v))$ 提高模拟复制数，设置 $v=v+1$，如果观察的帕累托集没有提升，$v\geqslant v_{max}$，复制过程结束，否则，返回步骤 2。如果 $g\geqslant g_{max}$，优化过程结束。否则转步骤 3。

步骤 3　子代更新：通过观察的帕累托方案集，基于 NDP 对集合 $\Pi=$ SortPop($\cdot$)进行排序，并选择顶部项目作为父项集。设置染色体交叉率为 δ，根据变异概率 P_m 和多项式变异操作符 η 改变子代。更新子代 $x=$ PolyMutation(x,η,P_m)，设置 $g=g+1$，返回步骤 2。

2. 算例

算例包含三个实验:

实验一,通过比较相关算法的效率,验证算法的有效性;

实验二,提出优化调度方案,通过对优化前后系统性能指标的比较,证明提出的优化决策支持框架能够显著提高系统关键指标的性能;

实验三,对关键参数进行实验分析,为医疗管理机构提供政策建议。

以下分别介绍三个实验过程:

1)验证算法有效性

首先随机产生第一代解集,包括 50 个可行的调度方案,然后分别用 MOCBA 和统一计算预算分配(uniform computing budget allocation,UCBA)对其进行优化和迭代,并比较了两种算法运行中的两种错误类型:Ⅰ型错误和Ⅱ型错误。考虑到有限的仿真预算,设定了最大的仿真复制次数,并在 MOCBA 和 UCBA 中估计了 500 次优化复制的Ⅰ型误差和Ⅱ型误差。在 UCBA 中,300 次重复后,两种类型的估计误差分别为 0.175 和 0.214;在 MOCBA 中,300 次重复后,两种类型的估计误差分别为 0.105 和 0.123。与 UCBA 相比,MOCBA 在相同的计算预算内,大大提高了迭代过程的精度。

2)提出优化调度方案

从帕累托前沿解集中选取一组作为推荐的调度方案。预约患者的排程安排,在考虑到许多实际情况时,如患者的不耐烦和等待过程中的放弃行为等,和前文研究及以往文献中提到的标准的穹顶模型有所差异。当考虑到在等待过程中放弃的患者和临时增加患者时,调度方案可以采用时段过剩和不足的交替模式。为了避免预约患者过于偏向专家门诊,预约方案中尽量增加普通门诊的比例。

表 2-4 根据两类门诊的四个绩效指标,将推荐的调度方案与当前方案进行比较。表中还说明了两种医生联合调度方案带来的显著改进。除专家门诊患者的利用率外,其他绩效指标也有所提高,其中普通门诊的利用率没有大幅度降低,专家门诊医生的利用率显著提高,同时专家门诊患者的 N_{LWBS} 也显著降低,说明专家门诊和普通门诊之间,患者排班更加均衡,同时系统的整体效率得到显著提高。

表 2-4 优化方案与基础方案比较[47]

对象	基础方案	建议方案	提高比例/%
使用专家门诊	99.76%	98.53%	−1.23
使用普通门诊	71.07%	95.32%	34.12

续表

对象	基础方案	建议方案	提高比例/%
N_{LWBS}-普通门诊	7.36 人	5.24 人	28.80
N_{LWBS}-专家门诊	27.15 人	14.38 人	47.03

3）参数分析

对门诊系统中的关键参数,如患者对医生的偏好概率、患者的等待耐心容忍度参数、患者对医生参数变化的接受度等进行模拟实验分析,通过对这些关键参数的分析测试,可以总结出对门诊医疗管理的启示和建议。

（1）患者偏好医生的概率:随着患者对医生偏好概率的增加,在现有的参数配置下,系统的性能会变差。这是因为患者对这两类门诊服务的偏好差异较大,意味着这两类资源无法整合利用的可能性较大,而相应的服务效率和资源利用率较低。

（2）患者接受改变医生参数:随着患者更换医生资源的时间成本增加,系统性能显著提高,表明当两种资源之间的"共享壁垒"被打破时,门诊的医疗资源可以更加灵活。共享使得在一个资源拥挤时使用另一个资源变得容易。

2.4.5　管理启示

考虑服务时间的不确定性时,将患者分为初诊患者和复诊患者两种类型,当门诊的服务次序固定时,同种类型患者的预约服务时长总体呈现出递减的趋势,最优的服务次序与医生、患者的相对时间成本和服务时间的相关程度有关。医院管理者可根据实际情况,按照以下原则选择最优的门诊预约服务次序:

当相对时间成本适中、相关性较强时,一般将复诊患者安排在序列的前面和后面,复诊患者的平均服务时间较短,所以复诊患者的预约服务时长一般也比初诊患者的预约服务时长短,此时的最优预约服务时长呈现先增后减的趋势。

当相对时间成本较高或服务时间相关程度较大时,应适当增大序列后面的患者预约服务时长,减小序列前面的患者预约服务时长。

在排程模型中,不考虑服务时间相关性的平均成本要高于考虑服务时间相关性的平均成本。

当患者服务时间为独立同分布的随机变量时,分配给患者的服务时间呈现先增加并维持在一个较高水平,后逐渐减少的"穹顶"形,即给较早接受服务的患者和最后接受服务的患者预留较短的服务时间,而给服务顺序处于队列中间的患者预留较长的服务时间；当患者服务时间分布互不相同时，与基于样本均值近似方法的结果相比，启发式算法在求解效率和计算时间上都具有一定的优越性。

当患者等待时间成本较低时，根据数值结果，系统会为队列中间的患者安排较长的预约时间间隔，若当前患者在下一个患者到达前结束服务，则会产生医生空闲时间。由于医疗服务过程中，医生空闲往往伴随着设备空转、医疗资源闲置等，空闲时间成本往往较高，实际应用中，医院可考虑在医生服务能力范围内，安排部分当天到达的患者接受服务，以减少医疗资源的闲置；同时，为预约患者赋予较高的优先权，防止预约患者因等待时间过长而造成满意度下降。在对患者的服务顺序进行决策时，需要权衡患者等待时间成本和随机服务波动性对系统的影响，将服务时间波动较小、等待时间成本较高的患者指派至等待队列的前面接受服务，将服务时间波动性大且等待时间成本较小的患者安排在后面接受服务，以最小化由于患者服务时间的波动性对系统造成的影响，并减少预约调度系统总成本。

考虑患者对不同医生的偏好和医生之间的差异，医院在门诊资源调配时可以从以下几个方面进行优化：

第一，投资建立调度中心。分析表明，让患者自由选择策略的性能并不好，缺乏调度中心会导致患者等待时间变长，延迟患者数量变多。系统分配患者就诊策略能显著改善整个过程，使用调度策略所节省的成本远远超过了建立调度中心的成本。

第二，当系统不忙或服务时间较短时，资源（医生的可用时间）相对足够，能服务所有患者，因此系统分配患者就诊策略（短视策略）和 MDP 策略的绩效非常接近。然而，短视策略下，开发新的信息系统和培训员工需要花费时间和金钱，其价值却并不显著，因此在这种情况下实施"短视策略"是合适的。

第三，在发展中国家卫生保健资源不足，门诊部总是很忙，工作量很大。基于以上分析，预期系统繁忙时，短视策略的性能与 MDP 策略的性能相差较远。这意味着需仔细设计调度策略，以实现整个系统的良好性能。MDP 策略在理论上是稳态下的最优策略，在仿真研究中，MDP 策略在各种情况下都显示出很大的优势。

通过分析门诊中专家门诊和普通门诊两类医生资源使用的不均衡性，发现患者对医生资源和治疗时间的偏好导致门诊服务效率低下。在考虑患者偏好的基础上，为患者安排预约可以改善门诊患者的状况。

医疗管理部门不应过分强调专家门诊和普通门诊两种医疗资源的区别，根据患者的需求进行分诊。患者在病情不严重时,应主动选择普通门诊,同时应引导患者合理选择专家门诊,可显著提高门诊服务效率。

对于具有多种不同资源的服务系统,降低服务提供者对不同资源的偏好可以有效提高系统效率,而打破不同资源之间的共享壁垒可以进一步提高系统的服务效率。建议医疗管理部门完善门诊变更服务流程,简化医生资源共享流程,并加强对重新选择医生的指导,以便在不占用额外门诊资源的情况下,更容易安排两种资源之间不平衡的候诊患者。

2.5　小结

本章对门诊服务管理与优化问题进行了探讨,首先介绍门诊管理基本内容,梳理门诊管理流程,整理出门诊管理关键问题包括门诊预约问题、门诊流程优化问题、考虑患者行为的门诊资源配置和门诊服务调度等。

针对专家门诊预约管理,考虑患者和医生的偏好,采用匹配理论建立模型并提出求解方法,同时对专家门诊预约流程提出改进方案。研究表明:均衡匹配算法得到的匹配结果能较好地平衡专家特长与患者选择专家意向性,提高双方的满意度。

分析患者在门诊预约或挂号时的行为模式,考虑患者在择医时焦虑程度、对专家门诊服务质量期望值和医生的口碑等因素,建立服务质量模型,分析患者的就医成本,基于排队论建立患者择医行为决策模型,以此为基础给医院提出应对策略,即如何设置最优服务率和号源数,帮助医院实现门诊资源配置优化,并为实现患者有效分流提供一个途径。

门诊患者调度是一个非常复杂的问题,需要考虑患者接受服务时间的不确定性、患者的异质性、患者对不同级别医生和不同时间段的偏好等问题,针对以上问题分别介绍最新的研究成果,包括以下两个方面:

(1)针对服务时间不确定情形建立门诊预约调度模型,第一步根据不同类型患者的随机服务时间,确定最优的预约服务次序;第二步在门诊排程固定的前提下,确定患者最优的预约服务时长。

(2)考虑患者对不同级别医生和不同时间段的偏好,采用仿真的方法模拟门诊患者到达和医生服务过程,使用 MDP 或多目标优化建模方法探索调度方案。

以上方法均能从不同角度对门诊患者调度问题建立数学模型,并就算法进行讨论,以期能够降低患者等待成本,提高医院资源利用率,为门诊服务管理优化提供可供参考的解决方案。

参考文献

[1] BAILEY N. Study of queues and appointment systems in hospital outpatient departments with special reference to waiting-time[J]. Journal of the Royal Statistical Society, 1952, 14(2):185-199.

[2] MANLOVE D F. Algorithmics of matching under preferences[M]. Singapore: World Scientific Publishing Co Pte Ltd. , 2013.

[3] CAYIRLI T, VERAL E. Outpatient scheduling in health care: a review of literature [J]. Production & Operations Management, 2010, 12(4): 519-549.

[4] GUPTA D, DENTON B. Appointment scheduling in health care: challenges and opportunities[J]. IIE transactions, 2008, 40(9): 800-819.

[5] WELCH J D, NORMAN T J, BAILEY M A. Appointment systems in hospital outpatient departments[J]. The Lancet, 1952, 259(6718): 1105-1108.

[6] KAANDORP G C, KOOLE G. Optimal outpatient appointment scheduling[J]. Health Care Management Science, 2007,10(3): 217-229.

[7] FELDMAN Z, MANDELBAUM A, MASSEY W A, et al. Staffing of time-varying queues to achieve time-stable performance[J]. Management Science, 2008, 54(2): 324-338.

[8] MOORE C G, WILSON-WITHERSPOON P, PROBST J C. Time and money: effects of no-shows at a family practice residency clinic[J]. Family Medicine, 2001, 33(7): 522-527.

[9] GUPTA D, WANG L. Revenue management for a primary-care clinic in the presence of patient choice[J]. Operation Research, 2008, 56(3): 576-592.

[10] KLASSEN K J, ROHLEDER T R. Scheduling outpatient appointment in a dynamic environment[J]. Journal of Operation Management, 1996, 14(2): 83-101.

[11] KIM S, GIACHETTI R E. A stochastic mathematical appointment overbooking model for healthcare providers to improve profits[J]. IEEE Transactions on Systems Man, and Cybernetics-Part A: Systems and Humans, 2006, 36(6): 1211-1219.

[12] LAGANGA L R, LAWRENCE S R. Clinic overbooking to improve patient access and increase provider productivity[J]. Decision Science, 2010, 38(2): 251-276.

[13] ZENG B, TURKCAN A, LIN J, et al. Clinic scheduling models with overbooking for patients with heterogeneous no-show probabilities[J]. Annual Operation Research, 2010, 178(78): 121-144.

[14] RISING E J, BARON R, AVERILL B. A system analysis of a university health service outpatient clinic[J]. Operations Research, 1973, 21(5): 1030-1047.

[15] COX T F, BIRCHALL J P, WONG H. Optimizing the queuing system for an ear, nose and throat outpatient clinic[J]. Journal of Applied Statistics, 1985, 12(2): 113-126.

[16] CHUN P Y, BIN D S, HU C W. Measuring the efficiency of the outpatient process with queuing theory model[J]. China Journal of Hosp Admin, 2005, 12: 806-809.

[17] ZHONG L W, BAI Y Q. Equivalence of two-sided stable matching[J]. Journal of Combinatorial Optimization, 2018, 36(4): 1380-1387.

[18] FEDER T. Stable networks and product graphs[M]. Boston: American Mathematical Society, 1995.

[19] 朱恒鹏. 建立分级诊疗体系缓解医患矛盾冲突[N]. 中国医药报, 2014-03-24(6).

[20] 吕键. 论深化医改进程中分级诊疗体系的完善[J]. 中国医院管理, 2014, 34(6):1-3.

[21] 王克. "分级诊疗", 一个美丽的神话? [J]. 决策探索, 2014(4): 61-63.

[22] 张春瑜, 李天庆. 大型综合性医院患者就医行为影响因素分析[J]. 卫生经济研究, 2009(10):32-33.

[23] ADAMS E K, WRIGHT G E. Hospital choice of Medicare beneficiaries in a rural markets: why not the closest? [J]. The Journal of Rural Health, 2010, 7(2): 134-152.

[24] BRONSTEIN J M, MORRISEY M. Bypassing rural hospitals for obstetric care[J]. Journal of Health Politics, Policy & Law, 1991, 16(1): 87-118.

[25] ALI M M. Patient choice of a hospital: implications for health policy and management [J]. International Journal of Health Care Quality Assurance, 2014, 2: 152-164.

[26] SMITH H, CURRIE C, CHAIWUTTISAK P, et al. Patient choice modeling: how do patients choose their hospitals? [J]. Health Care Management Science, 2017, 21(2): 1-10.

[27] WALTER B. Choice in the presence of experts: the role of general practitioners in patients' hospital choice[J]. Journal of Health Economics, 2018, 60: 98-117.

[28] 周华, 周水银. 基于顾客排队行为的专业服务等级的决策问题[J]. 中国管理科学, 2014, (22)2: 85-93.

[29] BANSAL H S, VOYER P A. Word-of-mouth processes within a services purchase decision context[J]. Journal of Service Research, 2000, 3(2): 166-177.

[30] 黄孝俊, 徐伟青. 口碑传播的基本研究取向[J]. 浙江大学学报(人文社会科学版), 2004, 34(1):125-132.

[31] 李林, 孙军华, 周章金. 基于复杂社会网络的服务质量口碑传播[J]. 系统工程, 2009, 27(6):1-7.

[32] ANAND K S, PAÇ M F, VEERARAGHAVAN S. Quality speed conundrum: trade-offs in customer-intensive services[J]. Management Science, 2011, 57(1): 40-56.

[33] ZEITHAML V A. Consumer perceptions of price, quality, and value: a means-end model and synthesis of evidence[J]. Journal of Marketing, 1988, 52(3): 2-22.

[34] GRONROOS C. Value-driven relational marketing: from products to recourses and competencies[J]. Journal of Marketing Management, 1997, 13(5): 407-419.

[35] 李娜, 贾博, 江志斌, 等. 考虑顾客体验的排队系统研究[J]. 工业工程与管理, 2012, 17(3):36-46.

[36] WANG P P. Static and dynamic scheduling of customer arrivals to a single-server system[J]. Naval Research Logistics, 1993, 40(3): 345-360.

[37] DENTON B, GUPTA D. A sequential bounding approach for optimal appointment scheduling[J]. IIE Transactions, 2003, 35(11): 1003-1016.

[38] BEGEN M A, QUEYRANNE M. Appointment scheduling with discrete random durations[J]. Mathematics of Operations Research, 2011, 36(2): 240-257.

[39] DENTON B, VIAPIANO J, VOGL A. Optimization of surgery sequencing and scheduling decisions under uncertainty[J]. Health Care Management Science, 2007, 10(1): 13-24.

[40] 王珊珊,李金林,彭春,等.不确定服务时间下分布式鲁棒门诊预约调度和排程[J].系统工程学报, 2019, 34(4): 566-576.

[41] 张文思,李金林,冉伦,等.随机服务时间下异质患者门诊预约调度优化[J].运筹与管理,2020,29(5):26-36.

[42] CAYIRLI T, EMRE V. Outpatient scheduling in health care: a review of literature [J]. Production and Operations Management, 2003, 12(4): 519-549.

[43] HO C J, LAU H S. Evaluating the impact of operating conditions on the performance of appointment scheduling rules in service systems [J]. European Journal of Operational Research, 1999, 112(3): 542-553.

[44] LIU N, ZIYA S, KULKARNI V G. Dynamic scheduling of outpatient appointments under patient no-shows and can-collations[J]. Manufacturing & Service Operations Management,2010, 12(2): 347-364.

[45] ZACHARIAS C, PINEDO M. Appointment scheduling with no-shows and overbooking[J]. Production and Operations Management, 2014, 23(5): 788-801.

[46] LEE S J, HEIM G R, SRISKANDARAJAH C, et al. Outpatient appointment block scheduling under patient heterogeneity and patient no-shows [J]. Production and Operations Management, 2018, 27(1): 28-48.

[47] FAN X Z, TANG J F, YAN C J, et al. Outpatient appointment scheduling problem considering patient selection behavior: data modeling and simulation optimization[J]. Journal of Combinatorial Optimization, 2021, 42(1): 677-699.

[48] SU H Q, WAN G H, WANG S. Online scheduling for outpatient services with heterogeneous patients and physicians [J]. Journal of Combinatorial Optimization, 2019, 37(1): 123-149.

第3章 急诊管理与优化

3.1 急诊管理概述

3.1.1 急诊管理基本内容

急诊医学科(室)或急诊医学中心是医院中重症患者最集中、病种最多、抢救和管理任务最重的科室,是所有急诊患者入院治疗的必经之路。

综合医院急诊设有全科、内、外、妇、儿、五官、发热、腹泻等专科诊室。因此,急诊科的工作可以说是医院总体工作的缩影,直接反映了医院的急救医疗、护理工作质量和人员素质水平。

急诊管理基本内容包括:接收紧急就诊的各种患者;接收院外救护转送的伤病患者;负责对急诊和院外转送到急诊科的危重患者进行抢救;承担灾害、事故的急救工作;开展急救护理的科研和培训;建立健全急诊人员的岗位职责、规章制度和技术操作规范,培训急诊医生和护士;开展急症伤病机制、诊断、治疗、护理方面的研究,提高急诊服务质量,研究急诊质量监控。

3.1.2 急诊管理流程

1. 一般急诊诊疗程序

一般急诊诊疗程序如下:

(1)挂急诊号的一般急诊患者,由分诊护士按内、外科分诊就诊。

(2)如患者多,候诊时间较长,应及时报告科主任并安排增加急诊医师。

(3)一般急诊诊疗结束后,值班医师完成急诊病历并记载注意事项,该病历交由患者保管,并在就诊登记本上记录。

(4)凡不具备收入院条件,也不能院外观察的患者均应收留观。

(5)急诊值班医师接诊到需要住院的患者时,完成必要的急诊检验检查。联系相关科室以便安排床位,及时开具住院证,优先安排住院。

图 3-1 所示是急诊科工作流程:

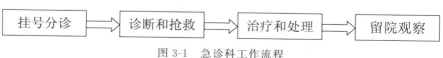

图 3-1　急诊科工作流程

2. 急危重症救治优先程序

为了保证急危重症患者抢救工作的及时、准确、有效,急诊中心开设并实施绿色生命安全通道,即"急救绿色通道"——对急危重症患者一律实行优先抢救、优先检查和优先住院原则。

(1)急危重症患者应先抢救,后挂号、交费、办理有关手续。

(2)急危重症患者抢救时,参加抢救人员必须以极端负责的态度,争分夺秒地抢救患者。

(3)一般抢救由急诊科医师、值班护士负责实施;如遇重大抢救应由科主任组织领导,或由医务处负责组织协调有关科室参加。

(4)在抢救过程中应有专人负责记录,要求准确、清晰、扼要、完整,并注明执行时间,抢救结束后及时整理、归档。

(5)预检护士发现急危重症患者应及时安排进抢救室,并立即通知医师进行抢救。

(6)抢救过程中医护人员密切配合,严格执行查对制度。

(7)经抢救病情稳定后,如须收入病房,由指定的医师、护士和担架员护送。

3. 急诊手术流程

急诊手术是指病情紧急,经医生评估后认为需要在最短的时间内实施的手术,否则患者就有生命危险。

病房急诊手术由病房医疗组组长或科主任决定,急诊室患者由当天值班最高级别医生决定,并遵照《手术分级管理及审批制度》执行。

(1)急诊手术流程

治疗医生发现患者需要急诊手术应立即请示医疗组组长或当天值班级别最高医生,必要时应请示科主任。决定手术后,立即通知手术室、麻醉科。由急诊室尽快完成必要的术前检查、配血、术前准备。决定急诊手术后,主刀医师或第一助手应在急诊室详细向患者和/或家属说明病情、手术必要性、手术风险、替代治疗等情况,征得患者和/或家属签字同意。如患者因特殊原因(如昏迷)又无家属在身边,应报医务科或总值班审批。由手术医师、急诊科护士共同护送患者进入手术室。具体流程如图3-2所示。

(2)手术室急诊手术安排

为了保证急诊手术的及时安排,必须遵循以下原则:保留一间手术室为急诊手术专用,择期手术不得占用。同时有两台以上急诊手术,对于危及生命的

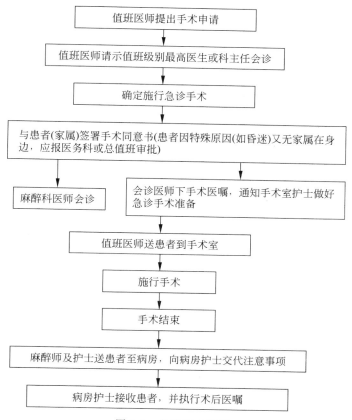

图 3-2 急诊手术流程

急诊手术,手术室应立即以最短的时间安排接台,由手术室护士长全权负责调配安排。非危及生命的急诊手术,手术室根据情况安排接台,原则上由手术室所属科室接台,患者等待手术时间不得超过 2h,急诊患者所属科室应在手术室安排手术台后半小时内将患者送至手术室。

3.1.3 急诊管理关键问题

急诊中心主要提供紧急医疗服务,因为面对的紧急情况比较多,所以经常出现拥堵和混乱的场景。医院在增加急诊医疗资源和优化资源配置的同时,还必须对管理方法和手段进行优化,以提高有限急诊医疗资源的效能,提高患者满意度。

急诊服务管理中主要涉及的问题包括两个方面:急诊患者调度问题和急诊手术调度问题。

1. 急诊患者调度问题

我国卫生部(2018年改为国家卫生健康委员会)在2012年9月发布的《医院急诊科规范化流程》中提出了急诊患者四级分诊标准:一级为濒危患者,需马上送至抢救室抢救;二级为危重患者,其病情有可能在短时间内进展至一级,或可能严重致残,应尽快处置及治疗,救治响应时间要求不超过10min;三级是急症患者,在短时间内没有危及生命或严重致残的征象,应在30min内安排患者就诊;四级是非急症患者,指患者目前没有急性发病症状,没有或仅有轻微不适,应在2h内安排患者就诊。到急诊中心的部分患者虽然症状较轻,但可能存在潜在的生命危险,及时安排诊治能大大降低患者死亡率和致残率。因此,如何通过急诊患者调度,实现急慢分诊、分级救治对于保障患者的生命安全、提高急诊服务质量至关重要。

急诊患者就诊时直接排队挂号,初诊、复诊患者(检查后再次回到诊室就诊的患者)就诊顺序不明确,拥堵造成患者等待时间长,所以首先要解决初诊患者和复诊患者的就诊顺序调度问题,一方面改善诊室就诊无序的现状,另一方面减少患者等待时间及急诊滞留人数。周鑫等[1]利用诊室资源再分配提高紧急患者响应度。邓业雯等[2]研究了初诊、复诊关键绩效指标、给出最优就诊顺序建议。Wen等[3]采用马尔可夫决策过程(MDP)模型研究半紧急患者的实时调度问题,目标是最小化患者等待时间。

2. 急诊手术调度问题

手术室调度同时存在择期手术(本书第5章将着重讨论择期手术调度问题)和急诊手术,需要统筹分配资源。由于急诊手术的随机性和突然性,管理者不能在他们到达之前将急诊手术纳入计划,增加了医疗系统调度的不确定性和难度。因此分析急诊手术的特点,重新优化手术排程和资源,对手术室应急管理有实践指导意义。

增加急诊手术,使得原有已安排好的择期手术不再是最优方案,如何统筹两种不同手术(择期与急诊)的排程和资源分配问题,既保证急诊病人能优先安排手术,又减少择期手术的调整,使资源能合理利用,是统筹优化的关键。

童海星等[4]在常规手术室排程优化问题基础上进一步考虑急诊手术特点,同时协调优化择期手术和急诊手术,以各类病人等待时间最短、关键资源利用率最高和同质资源利用率均衡为多目标决策,构建优化调度数学模型。王冰等[5]研究了有急诊手术的单手术台调度问题,将问题看作三台机器的无等待排列流车间调度问题,为了减少随机到达的急诊手术对已有择期手术计划进度的影响,同时提高效率和整个计划系统的稳定性,提出了一种预测反应式调度方法。刘清昭[6]提出了全周期应急手术室应急管理思路,研究了针对突发事件下医院手术室应急管理及优化调度。

以下分别介绍这两个问题的最新研究成果及应用。

3.2　急诊患者调度问题

3.2.1　相关研究概述

急诊患者调度主要是确定急诊医生的下一个就诊的患者类别。Saghafian 等[7]按照患者就诊后是否需要入院治疗,将患者分流后采用不同的收治策略,并综合运用解析模型与仿真模型对分流是否能改善急诊性能做了研究。Saghafian 等[8]综合急诊患者的病情紧急程度与诊疗所需资源的复杂程度,将患者分为四类,建立了 MDP 模型,并求解分析得出最优的诊疗顺序。进一步地,Huang 等[9]同时考虑初诊、复诊患者不同的紧急程度及初诊患者响应时间要求,建立了传统的交通拥堵模型,分析得到了初诊和复诊患者进入诊室顺序的最优控制策略。Wen 等[3]考虑到患者在系统内接受服务和等待服务产生的成本,提出了一种用于实时调度的 MDP 模型,通过阈值策略安排初诊、复诊患者的就诊顺序。基于 MDP 特征分析,提出启发式策略和动态规划策略(approximate dynamic programming,ADP),并通过算例和实际应用说明其有效性。周鑫等[1]利用 Anylogic 软件构建某三级甲等医院急诊部门仿真模型,使用 FCFS、EDT、WEDT、WEDTL、PF 等多种队列优先规则,提出通过二次分配医疗资源,为紧急患者设置“绿色通道”这一诊室资源再分配策略提高急诊对紧急患者的响应。邓业雯等[2]采用 Arena 建立仿真模型,对初诊患者和复诊患者就诊顺序进行仿真研究,仿真分析得出等待时间、滞留时间、系统人数等几个关键绩效,同时根据这几个关键绩效给出最优的就诊顺序调度策略。

以下主要介绍基于仿真的方法和 MDP 模型。

3.2.2　问题分析与描述

患者进入急诊科后就诊流程如图 3-1 所示。急诊患者的就诊流程一般分为预检分诊、诊室初诊、检查、诊室复诊、患者分流五步。根据就诊流程,急诊患者分为初诊患者、检查患者与复诊患者。由于急诊患者的检查一般安排在当天,一般讨论的复诊患者是指当天内拿到检查报告返回诊室的患者。患者到达急诊中心后,先在预检台进行预检和分诊,挂号后进入候诊区等待进入诊室。初诊后的患者有一部分需要进行复诊,这部分患者先进行各项检查:如拍 X 光片、

B超、各种检验化验。需要接受检查的患者,进入不同的检查项目进行排队等候。检查结束后返回候诊区等待进入诊室复诊,不需要进行复诊和已经结束复诊的患者可离开急诊中心。

邓业雯等[2]以上海某三甲综合医院 2014—2015 年急诊内科的数据为基础,将一天按照小时分为 24 个时间段,统计得出各个时间段内的平均到达率,然后,用 SPSS 统计软件对每个时间段的患者到达数量进行拟合,拟合结果表明,初诊患者的到达近似服从泊松分布。就诊人数呈现早晚高峰的现象,早高峰出现在 7:00—8:00,晚高峰出现在 19:00—21:00。用泊松分布拟合复诊到达,拟合结果显示,泊松分布能够较好地拟合大部分情况,但是在 8:00—9:00、9:00—10:00 这两个阶段误差较大。主要原因是:高峰期患者在检查、缴费、等待检查报告等环节滞留时间较长。将初诊患者的等待时间近似处理为:等待时间=接诊时间-挂号时间-5min,统计发现 7:00—8:00 的等待时间较长,这与该阶段较高的到达率有关。平均等待时间是指患者从进入急诊科(系统)到见到医生之前的等待时间平均值;调度策略的变化对初诊患者的等待时间影响不是很显著,而对于复诊患者而言,其等待时间会显著受到调度策略影响,即按照初诊和复诊患者 1:1 的调度策略进行叫号,可以使平均等待时间、系统时间(患者从进入急诊科(系统)到离开的时间)以及系统人数(在急诊科(系统)中等待和就诊人数)相对最少。

患者调度的规则有很多种,各种规则效果如何?"绿色通道"的使用是不是能够提高资源的效率?不同类型的患者应该如何调度?以下将就这些问题进行讨论。

3.2.3　基于仿真的调度方法[1]

1. 模型建立

急诊系统中患者队列优先规则主要集中在三个方面:初诊队列优先规则、初复诊患者放行规则以及检查队列规则。一般医院排队叫号系统采用的初诊队列优先规则是先到先服务(first come first served,FCFS)策略,但该策略无法实现患者分级。最早交付日期优先规则(earliest due time first,EDT)及患者等级优先规则(priority first,PF)可以实现患者分级。

EDT 规则优先安排等待时间即将超过目标时间的患者,以提高其初诊前等待时间(waiting time before treatment,WTT)达标率,优先级只取决于患者等待时间与 WTT 的差值,不能很好地体现出患者分级的作用。

周鑫等[1]提出两种用于对比的队列规则,分别称为加权目标等待时间优先规则(weighted earliest due time first,WEDT)及考虑等级的加权目标等待时间优先规则(weighted earliest due time with patient level first,WEDTL)。

设急诊排队系统中的患者等级为 $L_i=i(i=1,2,3,4)$,其数字越小,紧急程度越高。患者进入急诊系统的时间为 E,当前时刻为 t,W_i 为患者的 WTT(单位为 h),其中 $W_1=0$,$W_2=1/6$,$W_3=1/2$,$W_4=2$,k 为常数,取值大于 4。则患者的初诊队列内 WEDT 和 WEDTL 优先级为

$$P_{\text{WEDT}}=\frac{t-E}{W_i} \tag{3.2.1}$$

$$P_{\text{WEDTL}}=\frac{t-E}{W_i}(k-L_i) \tag{3.2.2}$$

这两个策略分别对患者 WTT 和等级进行了加权:WEDT 策略针对患者的 WTT 对其排序进行了加权;WEDTL 策略则增加了对患者等级的加权。该研究提出对现有医疗资源进行二次分配,设置"绿色通道"诊室,即将现有诊室分成普通诊室与"绿色通道"诊室,两类诊室使用不同的接诊逻辑。"绿色通道"诊室除了服务初诊的二级患者外,在初诊队列中没有紧急患者时,还需收治队列中的其他等级患者以分担普通诊室的就诊压力。初、复诊患者放行比例为 1：1。针对在检查队列中的患者,则采用 FCFS 和 PF 规则。

2. 算例

基于 Anylogic 仿真模型进行仿真,仿真中涉及的队列规则和优化方案包括:FCFS、EDT、WEDT、WEDTL、PF 等初诊队列规则,FCFS 和 PF 等检查队列规则,以及"绿色通道"(用"G"表示)诊室资源分配方案。设置 Anylogic 仿真时间单位为 1h,单次仿真时间长度为 80 000h,仿真人次为 100 万次,使用的策略组合共计 18 种,其中 8 种方案使用了"绿色通道"。如表 3-1 所示。

仿真中,24 个时段的患者到达率服从泊松分布,其中 1~4 级患者的占比分别为 1.66%、1.82%、23.35%、73.17%,1 级患者与 44.01%的 2 级患者直接进入抢救室。患者在诊室内平均就诊时长为 15min,就诊时长服从指数分布。患者中需要复诊的比例为 59.15%。复诊前患者需要接受各项检查,其中 92.69%的患者进行血液检查、22.12%的患者接受超声检查、接受 CT 和 X 光检查的比例分别为 55.33%和 28.91%。

仿真结果表明:在初诊队列中应用 FCFS 策略会使大多数紧急的 2、3 级患者不能在要求时间内就诊。EDT、WEDT 和 WEDTL 三种初诊队列策略在改善紧急患者的 WTT 达标率上很有效,其中 WEDTL 策略效果最佳,2、3 级患者的 WTT 达标率分别达到了 68%和 82%以上,且 4 级患者的 WTT 达标率没有明显下降。在初诊队列中使用 PF 规则能够显著提高 2、3 级患者的 WTT 达标

率,但在 PF 规则下 4 级患者的优先级最低,将大幅降低其 WTT 达标率。在实际急诊管理中 PF 规则不适用,4 级患者虽然病情不紧急,频繁的插队将会带来投诉、患者满意度下降等问题。现有参数设置下,在初诊队列中使用 PF 规则,2、3 级患者的 WTT 达标率已经到达上限。而 PF 策略与"绿色通道"策略结合后,紧急患者的 WTT 接诊率没有统计学意义上的提升,反而 4 级患者的指标有明显下降。

表 3-1　仿真使用的策略组合表[1]

策略命名	初诊队列规则	检查队列规则	使用"绿色通道"方案
F-F	FCFS	FCFS	否
F-P	FCFS	PF	否
EDT-F	EDT	FCFS	否
EDT-P	EDT	PF	否
W-F	WEDT	FCFS	否
W-P	WEDT	PF	否
WL-F	WEDTL	FCFS	否
WL-P	WEDTL	PF	否
P-F	PF	FCFS	否
P-P	PF	PF	否
EDT-F-G	EDT	FCFS	是
EDT-P-G	EDT	PF	是
W-F-G	WEDT	FCFS	是
W-P-G	WEDT	PF	是
WL-F-G	WEDTL	FCFS	是
WL-P-G	WEDTL	PF	是
P-F-G	PF	FCFS	是
P-P-G	PF	PF	是

在拥挤程度方面,最拥挤的方案是 WL-P-G 方案,这种策略下系统内平均人数达到了 43.93;W-F 方案拥挤程度最低,系统内平均人数为 37.27。在应用了"绿色通道"方案后,急诊系统拥挤程度加剧,这是由于"绿色通道"诊室的设置使得更多的非紧急患者在初诊队列中等待。实验结果表明检查队列使用的两种规则无明显差异,原因是检查的等待时间占患者总等待时间的比例很小。在负荷较高的急诊系统内,提高对紧急患者的响应,通常伴随着对非紧急患者的响应变差,在急诊系统当中为紧急患者让渡一些资源和时间是相对合理的。

使用不同策略对诊室资源再分配,不仅对患者的初诊 WTT 平均达标率有提升作用,还对由于一天中患者到达率波动带来的系统压力有所平衡。开设"绿色通道"诊室缓解了由于到达率波动带来的高峰就诊压力,提高急诊高峰时段的响应性,减少因等待发生的投诉和冲突。

3.2.4 基于 MDP 的调度方法[3]

1. 模型建立

考虑急诊中心半紧急分类患者(triage patients,TP)和流程中检验患者(inprocess patients for examination,IPE)的动态调度。对于一个医生,将其一天工作时间分成若干相等的段,用 $t(t=1,2,\cdots,n)$ 表示。不同级别患者到达挂号等待就诊,就诊后分流,一部分离开系统,另一部分进入检验队伍排队。问题是要确定 TP 队伍和 IPE 队伍里下一个接受服务的患者是谁。

在 t 时段,不同级别急诊患者进入 TP 队列,$a_{-i,t}$ 表示 WTT 为 i 的 TP 患者数目,令 $a_t=\{a_{0t},a_{-1,t},\cdots,a_{-I,t}\}$,$x=(x_{t-1,t},x_{t-2,t},\cdots,x_{-I,t})$ 表示推迟了 i 时间的 TP 患者数,y_t 表示流程中等待诊疗患者(inprocess patients for treatment,IPT)队列长度,z_t 是 IPE 队列长度。调度决定进入服务的下一个患者是哪位。如果是 TP 患者,则他在时段 t 末以概率 p_1 结束问诊,或以概率 $1-p_1$ 回到 TP 的等待队列。如果诊疗结束,TP 患者以概率 p_d 离开系统,或以概率 $1-p_d$ 进入检查队列。如果一个 IPT 患者被选择,则他在时段 t 末以概率 p_2 结束问诊,或以概率 $1-p_2$ 回到 IPT 的等待队列。对于每个 IPE 患者,在时段 t 末他会以 p_3 概率进入 IPT 等待队列,或在下一阶段以 $1-p_3$ 概率继续他的检查。其转移概率如图 3-3 所示。

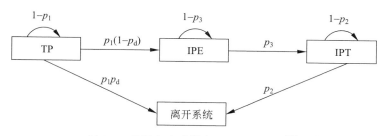

图 3-3 半紧急患者服务过程转移概率[3]

目标是要使得总期望成本最小化。β 表示 IPT 的边际等待成本,α_i 表示 TP_i 的边际等待成本,且有 $0=\alpha_{-I}\leqslant\alpha_{-I-1}\leqslant\cdots\leqslant\alpha_0\leqslant\beta\leqslant\alpha_1\leqslant\cdots\leqslant\alpha_{t-1}$。不失一般性,令 $\beta=1$。这个成本结构对于 TP 患者最优调度策略为最早到期策略(earliest-due-date first,EDD),为了简化模型,在第一个问诊结束离开前,对 TP

队伍设置等待成本。WTT 在模型中是最大允许的等待时间和平均服务时间之和。将实时动态调度问题建立 MDP 模型,时段 t 系统的状态用向量 $s_t = \{x_t, y_t, z_t\}, t \geqslant 1$ 表示。在每个阶段要确定下一个服务的患者。用 $n_t \in \{0,1\}$ 表示 TP 患者在 t 时段是否得到服务。在 t 时段获得服务的 IPT 数用 $(1-n_t, y_t)$ 表示。状态转移函数为[3]

$$x_{-I,t+1} = a_{-I,t+1} \tag{3.2.3}$$

$$x_{i+1,t+1} = \begin{cases} x_{it} + a_{i+1,t+1}, & \text{如果 } i \neq i^* \text{ 且 } -I \leqslant i < 0 \\ x_{it}, & \text{如果 } i \neq i^* \text{ 且 } 0 \leqslant i < t \\ (x_{t^*t} - n_t \eta_1)^+ + a_{i^*+1,t+1}, & \text{如果 } i = i^* \text{ 且 } -I \leqslant i^* < 0 \\ x_{t^*t} - n_t \eta_1, & \text{如果 } i = i^* \text{ 且 } 0 \leqslant i < t \end{cases} \tag{3.2.4}$$

$$y_{t+1} = y_t - \min(1-n_t, y_t)\eta_2 + r_t \tag{3.2.5}$$

$$z_{t+1} = z_t - r_t + \eta_1 \delta n_t \tag{3.2.6}$$

此处,$i^* = \max\{i : x_{it} > 0\}$。$\eta_i$ 服从参数为 p_i 的伯努利分布,代表 TP 队列 $i=1$ 和 IPT 队列 $i=2$ 问诊结束概率分布。r_t 服从参数为 z_t 和 p_3 的二项分布,代表完成初诊回来进行复诊的患者数,δ 服从参数为 p_d 的伯努利分布,代表患者是否需要检查。

阶段成本在时段 t 初始时开始计入,表示为

$$g(s_t) = \sum_{-I \leqslant i < t} \alpha_i x_{it} + y_t \tag{3.2.7}$$

目标函数是要最小化总成本,即当 $T' > T$(T 为总时间段数)和 $S_{T'} = 0$ 时,求 $\min E\left[\sum_{t=1}^{T'} g(s_t)\right]$。建立 MDP 模型,最优等式为

$$V_t(s_t) = g(s_t) + \min E[V_{t+1}(s_{t+1})] \tag{3.2.8}$$

Wen 等[3]对以上模型特性进行分析,并设计 ADP 方法求解以上模型。同时,对比医院目前使用的调度策略和几个启发式策略。

2. 算例

使用某三级甲等医院 2016 年和 2017 年急诊中心患者记录,急诊中心医生 24h 轮班工作,因晚上到达率较低,故仅选取了每天 8:00—18:00 的记录。6min 为一个时间段,一天中有 100 个时间段,即 $T=100$。假设一个医生在一天中所有时段均可以问诊,半紧急患者的到达率是不稳定的。一个新到达的 TP 患者可为 3 个等级中的某个,故令 $p_u = 0.3$。TP 和 IPT 的平均服务时间分

别为 9min 和 15min。因此,TP 和 IPT 每个时段完成服务的概率是: $\frac{2}{3}$ 和 $\frac{2}{5}$,即 $p_1 = \frac{2}{3}$ 和 $p_2 = \frac{2}{5}$。在 TP 患者中,大约 40% 在问诊后去进行检验检查,大约 63min 后返回进行复诊。因此设置 $p_d = 0.4$, $p_3 = 0.095$。参照医院历史数据,等级 3 和等级 4 患者的 WTT 分别为 30min 和 2h。将平均服务时间(为 9min)加上 WTT,分别为 39min 和 129min。

设单位 IPT 等待成本为 1, $c_i = \gamma (i > 0)$,一个 TP 的 $\gamma = 6$。这里的 TP 成本结构并未考虑其服务时间超出或低于 WTT 的惩罚。实际数据应用到该 MDP 模型很难求解,因此采用启发式策略以对比其效能。设计一个较小规模的问题,WTT 针对等级 3 的患者,设置为 4 阶段(24min),等级 4 患者设置为 6 阶段(36min)。同时,TP 到达率减少为原来的 $\frac{2}{3}$。

对于这个小规模问题,分析了最优控制策略和其他策略的性能对比,并进行了敏感度分析。

表 3-2 是小规模问题第 85 时段的最优控制。

表 3-2　85 时段最优控制[3]

TP_2 / TP_4	0	1	2
0	IPT	IPT	IPT
1	IPT	IPT/TP	TP
2	TP	TP	TP

表中 TP_2 表示等级为 2 的 TP 患者,TP_4 表示等级为 4 的 TP 患者。表中显示两种类别患者在 0~2 之间变动时的调度策略,如两类都是 0 时,IPT 进入队列,两类都是 1 时,IPT 和 TP 交替进入队列。研究同时对比了不同策略下总成本(TC)、总成本 95% 置信区间的半宽度(CI)、TP 等待成本(TPcost)和 IPT 成本(IPTcost)、TP 平均等待时间(TPLoS)、IPT 平均等待时间(IPTLoS)、所有患者的平均等待时间(AvgLoS)、TP 患者平均延迟率(Perc_Tardy)、插队 IPT 概率(P-IPT)、插队 TP 的概率(P-TP)、超时、运行时间、最优性差距 Gap= (TC_Heuristic/TC_Opt-1)×100%,数据如表 3-3 所示。

最优性策略中,其总成本 TC = 165.15,是最低的,而平均延迟率 Perc_Tardy 为 5.03%,说明它能以近 95% 的概率保证 TP 在 WTT 时间内得到服务。

改变参数进行敏感度分析,发现随着等级 3 的患者概率(p_u)、TP 患者到达率(p_n)、IPE 服务率(p_3)和 TP 单位延迟成本(γ)增加,总成本增加;但随着 TP 服务率(p_1)、IPT 服务率(p_2)和 TP 离开率(p_d)增加而总成本减少。

表 3-3　基础案例的不同策略性能比较[3]

策略	Opt	TIT	TP-first	Slack $(k^*=2)$	ETT $(\omega^*=0.5)$	Look2-sc	Look2-ETT
TC/min	165.15	461.98	196.25	167.53	166.29	173.36	165.15
CI/min	0.35	1.29	0.38	0.35	0.35	0.37	0.35
TPcost/min	19.91	389.67	24.09	21.83	25.62	39.61	19.91
IPTcost/min	145.2	72.3	172.2	145.7	140.7	19.9	172.2
TPLoS/min	22.26	35.58	16.44	22.2	23.28	24.6	22.26
IPTLoS/min	77.64	66.18	80.94	77.7	77.1	76.08	77.64
AvgLoS/min	55.5	53.94	55.14	55.5	55.56	55.5	55.5
Perc Tardy/%	5.03	22.50	4.11	4.85	6.23	8.73	5.03
P-IPT	0.30	0.00	0.00	0.26	0.28	0.23	0.30
P-TP	0.02	0.00	0.00	0.03	0.03	0.03	0.02
超时/min	123.8	136.4	118.3	122.9	124.3	125.2	123.8
运行时间/s	1346	14	14	105	96	551	558
Gap/%	—	179.73	18.83	1.44	0.69	4.97	0.00

注:表中各种策略描述请参阅文献[3]。

为了验证启发式策略的可行性,从医院搜集实际运营数据进行验证。服务时间采用了几何分布和指数分布。在几何服务时间情形下,最小成本的策略是 ADP 方法,即 Look2-ETT 策略。在随机指数服务时间情形下,ETT 策略和 Slack 策略总成本最小。

3.2.5　管理启示

本部分介绍了两种急诊患者调度方法,分别是基于仿真的方法和基于 MDP 的方法。两种方法都是针对当前急诊患者分级情况下讨论调度不同级别患者的策略。在管理上可以借鉴以下方法:

(1)急诊患者分级方法,根据已有研究,有两种分级方式:第一种分初诊和复诊两种类型;第二种按照紧急程度分四级。第一种分类方式是以第二种为基础的,相对简单,在进行患者调度时相对容易;第二种分类方式需要结合医学知识进行判定。

(2)不同调度策略的采用,在已有研究里提出了多种调度策略,不同调度策略对患者等待时间和总成本影响不同,复杂的如启发式策略等需要有相应计算机软件和计算能力支持。

（3）绿色通道的使用，为了保证特别紧急患者能够及时得到救助，有学者提出绿色通道策略，但在应用了"绿色通道"方案后，急诊系统会变得更加拥挤，这是由于"绿色通道"诊室的设置使得更多的非紧急患者在初诊队列中等待，所以，如果使用绿色通道，应该及时进行调度，适时调整非紧急患者进入绿色通道以降低拥挤状态。

3.3　急诊手术调度问题

3.3.1　相关研究概述

在手术室的规划和调度问题中，择期手术和急诊手术是两种不同方式的手术[10]。择期手术由于其完整的、已知的信息可以定期计划和安排。现有的大多数手术调度研究工作主要关注择期手术的操作[11-13]，择期手术的调度时间表被视为外科医生、护士和患者为即将到来的手术做准备的依据。急诊外科病例在医院经常出现，急诊手术通常以挽救生命为目的，需要尽快处理。但是，管理者不能在它们到达之前将其纳入调度计划。急诊手术的随机到来增加了医疗系统的不确定性[14]。

前期关于急诊手术调度研究有许多，一部分是仅考虑急诊手术本身调度问题，如 Van Essen 等[15]提出在择期手术计划中插入急诊手术的方法，以减少急诊手术等待时间，他们提供了一种方法，将急诊手术的"插队时间"尽可能均匀地分布在一天中。Stuart 和 Kozan[16]研究了手术室日常运行的中断管理和重新安排问题。他们对在线环境中的择期和非择期患者进行排序，以最大限度地增加预计按时完成的手术的加权数量。Lambrechts 等[17]采用基于时间松弛的技术，在急诊手术到达之前，以计划的时间表来适应即将到来的急诊手术。还有些学者将机器调度理论运用到急诊手术调度中，Fei 等[13]将日常手术调度问题视为一个两阶段的混合 flowshop 问题，并采用混合遗传算法进行求解。Zhong 等[18]将手术调度问题视为并行机调度问题，提出了一种两阶段方法。因为急诊患者随机到达手术室的时间早于计划的执行时间，王冰等[5]提出了一种新的预测反应调度方法，以适应急诊患者的到来，同时采用效率和稳定性相结合的目标函数，在生成择期手术离线计划时间表时，考虑了随机插入急诊患者的影响，将部分重调度方法应用于急诊患者到达后择期手术的反应调度阶段。童海星等[4]在常规手术室排程优化问题基础上进一步考虑突发事件特点，同时协调优化择期手术和急诊手术，以各类患者等待时间最短、关键资源利用率最高和同质资源利用率均衡为多目标决策，构建优化调度数学模型。

以下将着重介绍预测反应调度方法和突发事件下手术室应急调度模型。

3.3.2 问题分析与描述

通常情况下,手术室执行计划的时间表,当急诊患者到达时,一种立即处理急诊患者的方法是让急诊患者进入计划的择期患者队列,这样将使得原有已安排好的择期手术计划不再是最优。如何统筹两种不同手术(择期与急诊)的调度和资源分配问题,既保证急诊病人能优先安排手术,又减少择期手术的调整及提高资源合理的利用率,是统筹优化的关键。

急诊手术的到来通常是不可预测的,因其突发性和紧迫性,且急诊患者规模不同,手术量也会不同程度地增加,这必将冲击原来计划的择期手术排程。所以应急调度问题将着重研究激增的紧急手术对原有择期手术带来的冲击。常规情况下手术排程优化研究,大都是以总时长最短、医护人员的满意度最高、成本最低等作为优化目标,但是突发事件下的应急调度问题,与常规排程调度问题的优化目标有着很大的不同。

在手术过程中,典型的患者经过三个手术阶段:术前阶段、术中阶段和术后阶段,分别在术前监护室(preoperative holding unit,PHU)、手术室(operation room,OR)和麻醉后监护室(post aesthesia care unit,PACU)进行,如图 3-4 所示。每一个手术在三个手术阶段都不能被打断,一旦手术开始,必须连续进行三个阶段,其间没有等待时间,称为无等待约束。三个手术阶段的手术时间可能不同,每个阶段所需的准备时间计入相应阶段的手术时间。手术室的一个可行的时间表是在三个手术阶段之间分配手术时间,满足无等待约束,目标是最小化完工时间。

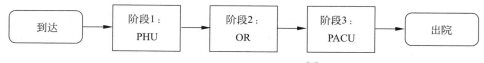

图 3-4 外科手术患者流向[5]

可以通过历史数据统计计算急诊手术的发生概率,在此基础上进行手术调度方法研究。

当考虑急诊手术的突发性时,应考虑以下两个关键概念[4]:

(1)患者复合等待时间:复合等待时间综合考虑不同手术的紧急度和患者等待时间。突发事件带来的一些患者由于伤情紧迫,需要即刻手术安排,延迟手术可能意味着病情的急剧恶化甚至有生命危险,所以将不同病情程度(即紧急度)和等待时间综合考虑是急诊手术调度的紧要目标;

(2)关键资源利用率:在常规情况下,资源的优化调度目标是均衡,这样避免资源集中,在突发事件下,激增的手术需求一般会集中在某个科室类型上,此科室的资源视为关键资源,需要充分利用,且需要整合其他资源以完成手术,这样才能救治更多的急诊患者。

3.3.3　预测反应调度方法[5]

1. 模型建立

1)择期手术调度计划

考虑 n 名择期患者安排在一个手术室,所有患者手术完成时间是最后一台手术完成时间,时间表可以由所有手术的排列表示。设 $s=(s_1,s_2,\cdots,s_n)$ 表示 n 个手术的排列,其中 $s_i(i=1,2,\cdots,n)$ 表示排在第 i 个位置的手术。设 S 是 n 个手术的所有可能排列的集合。设 $b(s_i,j)$ 为手术排列中 s_i 第 j 个手术阶段的手术开始时间,其中 $j=1,2,3$。设 $p(s_i,j)$ 为第 j 阶段手术 s_i 的持续时间, $f(s_i,j)$ 为第 j 阶段手术 s_i 的完成时间。

由于要满足无等待约束,当为排列 $s=(s_1,s_2,\cdots,s_n)$ 生成手术的时间安排表时,对于任何 $j=2$ 或 3,必须满足 $b(s_i,j)=f(s_i,j)$。无等待约束的要求可能会导致两种后果:第一,为了保证无等待约束,三个手术阶段之间可能存在空闲时间,如图 3-5 所示;第二,后两个($j=2,3$)阶段的手术时间分配将由第一个($j=1$)阶段的手术时间分配决定。因此,所有手术的具体时间分配实际上是由所有手术的排列以及第一个手术阶段手术之间存在的空闲时间量决定的。

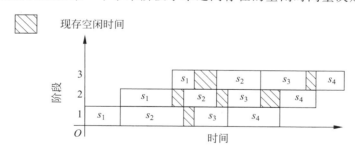

图 3-5　无等待约束下三个阶段手术之现存闲置时间[5]

三个手术阶段中第一个手术的开始时间可确定如下:

$$b(s_1,j)=\begin{cases}0, & j=1\\ \sum_{h=2}^{j}p(s_1,h-1), & j=2,3\end{cases} \tag{3.3.1}$$

设 $I(s_i,j)$ 为第 j 个操作阶段($j=1,2,3$)的手术 I 与下一个手术 $I+1$ 之间的空闲时间量, $I(s_i,1)$ 为第一个手术阶段的手术 s_i 与下一个手术 s_{i+1} 之间的空闲时间量。因此，$I(s_i,1)$可由以下公式计算：

$$I(s_i,1)=\max\left\{0,\max_{k=2,3}\left[\sum_{j=2}^{k}p(s_i,j)-\sum_{j=1}^{k-1}p(s_{i+1},j)\right]\right\},\quad i=1,2,\cdots,n-1$$

(3.3.2)

第一个手术阶段的手术开始时间可通过以下公式确定：

$$b(s_i,1)=\sum_{l=1}^{i-1}\left[p(s_l,1)+I(s_l,1)\right],\quad i=2,3,\cdots,n \qquad (3.3.3)$$

因此，所有手术的完成时间为

$$f(s_i,j)=\begin{cases}\sum_{h=1}^{j}p(s_i,h),& i=1;j=1,2,3\\[2ex]b(s_i,1)+\sum_{h=1}^{j}p(s_i,h),& i=2,3,\cdots,n;j=1,2,3\end{cases} \qquad (3.3.4)$$

其中：

$$f(s_n,3)=\sum_{l=1}^{n-1}\left[p(s_l,1)+I(s_l,1)\right]+\sum_{h=1}^{3}p(s_i,h) \qquad (3.3.5)$$

时间表s的最大完工时间正好是最后一台手术s_n的完成时间。用$M(s)$表示最大完工时间：

$$M(s)=f(s_n,3) \qquad (3.3.6)$$

$M(s)$可以作为手术调度时间安排表的效率参数，优化单一手术组调度效率，可以生成择期手术的初始时间表。一般情况下，在不考虑任何不确定性的情况下生成的初始计划可以作为外科医生、护士和患者为即将到来的手术提前准备的择期手术计划。

2)急诊手术调度计划

进一步考虑单一手术室受随机急诊手术约束的计划制订。通常情况下，手术室执行择期计划时间表，直到急诊患者到达，通常让急诊患者进入计划的择期患者队列。

假设一天中最多只有一个急诊手术，三个手术阶段工作持续进行。通过历史数据统计分析获得急诊手术的发生概率。基于已知的急诊手术发生概率，研究预测性的反应式调度方法，生成预测时间表以替代前面生成的初始时间表。手术室执行相应的预测时间表，直到急诊患者到达重新调整受影响的择期手术。实际的手术调度方案为急诊手术前已经执行的部分与插入急诊手术后重新安排的解决方案合并。

设 $s^{\mathrm{p}}=(s_1^{\mathrm{p}},s_2^{\mathrm{p}},\cdots,s_n^{\mathrm{p}})$ 为预测时间表计划手术排列,用 $D(s)$ 表示稳定性:

$$D(s)=\sum_{j=1}^{3}\sum_{i=1}^{n}|b(s_i,j)-b(s_i^{\mathrm{p}},j)| \qquad (3.3.7)$$

其中,$b(s_i^{\mathrm{p}},j)$ 表示预测时间表 s^{p} 第 i 台手术的第 j 阶段开始时间,$b(s_i,j)$ 表示实际时间表第 i 台手术的第 j 阶段开始时间。

目标为 $M(s)$ 和 $D(s)$ 的加权平均值,用 $J(s)$ 表示:

$$\min_{s\in S}J(s)=w_{\mathrm{M}}M(s)+w_{\mathrm{D}}D(s) \qquad (3.3.8)$$

其中,w_{M} 和 w_{D} 分别表示效率和稳定性的权重。

采用预测-反应调度方法解决以上问题,分为两个阶段:第一阶段,根据急诊手术的发生概率进行预测调度,并在初始调度中加入空闲时间;第二阶段,进行反应调度,在急诊手术确定后重新调整未完成的手术。

第一阶段:预测调度

(1)生成初始计划

在不考虑随机急诊手术的情况下,通过优化式(3.3.6)确定初始计划。设 $s^0=(s_1^0,s_2^0,\cdots,s_n^0)$ 表示初始手术排列。

(2)生成预测计划

在初始计划的基础上,通过在每台择期手术后插入一定的空闲时间来建立预测计划。用 slack(s_i^0,j) 表示第 j 阶段手术 s_i^0 后所需的松弛时间量:

$$\mathrm{slack}(s_i^0,j)=p(s_i^0,j)\times\beta(s_i^0,j)\times p(s_e,j)\times\alpha \qquad (3.3.9)$$

式中,$p(s_e,j)$ 表示急诊手术 s_e 第 j 阶段的持续时间,α 表示急诊手术的发生概率。$p(s_e,j)$ 值在急诊手术到达后即可获得。α 值越大,择期手术的松弛时间越长。$\beta(s_i^0,j)$ 表示 s_i^0 手术时间占第 j 阶段所有手术时间总和的比例,公式如下:

$$\beta(s_i^0,j)=p(s_i^0,j)\Big/\sum_{i=1}^{n}p(s_i^0,j) \qquad (3.3.10)$$

用 $I(s_i^0,j)$ 表示在排列 $s^0=(s_1^0,s_2^0,\cdots,s_n^0)$ 里第 j 阶段 s_i^0 手术和下一个手术 s_{i+1}^0 之间的闲置时间。如果 $I(s_i^0,j)\geq\mathrm{slack}(s_i^0,j)$,初始计划里总的现存闲置时间是足够的,因此,手术 s_i^0 不需要松弛时间。如果 $I(s_i^0,j)<\mathrm{slack}(s_i^0,j)$,初始计划里总的现存闲置时间是不够的,实际松弛时间总数为 $\mathrm{rslack}(s_i^0,j)=\mathrm{slack}(s_i^0,j)-I(s_i^0,j)$,将插入在手术 s_i^0 之后。在手术 s_i^0 之后插入 $\mathrm{rslack}(s_i^0,j)$ 松弛时间将打破无等待约束条件,在实际松弛时间后需要插入额外松弛时间。额外松弛时间的总数用 $\mathrm{eslack}(s_i^0,j)$,通过式(3.3.1)~式(3.3.5)获得。总的来说,手术 s_i^0 之后的总空闲时间可以和预测调度的 $I(s_i^0,j)$,$\mathrm{rslack}(s_i^0,j)$, eslack(s_i^0,j)合并。因此,预测调度 s^p 由在初始调度中手术 s^0 之后插入总数为 rslack$(s_i^0,j)+$eslack(s_i^0,j)的松弛时间生成,在预测调度中手术 s^0 之后现存的空闲时间总数为: $I(s_i^p,j)=I(s_i^0,j)+$rslack$(s_i^0,j)+$eslack(s_i^0,j)。预测调度已经和初始调度 s^0 有一样的手术排列。因此也可以将预测调度排列表示为 $s^p=(s_1^p,s_2^p,\cdots,s_n^p)$,$(s_1^p,s_2^p,\cdots,s_n^p)=(s_1^0,s_2^0,\cdots,s_n^0)$。因为插入的松弛时间不同,预测计划 s^p 的时间分配和初始计划不同。预测计划特定时间分配可以通过式(3.3.1)~式(3.3.4)类似地计算。

第二阶段:反应调度

预测计划时间表发布到手术室。择期患者根据预测时间表的时间分三个手术阶段进行治疗。如果没有急诊患者到达,则按预测计划执行;如果有急诊患者到达,应该优先考虑急诊患者手术。在急诊患者接受治疗之前,确定急诊手术的"切入时刻"(break-in-moment,BIM)。

(1)确定急诊手术的 BIM

BIM 是第一个手术阶段的急诊手术开始时间,即 $b(s_e,1)$。后两个手术阶段的急诊手术开始时间可由式(3.3.1)~式(3.3.5)的 $b(s_e,1)$ 确定。

当急诊患者到达时,考虑两种情况:如果 PHU 被占用,在占用的手术完成之前,急诊手术不能插入;如果 PHU 闲置,允许急诊手术立即进入。在两种情况下,均需确定特定的 BIM 以满足无等待约束。

用 s_{pe} 表示预测计划 s^p 中急诊手术前一台手术,即 $s_{pe}+1=s_e$。用 t_a 表示急诊手术到达的时刻。根据式(3.3.2),手术 s_e 和 PHU 中先前手术 s_{pe} 之间存在的空闲时间量为

$$I(s_{pe},I)=\max\left\{0,\max_{k=2,3}\left[\sum_{j=2}^k p(s_{pe},j)-\sum_{j=1}^{k-1} p(s_e,j)\right]\right\} \quad (3.3.11)$$

BIM 可以由下式决定:

$$\mathrm{BIM}=f(s_{pe},1)+\max\{I_E,I(s_{pe},1)\} \quad (3.3.12)$$

式中 I_E 是在 PHU 里 t_a 之前总的空闲时间。如果 $t_a\leq f(s_{pe},1)$,$I_E=0$;如果 $t_a>f(s_{pe},1)$,$I_E=t_a-f(s_{pe},1)>0$。$t_a\leq f(s_{pe},1)$ 的情形如图 3-6 所示。当急诊手术在预测时间表中插入后,应根据急诊手术三个手术阶段完成时间更新未处理手术的开始时间。

(2)手术计划调整

当一个急诊手术排进计划,反应调度需要调整未进行手术的择期患者。当急诊患者提前到达时,大量未处理的择期患者需要重新安排。传统的机器重调度问题的反应调度方法通常包括右移重调度(right shift rescheduling,RSR)和完全重调度(full rescheduling,FR)方法。RSR 算法计算量小,易于实现,但可

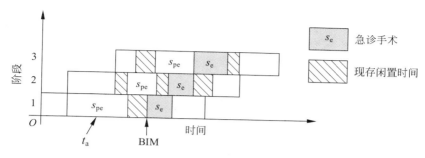

图 3-6　无等待约束下三个手术阶段间现存的闲置时间[4]

能达不到很好的稳定性目标。FR 可以将所有未处理的手术看作一个整体问题来优化,计算量比较大。反应调度应该以折中 RSR 和 FR 的半在线方式进行,部分重调度(partial rescheduling,PR)就是一种折中方式。

设 n_d 为在急诊手术到达之前已经处理的手术的数量,n_{PR} 是 PR 子问题中择期手术的数量,那么 PR 中剩余的未处理患者的数量是 $(n-n_d-n_{PR})$。设 $s(PR)=(s_1,\cdots,s_{n_{PR}})$ 为 PR 子问题的手术排列,s_{PR} 为所有可能手术排列的集合。类似地,令 $s^p(PR)=(s_1^p,\cdots,s_{n_{PR}}^p)$ 表示 PR 子问题中涉及的部分预测调度的手术排列。PR 子问题的目标定义如下:

$$\min_{s(PR)\in s_{PR}} J(s(PR))=\sum_{j=1}^{3}\sum_{i=1}^{n_{PR}}|b(s_i,j)-b(s_i^p,j)|+3(n-n_d-n_{PR})\Delta F^p$$

(3.3.13)

式中

$$\Delta F^p=\max\{\max\{[f(s_{n_{PR}},j)-f(s_{n_{PR}}^p,j)],\quad j=1,2,3\},0\}$$

(3.3.14)

ΔF^p 是三个手术阶段中,$s(PR)$ 中最后一个手术 $s_{n_{PR}}$ 到 $s^p(PR)$ 中最后一个手术 $s_{n_{PR}}^p$ 的最大延迟。$J(s(PR))$ 的第一项表示 PR 子问题的稳定性,第二项实际上表示由于延迟 ΔF^p 而导致的后续未处理手术的稳定性增量估计值。如果 $\Delta F^p=0$,则表示 PR 已完全适应三个手术阶段的急诊手术中断,后续未处理手术的稳定性增量为零。如果 $\Delta F^p>0$,则表明 PR 未完全适应中断,并且至少在一个运行阶段发生了对预测计划的延迟。由于必须满足无等待约束,一个操作阶段的延迟可能会导致所有三个操作阶段的延迟。由于 PR 可以容纳急诊手术部分延迟,ΔF^p 比急诊手术中断可能产生的即时延迟小得多。因此,减少延迟 ΔF^p 可以有利于保持重调度解的效率。

对于 PR 后的后续择期手术,如果 $\Delta F^{\mathrm{p}}=0$,只需保留相应的部分预测时间表作为部分计划实施时间表。如果 $\Delta F^{\mathrm{p}}>0$,只需右移剩余的手术。为了保证无等待约束,三个操作阶段可能需要不同的延迟量。三个阶段的具体延误可以通过类似的急诊手术中断方式来确定,如前所述。

2. 算例

测试实例生成如下:择期手术的持续时间随机生成,服从 1 到 10 的均匀分布。假设在执行预测计划的过程中只有一个急诊手术。到达时刻 t_{a} 是在预测调度执行时间的前一刻随机生成的。急诊手术的持续时间与择期手术相同。PR 子问题中包含的择期手术的数量是未处理的择期手术的 $\dfrac{2}{3}$。调度效率和调度稳定性的权重取值相同,即 $w_{\mathrm{M}}=w_{\mathrm{D}}=0.5$。

用于求解 PR 子问题的 DDE 参数设置为:进化种群大小 $p=2\times n_{\mathrm{PR}}$,最大迭代次数 $g_{\max}=200$。

将 PS-PR(预测-反应调度)方法与 PR 方法[19]进行了比较。PR 方法只涉及 PR 反应调度阶段,不包括预测阶段。令 J(PS-PR)和 J(PR)表示由式(3.3.8)制定的目标函数 $J(s)$,M(PS-PR)和 M(PR)表示由式(3.3.6)制定的效率 $M(s)$,D(PS-PR)和 D(PR)表示由式(3.3.7)制定的稳定性 $D(s)$,分别通过 PS-PR 方法和 PR 方法获得相应值。设 I_{J}(PS-PR/PR)表示目标 $J(s)$ 的改进,I_{M}(PS-PR/PR)表示效率 $M(s)$ 的改进,I_{D}(PS-PR/PR)表示 PS-PR 解对 PR 解的稳定性 $D(s)$ 的改进,计算公式如下:

$$I_{\mathrm{J}}(\text{PS-PR/PR})=[J(\text{PR})-J(\text{PS-PR})]/J(\text{PS-PR})\times 100\%$$

$$(3.3.15)$$

$$I_{\mathrm{M}}(\text{PS-PR/PR})=[M(\text{PR})-M(\text{PS-PR})]/M(\text{PS-PR})\times 100\%$$

$$(3.3.16)$$

$$I_{\mathrm{D}}(\text{PS-PR/PR})=[D(\text{PR})-D(\text{PS-PR})]/D(\text{PS-PR})\times 100\%$$

$$(3.3.17)$$

首先,假设急诊手术的发生概率为 $\alpha=0.5$,设置 $n=30\sim55$(择期手术数),为每个给定大小的急诊手术计划随机生成 20 个实例,共测试了 120 个实例。每个生成的实例分别用 PS-PR 方法和 PR 方法求解。对于 20 个实例,分别用平均值和最大值表示 PS-PR 方法得到的解相对于 PR 方法得到的解的平均和最大改进,计算结果如表 3-4 所示。

表 3-4　设置 PR：$\alpha = 0.5$，通过 PS-PR 获得的解的提升[5]

n	I_J(PS-PR/PR)/%		I_M(PS-PR/PR)/%		I_D(PS-PR/PR)/%	
	AVG	MAX	AVG	MAX	AVG	MAX
30	10.4	31.04	−2.723	−0.068	19.5	47.86
35	14.49	34.89	−1.753	−0.432	24.16	44.02
40	9.38	42.79	−1.440	−1.237	17.8	70.72
45	15.49	31.39	−0.956	−0.384	25.19	46.6
50	14.01	36.09	−1.234	−0.86	25.81	72.82
55	6.173	20.61	−0.712	−0.116	9.865	34.6

在表 3-4 中可以看出，与 PR 方法相比，PS-PR 方法显著提高了 $J(s)$ 的目标，这是由于在所有测试实例中提高了稳定性 $D(s)$，而对效率 $M(s)$ 的牺牲很小。

其次，在不同的急诊患者发生概率下，比较了 PS-PR 方法和 PR 方法对急诊手术调度的处理效果。发生概率分别设为 $\alpha = 0.2$、0.4、0.6、0.8。随机生成 40 例择期手术的急诊手术调度方案。每个给定的 α 值生成 20 个实例，共测试 80 个实例。对于每 20 个实例，PS-PR 方法得到的解相对于 PR 方法得到的解的平均和最大改进分别用平均值和最大值表示。计算结果如表 3-5 所示。

表 3-5 中显示，与 PR 方法相比，PS-PR 方法显著提高了 $J(s)$ 的目标，因为它显著提高了所有测试实例的稳定性 $D(s)$，并且在效率上有少许降低。目标 $J(s)$ 和稳定性 $D(s)$ 的最大改善出现在发生概率 $\alpha = 0.4$ 的情况下，最小改善出现在发生概率 $\alpha = 0.8$ 的情况下。原因可能是，当 α 值越大时，在预测调度中插入大量的空闲时间，PS-PR 方法对 PR 方法的改进越小。无论如何，由于包含了预测调度阶段，PS-PR 方法在所有测试实例中的性能明显优于 PR 方法。

表 3-5　设置 PR：$n = 40$，通过 PS-PR 获得的解的提升[5]

α	I_J(PS-PR/PR)/%		I_M(PS-PR/PR)/%		I_D(PS-PR/PR)/%	
	AVG	MAX	AVG	MAX	AVG	MAX
0.2	9.612	22.71	−1.366	0.67	30.59	51.91
0.4	16.78	32.24	−1.473	−0.242	43.23	91.05
0.6	7.824	50.78	−3.347	0.032	20.57	88.19
0.8	3.963	27.95	−3.671	−0.041	12.16	64.09

3.3.4 突发事件下急诊手术应急调度模型[4]

1. 模型建立

突发事件通常是不可预测的,而由突发事件引发的急诊手术将直接对已经排好的择期手术造成极大影响,且有时候带来的急诊手术不止一个,可能是多个。以下是突发事件下的调度问题中几个关键概念的定义:

患者复合等待时间(T_{CW}):择期手术和急诊手术紧急程度不同,为了保证急诊患者能得到及时治疗,引入两个惩罚系数 δ_1 和 δ_2,λ_i 表示手术类型,其中 $i=0$ 代表急诊手术,$i=1$ 代表择期手术,以下是 T_{CW} 计算公式:

$$T_{CW} = \sum_i \delta_1 \cdot \lambda_i \cdot \max\{ST_i - ST_i', 0\} - \sum_i \delta_2 \cdot (\lambda_i - 1) \cdot (ST_i - ST_i')$$

$$(3.3.18)$$

式中,$\max\{ST_i - ST_i', 0\}$ 为择期手术的等待时间,ST_i 为新的手术排程开始时间,ST_i' 为初始排程开始时间。急诊手术等待时间是最终排程时间和急诊手术初始进入系统的时间之差:$ST_i - ST_i'$。

关键资源利用率(E_m):

$$E_m = \frac{\sum_{i=1}^{N}(ET_{i2}^{cm} \cdot x_{i2}^{cm} \cdot K_m)}{\max \sum_{i=1}^{N}(ET_{i2} \cdot x_{i2}^{cm} \cdot K_m, ET_{(i-1)2} \cdot x_{i2}^{cm} \cdot K_m)}$$

$$(3.3.19)$$

式中,K_m 为 0-1 变量,对应资源是否为关键资源集合,x_{i2}^{cm} 指术中阶段由第 c 类资源中的 m 执行,ET_{i2}^{cm} 是资源 m 执行手术的结束时间。分子部分为关键资源参与所有手术时间累积和,分母部分为关键资源当天所有手术结束时间的最大值,表示该资源一天工作总时间。

设待排程的手术集合为:$I = \{I_1, I_2, \cdots, I_N\}$,$J_i$ 为手术 i 的手术阶段集合,T_{ij}^{cm} 为在第 c 类的资源 m 操作手术 i 第 j 阶段的持续时间,T_{i1} 为手术 k 的准备阶段持续时间,T_{i3} 为手术 k 恢复阶段的持续时间,Mc 为第 c 类资源集合,n_{ij}^c 为手术 i 的第 j 阶段需要第 c 类资源的数量。突发事件下手术室应急调度问题是一个多目标优化问题,包含三个目标:

(1)所有患者复合等待时间最短:

$$f_1 = \min T_{CW}$$

$$(3.3.20)$$

(2)关键资源利用率最大:

$$f_2 = \max\left(\sum_{m=1}^{|M_c|} E_m\right)$$

$$(3.3.21)$$

（3）同质资源均衡利用，目标函数为同质资源的离散系数最小：

$$f_3 = \min_{c \in C}\max\left(\frac{\mu_c}{\sigma_c}\right) \tag{3.3.22}$$

式中：

$$\mu_c = \frac{1}{|M_c|}\sum_{m \in M_c}\sum_{j \in J}\sum_{i \in I} T_{ij}^{cm} x_{ij}^{cm} \tag{3.3.23}$$

$$\sigma_c = \sqrt{\frac{1}{|M_c|}\sum_{m \in M_c}\left(\sum_{j \in J_i}\sum_{i \in I} T_{ij}^{cm} x_{ij}^{cm} - \mu_c\right)^2} \tag{3.3.24}$$

x_{i2}^{cm} 为 0-1 变量，如果在手术 i 的第 j 阶段使用第 c 类资源中的资源 m，则为 1，否则为 0。

以上问题具有 3 个目标，问题的复杂性非常高，童海星等[4]采用基于非劣解集的嵌套式蚁群算法求解。算法步骤为：

步骤 1　初始化双层嵌套网络结构参数以及 m 只蚂蚁的初始位置；

步骤 2　外层蚂蚁进行手术节点的爬行；

步骤 3　进入手术节点后，内层蚂蚁进行手术各资源（包括医生、护士、麻醉师、手术室）节点的爬行；

重复步骤 3 直至该节点的资源遍历结束；

步骤 4　验证资源序列的有效性，若为有效解，解码资源序列并更新资源时间窗，若为无效解，则中断；

步骤 5　重复步骤 2～4，外层手术所有节点均被遍历；

步骤 6　重复步骤 2～5，直至所有蚂蚁在该代均爬行结束，内层和外层信息素更新，依据 3 个目标函数解组成帕累托解集，求得本代的非劣解；

步骤 7　重复步骤 2～6，不断迭代至下一代的蚂蚁爬行中到最大次数，最终组合成非劣解集合。

2. 算例

初始数据来自某三级甲等医院某天的手术信息，当天的计划需要执行的手术 40 台，分 12 个不同科室。医院有 1 个术前准备室（10 个床位），10 个手术室，1 个术后恢复室（10 个床位）；医护人员一班为 20 名护士（其中术前准备室护士和术后恢复室护士各 1 名）、21 名手术执刀医生、10 名麻醉师，医院正常上班时间为法定 8h 制，具体算例设计方案如表 3-6 所示。

表 3-6　算例方案的设计[4]

算例	择期手术数量/台	急诊手术数量/台	科室	增加关键资源(医生)	突发事件类型	目的
算例一	40	10	骨科	—	交通事故	模拟较小突发情形
算例二	40	20	骨科	较大交通事故		模拟较大突发情形
算例三	40	20	骨科、胸外科	骨科医生 1 名(SG22)	较大交通事故	关键资源不足,应增加关键资源
算例四	40	30	20 例骨科,10 例胸外科	骨科医生 1 名(SG22);胸外科医生 1 名(SG23)	地震	模拟较大突发情形,多急诊科,应增加多个关键资源

注:表中 SG22,SG23 为医生编号。

采用蚁群优化算法求解,基本参数设置如下:

蚂蚁数量 $m=50$;最大迭代次数 NC_max$=100$;信息启发式因子 $\alpha=0.8$;期望启发式因子 $\beta=3.5$;信息素挥发系数 $\rho=0.66$;信息素强度 Q 为(50,50,50)。

调度时,紧急度高(紧急度数字较小)的手术优先排在前面,紧急度低(紧急度数字较大)的排在后面,而同等级紧急度的总等待时间比较表明紧急度高的比紧急度低的等待时间相对较小,综合说明紧急度高的优先排程及等待时间短,如表 3-7 所示。

表 3-7　同等级紧急度等待时间[4]

紧急度	0	1	2	3	4
等待时间/h	5.75	18.65	12.4	20.59	133.6

分析原始解与四个算例最优解中各科室医生实际工作时间与有效工作时间(手术时间)百分比,如表 3-8 所示,表中手术关键资源为医生,用编号表示。

表中算例一 SG16 和 SG17 的有效百分比分别为 96.82% 和 97.65%,比原始的利用率提高了超过 50%,表明急诊手术排程优先,关键资源的利用率较高且同质资源相对利用均衡。

算例二 SG16 手术工作时间 18.5h,有效百分比为 99.29% 以上,超出了人体所承受的生理极限,将导致医生的手术质量下降,虽然资源的利用率很高,但不一定是越高越好,应增加医生资源来缓解现有医生的工作压力,从整体提高手术质量。

表 3-8 关键资源结果的对比[4]

算例	手术关键资源	手术时间/h	工作时间/h	有效百分比/%
原始	SG16	3.13	8.0	39.12
	SG17	3.50	8.0	43.75
算例一	SG16	8.23	8.5	96.82
	SG17	8.30	8.5	97.65
算例二	SG16	18.38	18.5	99.35
	SG17	13.90	14.0	99.29
算例三	SG16	12.03	12.5	96.24
	SG17	11.50	12.0	95.83
	SG22	10.10	10.5	96.19
算例四	SG16	10.40	10.5	99.05
	SG17	9.75	10.0	97.50
	SG22	6.35	8.0	79.38
	SG23	12.90	13.0	99.23

算例三加入关键资源——医生 SG22，三位医生对应的有效百分比分别为 96.24%、95.83%、96.19%，三位医生的手术时间比较均衡，有所降低，可以减少医生在工作上的误差，降低医生工作压力。

算例四增加了两位医生 SG22、SG23，急诊科室的医生工作时间增长，当增加关键资源后，均衡了急诊科室医生的工作量，说明在较大型突发事件发生时对各种关键资源的需求激增，医院需要增加资源储备，以应对大量急诊病人的医护需求。

3.3.5 管理启示

以上介绍了有关急诊手术调度的研究，第一个研究侧重于讨论当急诊患者到达需要手术时，如何调整已有的择期手术计划以接纳急诊手术，并将整体影响降低；第二个研究侧重于讨论在突发事件发生时，大量急诊患者到达时如何调配关键资源以确保急诊手术能顺利进行。两项研究带来的管理启示包括以下几个方面：

（1）医院一般针对择期手术排定手术计划，采用预测调度方法引入的空闲时间对系统的稳定性有显著的好处，而降低的效率可以看作提高系统稳定性的代价。同时,稳定性的提高程度远远大于效率的降低程度。因此,采用预测调度方法代替原有方法来适应随机急诊手术的影响是有利的。

(2)考虑急诊患者到达概率,当概率越大时,在预测调度中插入大量的空闲时间,预测调度方法对原有方法的改进越小,需要将到达率作为一个因素整合到预测调度方法中,或进一步考虑更有效的调度方法。

(3)突发事件发生时会带来大量急诊患者,从而使急诊手术数量激增,调度时紧急度成为首要考虑因素,同时会使得关键资源出现较大压力,需要增加关键资源以确保手术质量。

(4)对于医院中急诊手术涉及的关键资源之一——医生,必须考虑其工作压力和工作满意度,不能以最大化其利用率作为管理目标。

(5)大型突发事件带来的急诊手术量增加会带来各种资源的需求量激增,因此,增加各种资源储备是必要的。

3.4　小结

本章对急诊管理与优化问题进行探讨,主要围绕急诊患者调度和手术调度两个方面问题展开,选取其中较有代表性的成果进行介绍,并分析各个研究带来的管理启示。

3.1节介绍急诊管理基本内容和急诊管理流程,然后梳理急诊管理中的关键问题。

3.2节就急诊患者调度问题进行了阐述,已有研究均对急诊患者进行级别划分,有的将急诊患者分为初诊患者和复诊患者,有的按照紧急程度,将急诊患者分为4类。分别介绍了两种急诊患者调度方法,即基于仿真的调度方法和基于MDP的调度方法。

3.3节就急诊手术调度问题进行了阐述,急诊手术是随机的、紧急的,因此,加入急诊手术会对已有的手术计划产生影响,预测反应调度方法考虑了已有的择期手术计划和急诊手术插入后带来的影响,能为急诊手术调度提供一个较好的方案;同时,突发事件将带来大量紧急的急诊患者和急诊手术,对资源的需求将激增,突发事件下急诊手术资源调度研究了此类现象,并提出了相应解决方法。

每个部分都针对已有的研究探讨其管理启示,希望能给医院管理部门提供可参考的建议。

参考文献

［1］　周鑫,耿娜,王修贤,等.基于仿真的急诊患者调度研究[J].计算机仿真,2021,38(7):467-474.

［2］　邓业雯,耿娜,江志斌,等. 基于离散事件仿真的急诊、初复诊患者就诊顺序研究[J].中国医院,2017, 21(2):4.

［3］　WEN J, GENG N, XIE X L. Real-time scheduling of semi-urgent patients under waiting time targets[J]. International Journal of Production Research,2020,58(4):1127-1143.

［4］　童海星,刘清昭,潘星明,等.突发事件下手术室应急优化调度[J].数学的实践与认识,2019,49(2):141-147.

［5］　WANG B, HAN X B, ZHANG X X, et al. Predictive-reactive scheduling for single surgical suite subject to random emergency surgery[J]. Journal of Combinatorial Optimization, 2015,30(1):949-966.

［6］　刘清昭.突发事件下医院手术室应急管理及优化调度研究[D].宁波:宁波大学,2017.

［7］　SAGHAFIAN S, HOPP W J, VAN OYEN M P, et al. Patient streaming as a mechanism for improving responsiveness in emergency departments[J]. Operations Research,2012,60(5):1080-1097.

［8］　SAGHAFIAN S, HOPP W J, VAN OYEN M P, et al. Complexity augmented triage:A tool for improving patient safety and operational efficiency[J]. Manufacturing & Service Operations Management,2014,16(3):329-345.

［9］　HUANG J,CARMELI B,MANDELBAUM A. Control of patient flow in emergency departments, or multiclass queues with deadlines and feedback [J]. Operations Research,2015,63(4):892-908.

［10］　王昱,唐加福,曲刚.医院手术室运作管理:研究热点及发展方向[J].系统工程理论与实践,2018,38(7):1778-1791.

［11］　SAREMI A, JULA P, ELMEKKAWY T, et al. Appointment scheduling of outpatient surgical services in a multistage operating room department [J]. International Journal of Production Economics, 2013,141(2):646-658.

［12］　GUINET A, CHAABANE S. Operating theatre planning[J]. International Journal of Production Economics, 2003, 85(1):69-81.

［13］　FEI H, CHU C, MESKENS N, et al. Solving surgical cases assignment problem by a branch-and-price approach[J]. International Journal of Production Economics, 2008, 112(1):96-108.

［14］　LEE S, YIH Y. Reducing patient-flow delays in surgical suites through determining start-times of surgical cases[J]. European Journal of Operation Research, 2014, 238(2):620-629.

[15] VAN ESSEN J，HANS E，HURINK J，et al. Minimizing the waiting time for emergency surgery[J]. Operation Research Health Care，2012，1(2/3)：34-44.

[16] STUART K，KOZAN E. Reactive scheduling model for the operating theatre[J]. Flexible Services and Manufacturing Journal，2012，24(4)：400-421.

[17] LAMBRECHTS O，DEMEULEMEESTER E，HERROELEN W. Time slack-based techniques for robust project scheduling subject to resource uncertainty[J]. Annals of Operations Research，2007，186(1)：443-464.

[18] ZHONG L，LUO S，WU L，et al. A two-stage approach for surgery scheduling[J]. Journal of Combinatorial Optimization，2014，27(3)：545-556.

[19] WANG B，XI Y. Rolling partial rescheduling with dual objectives for single machine subject to disruptions[J]. Acta Automatica Sinica，2006，32(5)：667-673.

第4章　住院管理与优化

4.1　住院管理概述

住院管理分为住院诊疗管理和住院服务管理[1]。

4.1.1　住院诊疗管理

1. 住院诊疗管理基本概念

住院诊疗(in-patient treatment)是指患者经由门(急)诊诊疗后,由于病情复杂或者情况危重,需要收入病房(in-patient ward)进行进一步的检查和系统诊治的治疗过程。病房是为患者提供住院诊疗服务的基本单元,是患者停留时间最长的医疗空间[1]。

因此,住院管理又称为病房管理,是指对入院接受诊疗的患者提供良好的医疗服务,实行以病房为中心的全过程管理活动,包括医疗质量的监控、医务人员实施诊疗活动行为规范管理、诊疗技术的应用管理、规划提高住院诊疗整体水平的目标管理等。

住院诊疗特点:

(1)诊疗过程需要在观察或监护下进行:患者在治疗过程中一直在医院病房,且患者家属也会陪同或经常进入病房探望,所以,病房应有较强的医疗力量,且要对患者在院期间和家属探访设立严密的工作制度和程序,以确保对患者的诊疗能顺利进行。

(2)诊疗过程系统性要求较高:住院诊疗要求对患者进行系统的、全面的、连续的、有计划的观察、检查和治疗。

(3)需要医院内部多种资源协同工作:住院诊疗过程中需要各级医师、辅助诊疗部门和护理部门协同为患者服务。

病房组织作为诊疗组织的基层单位,处于运行系统的中心地位,是住院管理中的关键资源。当前我国的医院管理方式是:一个诊疗单元内根据具体情况设病床若干张,可分成若干诊疗小组,固定住院医师负责一定床位数量患者,由住院医师、主治医师、主任医师按比例组成三级结构,实施三级医师负责制,并配置相应护理人员组成医护小组,医护协同配合诊治患者。

2. 患者入院/出院流程

1)患者入院流程

患者在门诊或急诊处就诊时,接诊医生根据患者病情决定是否入院治疗,需要住院者开具"住院通知单"。

住院处工作人员按照医生开具的"住院通知单"办理患者入院手续,核对患者有效身份证件,准确录入患者各项信息,确保患者住院实名制。

住院处工作人员应按照医院的规定收取住院预交金,打印预交金收据,每日结束时,结账、打印预交金报表并清点当日所收款项,上缴财务部门或送存银行,做到日清月结。

患者在办理住院手续后到接诊室,由接诊室护士在测量体温,检查身高、体重等基本信息后送入病房。急诊患者则从急诊科接送到病房。

病房护士接收患者,进行登记、安排床位,对患者或其家属进行健康宣教,并通知值班医师接诊。

主管医师查看患者,询问病史,书写首次病程记录,并开具入院医嘱和检查单。

2)患者出院流程

病房主治医生综合评估患者病情后,开具出院通知单及出院医嘱,完成病历书写工作,开具相关医学证明。

护士通知患者出院,通知药房为患者准备所需药物,向患者进行出院健康宣教指导。

患者或家属携带预付款收据、医疗保险卡及其他相关证件到住院处办理出院结算手续。

结算完毕后,住院处工作人员将住院收费专用收据、住院费用明细清单、诊断证明书等单据交付患者。患者根据需要可去病案科复印病历资料。

在接收患者入院前,检查是否具有合适的病床和病房资源非常重要。患者出院,病床和病房资源也应及时释放,有利于接收后续患者。

4.1.2　住院服务管理

住院服务管理是指对医院为住院患者提供的除了诊疗业务工作之外的服务的管理,其目的是更好地为患者的住院诊疗提供便利。

诊疗业务工作以外的服务包括办理相关手续、陪同并引导患者做检查、提供陪护服务、订餐及送餐、电梯服务、售卖服务等,牵涉到多方面后勤资源。因为住院服务不同于诊疗活动,其本质是为患者提供便利,因此应更加注重服务的品质及患者的满意度。

　　因此,住院服务管理就是要整合多方面资源,为患者及其家属提供满意的服务。其中,护士的管理是非常重要的。

　　本书侧重于讨论医院服务管理优化问题,因此本章重点讨论住院管理涉及的关键资源调度如何提升服务管理水平问题。要提高住院服务质量,首先要对病房相关资源进行优化调度。

　　住院管理中两大重点资源是:床位(病床)和护士。

　　本章选取这两方面的资源优化调度最新研究成果进行介绍:4.2 节介绍床位管理问题;4.3 节介绍一种护工排班问题。

4.2　床位管理问题

4.2.1　相关研究概述

　　根据中国国家统计局(2020 年)的数据,经过 30 多年的快速经济增长,中国人口总数超过 14 亿人。2023 年全国人口平均寿命为 78.1 岁(国家统计局数据),卫生总支出在过去 20 年中增长了近 40 倍,2022 年人均卫生费用达 6044.09 元。尽管在公共卫生方面取得了巨大成就,但为 14 亿人口提供优质的卫生服务仍然是一项巨大的挑战。到 2022 年,我国每万人仅有 69.16 张医院床位,床位利用率仅为 71%。

　　此外,根据联合国的预测(2022 年)[2],2053 年中国将有 4.87 亿老年人,占总人口的 35%,超过 70% 的人口将生活在城市[3]。这将使越来越多人涌入一线城市的三级医院,而这些医院的病床资源更为紧缺。

　　合理利用床位资源是整个医院资源优化框架中的一个重要子任务。病床资源调度研究在国外开展得比较早,国内则比较晚[4]。

　　1954 年,Bailey[5] 使用排队模型研究了医院床位数量和服务者数量,并以 25 位患者为例证明了排队模型在实践中能有效提高医院的服务效率。对病床资源调度的研究有的是从资源的成本、效益和服务效率方面展开,有的是从病房管理角度展开。

　　定量研究方法主要包括:排队论、数学规划、仿真和人工智能等。衡量床位资源的常用指标包括:病床利用率、平均拒绝入院率和患者等待时间等。综述详见文献[4],此处不再赘述。

　　宋鸿芳等[6] 把对患者的医疗服务看作一个两阶段串联排队过程,第一阶段是强制治疗阶段,第二阶段是康复阶段,基于排队指标构建多病种间的病床分配模型,再利用动态规划的求解思路得到病床分配的最优解。

　　病床资源调度优化是一个复杂问题,近年来发展迅速的人工智能算法为这类型问题求解提供了新的途径。Walczak 等[7]利用神经网络,通过估计住院天数预测最佳科室病床容量。Grübler 等[8]建立人工神经网络技术与多属性价值理论相结合的混合系统,实现床位配置过程的自动化,将态势感知技术应用于床位管理。Gong 等[9]开发了基于粒子群优化(PSO)的不同部门间病床资源有效分配的方案,并证明在求解大规模资源分配问题时,资源分配粒子群优化(RA-PSO)算法的性能明显优于其他算法。

　　常健等[10]提出了一个新的目标,即在保证住院率和床位占有率的前提下,获得最优的病例组合指数(CMI)。为了实现这一目标,提出了一种改进的排队模型和多目标优化算法相结合的方法,帮助医院管理者根据床位容量、患者入院流量和疾病复杂程度来确定住院床位分配。Berk 等[11]研究了在资源短缺情况下出院决策对诊疗质量的影响。

　　以下对考虑病例组合指数的床位分配方法进行详细介绍。

4.2.2　问题描述与分析

　　目前已有的关于病床资源分配的研究主要侧重于病床容量规划和病床再分配的统计模型。病床容量规划,指确定单科室的最优病床容量;科室间病床再分配,指将总量确定的病床在不同科室间进行恰当的重新分配。随着我国医疗服务管理的不断改进,需要引入新的方法。

　　在一些发达国家,如美国、荷兰和澳大利亚,住院病床可以分配到不同的科室,也可以在整个医院灵活分配。通过各种定量建模技术,可以尽量实现病床利用率最大化,降低住院费用。以往文献大多关注入院前的规划、需求预测或季节性影响所需的额外人力资源,而很少提及疾病复杂程度或治疗难度。

　　我国大多数医院都是公立的非营利性公共医疗机构。病床资源的分配不能只考虑成本和收益,需要考虑如何救治更多的患者以及患者病情复杂程度。在传统的床位分配模式中,床位分配到每个临床科室,然后通过协商确定每个科室医生的床位号。由此可见,目前病种和病情复杂程度在病床管理中很少得到有效应用。

　　病例组合指数(case mix index,CMI)是指在医疗环境中,为患者的疾病诊断相关分组所分配的一个相对值,它包括了患者的性别、年龄、疾病类型、治疗方法、住院时间、住院费用、死亡率等,是发达国家在综合医院中广泛应用的重要指标,它可有效评估临床复杂性和治疗难度。同时,CMI 还可以用来确定医院对患者的资源分配。如果一个科室的 CMI 高,它的临床复杂性、潜在风险和每个患者消耗的资源将更高,反之亦然。

　　近年来,CMI 被引入我国,并逐渐得到政府和公立医院管理者的认可。特别是在上海,它已经被卫生行政部门用来评估公立医院的绩效。

　　对患者入院过程借助数学建模探寻其规律,然后对住院患者的住院时间进行建模,在此基础上探索综合性医院床位优化配置。

4.2.3　考虑 CMI 指数的床位分配[10]

1. 模型建立

1)患者入院到达

　　患者入院到达服从泊松分布,泊松到达率为每天 λ 人,平均停留时间为 τ 天,因此平均停留时间内的平均到达次数为 $\lambda\tau$,称为供给负荷。假设第一科室的排队系统处于稳定状态,由于所有 c^i 床位被占用而导致部分到达人员丢失的概率 p^i 可由式(4.2.1)给出,而入院患者的概率,即患者入院率 p_a^i 可由式(4.2.2)表示。

$$p^i = \frac{(\lambda^i\tau^i)^{c^i}/c^i!}{\sum_{k=0}^{c^i}\left[(\lambda^i\tau^i)^k/k!\right]} \tag{4.2.1}$$

$$p_a^i = 1 - p^i \tag{4.2.2}$$

2)床位占用

　　第一科室的平均占用床位数可以表示为式(4.2.3),相应地,床位占用率 p_o^i 为式(4.2.4)。

$$l^i = \lambda^i\tau^i(1-p^i) \tag{4.2.3}$$

$$p_o^i = l^i/c^i = \lambda^i\tau^i(1-p^i)/c^i \tag{4.2.4}$$

3)CMI 加权目标

　　假设医院有 N 个科室,总入院率定义为式(4.2.5),床位占用率为式(4.2.6),通常作为目标函数同时进行优化。

$$f_1 = \sum_{i=1}^N w_i \times p_a^i \tag{4.2.5}$$

$$f_2 = \sum_{i=1}^N w_i \times p_o^i \tag{4.2.6}$$

其中 w_i 是根据医院历史数据统计的各个科室患者比例。

　　用 C_i 表示第 i 个科室的 CMI 值,以反映对应病种的治疗难度,形成新的目标函数 f_1' 和 f_2':

$$f'_1 = \sum_{i=1}^{N} C_i \times w_i \times p_a^i \tag{4.2.7}$$

$$f'_2 = \sum_{i=1}^{N} C_i \times w_i \times p_o^i \tag{4.2.8}$$

其中科室 CMI 值 C_i 和患者比例 w_i 的乘积作为各科室入院率和床位占有率的新权重,这两个数量的乘积代表了个别科室对医院整体 CMI 值的贡献。可以对原来单纯追求最大入院率或床位入住率的分配方式稍加修正,从而得出一个面向 CMI 的分配方案。

对于以上问题,可使用多目标综合学习粒子群优化(MO-CLPSO)算法求解。

4)MO-CLPSO 算法

综合学习粒子群算法(comprehensive learning particle swarm optimization, CLPSO)是粒子群优化(particle swarm optimization,PSO)的一个变种,具有更强的学习能力,与其他变种相比,CLPSO 在单目标优化问题上具有更好的性能。因此,将其应用到床位分配问题。下面引入帕累托最优性的概念,提出一种多目标综合学习粒子群优化(multi-objective comprehensive learning particle swarm optimization,MO-CLPSO)算法。

帕累托最优是一种资源分配状态,在这种状态下,不可能重新分配资源,在不使至少一个个体或偏好标准变得更差的情况下而使另外一个个体或偏好标准变得更好。为了实现多目标优化问题的帕累托最优,资源的分配需要到达一个点,在这个点上不可能在不损害其他目标值的情况下使另一个目标更好。

在医院床位分配问题中,应同时考虑患者入院率 P_a 最大化和床位占用率 P_o 最大化的目标。这两个目标之间存在相关,床位占用率的提高可能导致入院率的降低,因此期望的多目标优化算法应该在这两个目标之间取得平衡。多目标优化算法输出一组非支配解,医院管理者可以根据医院实际情况从中选择一个合理的解决方案,并将其作为将床位分配给不同医院科室的指导原则。

(1)约束处理

由于床位总数固定而产生的等式约束的处理是一项复杂的任务,需要得到一个合理可行的分配方案。在 MO-CLPSO 算法中,由于粒子初始位置的随机性及其全局搜索行为,粒子极有可能飞出等式约束的空间,导致找到的解没有实际意义。在算法中,需要使用不同的方法来约束范围内的粒子。对于涉及床位分配的 N 个部门,设想一个具有 $(N-1)$ 分量的粒子在维度 $(N-1)$ 的问题空间中搜索。用这个粒子获得的解表示除第 N 个科室外其他 $(N-1)$ 个科室的分配到的床位数。只要 $(N-1)$ 个科室的床位数之和小于规定的总和,就可以相应地确定第 N 个科室的床位数,从而找到满足等式约束的可行解。在初始化和位置更新过程中,可能会生成违反上述不等式约束的不可行位置。对于位置变得不可行的粒子,它将保留在总体中,但将始终取值为零。因此,对于寻求最大值大于零的床位分配问题,该粒子的 p_{best}(个体最优)不会被更新,不可行位置也不会影响搜索。该机制简单有效,使粒子搜索保持在算法定义的搜索空间的可行域内。

为了保证粒子能找到具有实际意义的解或最优解,必须正确设置粒子位置的初始值。应用到床位管理上,每个科室的床位分配数量也应该采用不等式约束,因为单个科室的床位太多或太少将与期望值差距太大,从而带来高的 CMI 值。考虑到这些因素,每个粒子变量的活动范围将根据某些标准加以限制。根据经验法则,可采用提供的载荷 $\lambda\tau$ 作为合适的基准线,在此基础上添加一个随机偏移,以启动每个粒子的活动。同时,将质点的每个维度的自由度限制在 $[0.5\lambda\tau,1.5\lambda\tau]$ 的合理范围内,任何违反此不等式约束的解都将估算为零。

(2)算法实现

应用到床位分配问题的 MO-CLPSO 算法步骤如下:

① 初始化

在特定范围内随机设置初始粒子位置,初始速度为零。

评估所有粒子的适应值。

用当前位置设置初始 p_{best}。

根据初始适应值构造非支配解(non-dominated solutions,NDS)。

② 优化

以下是优化算法:

WHILE 停止条件未满足

　　FOR i=1TO 粒子总数

　　　　从 NDS 随机选择 g_{best}(全局最优)

　　　　通过预定义的学习和优选概率,指定每个维度从它的 p_{best}、其他粒子的 p_{best} 或 g_{best} 中学习,更新粒子的速度和位置

　　　　IF 粒子位置在各种约束下都是可行的

　　　　　　评估粒子的适应度值。如果适用,更新 p_{best}

　　　　ELSE

　　　　　　评估适应值为零

　　　　ENDIF

　　ENDFOR

更新 NDS

增加迭代计数 k

ENDWHILE

2. 算例

以某三级甲等医院 2016 年的年度统计数据为基础,对 MO-CLPSO 算法进行验证。医院共有 769 张普通病床,分为 22 个科室。某些科室因收治的患者不同而需要使用一些特殊病床,和一般普通病床有差异,在此不予考虑。对照以往各部门的年度数据,经过多年的正常运行,医院系统已达到统计均衡状态。因此,2016 年总结的数据足以纳入前文推导的数学模型中。

作为三级甲等医院,医院一直致力于为住院患者提供高质量的服务,同时也是中国分级医疗体系中的顶级医院。在资源有限的情况下,医院还必须承担更多的责任,接纳和照顾更多的患者,这些患者的治疗难度较高,通常以较高的 CMI 值来表示,以获得最佳配置。图 4-1 为医院 2016 年度统计数据。直方图显示了编码为 D1 至 D22 的总共 22 个科室 2016 年的平均科室 CMI,这些科室按照蓝色曲线所示的患者比例顺序排序。将这些值作为式(4.2.5)和式(4.2.6)中的权重,就可以计算患者入院率和床位占用率。通过将患者比例乘以科室 CMI,然后归一化为百分比形式,可以计算出不同科室对医院整体 CMI 的贡献,并用黄色虚线表示。它们也是式(4.2.7)和式(4.2.8)中 CMI 加权目标的新权重。可以清楚地看到,通过在新的权重中引入 CMI,优化目标将同时考虑临床病例的数量和治疗难度,而不是只关注前者。例如,D6 部门拥有最高的平均科室 CMI,因此其对部门组成部分的加权效果已从原来的 5.2% 大幅提高到 14.2% 作为新的权重。

彩图 4-1

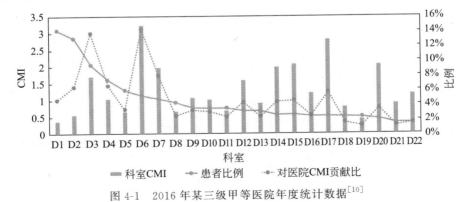

图 4-1　2016 年某三级甲等医院年度统计数据[10]

在 MO-CLPSO 算法中设置不同的参数,两类床位分配优化问题都可以得到解 S_1 和 S_2,分别以 P_a 和 P_o 最优、CMI 最优为目标。具体结果见表 4-1。

表 4-1　优化结果[10]

科室	科室 CMI	权重		原始年度数据			S_1:P_a 和 P_o 最优			S_2:CMI 最优		
		$P_t/$ %	$P_t C/$ %	$B/$ 张	$P_a/$ %	$P_o/$ %	$B/$ 张	$P_a/$ %	$P_o/$ %	$B/$ 张	$P_a/$ %	$P_o/$ %
Dl	0.39	14.1	4.6	67	94.58	87.85	68	95.27	87.2	65	93.02	89.07
D2	0.58	13	6.4	79	96.91	86.21	72	92.48	90.27	68	89.01	91.99
D3	1.72	9.4	13.7	86	97.08	86.69	79	93.07	90.48	82	95.03	89.01
D4	1.06	7.3	6.6	58	92.16	88.85	58	92.16	88.85	60	93.95	87.55
D5	0.67	5.9	3.3	20	94.67	73.04	21	96.23	70.71	20	94.67	73.04
D6	3.24	5.2	14.2	40	90.32	87.03	40	90.32	87.03	46	96.68	81.01
D7	1.98	4.8	8	30	89.13	85.06	30	89.13	85.06	34	95.08	80.06
D8	0.68	4.3	2.4	42	91.91	86.18	39	87.72	88.58	39	87.72	88.58
D9	1.08	3.5	3.2	28	86.97	85.91	28	86.97	85.91	30	90.75	83.67
D10	1.03	3.5	3	20	79.67	86.71	23	87.79	83.09	22	85.3	84.41
D1	0.79	3.5	2.3	23	86.8	83.86	27	94.54	77.81	12	50.03	92.65
D12	1.6	3.2	4.3	28	83.53	87.99	34	94.02	81.57	32	91.15	84.02
D13	0.91	3	2.3	28	88.22	85.01	28	88.22	85.01	27	86.14	86.09
D14	1.99	2.6	4.3	30	86.16	87.13	32	89.84	85.17	30	86.16	87.13
D15	2.08	2.6	4.5	25	70.84	92.08	28	77.99	90.5	36	92.76	83.73
D16	1.21	2.4	2.4	32	68.16	94.22	39	80.93	91.79	45	89.92	88.39
D17	2.81	2.4	5.6	46	96.37	81.6	31	73.73	92.64	41	91.15	86.6
D18	0.8	2.3	1.6	16	80.45	83.77	18	87.04	80.57	18	87.04	80.57
D19	0.53	2.3	1	16	82.52	82.44	18	88.86	78.91	12	65.81	87.66
D20	2.06	2	3.5	27	86.78	85.66	28	88.82	84.54	27	86.78	85.66
D21	0.9	1.5	1.1	12	7.77	81.71	18	96.41	67.53	9	61.61	86.3
D22	1.18	1.5	1.5	16	58.35	92.46	10	37.28	94.52	14	51.5	93.27
合计	1.182	100	100	769	89.81	85.96	769	90.1	85.94	769	88.56	86.5

注:P_t 为科室患者占比,C 为科室 CMI 与 CMI 合计值的比值,CMI 合计值为所有科室 CMI 均值 1.182。

1)如果仅对 P_a 和 P_o 进行优化,则改进相当有限

表 4-1 中,P_a 是患者入院率,P_o 是床位占用率,B 为床位数。从方案 S_1

的结果可以看出,总体入院率仅从原来的89.81%提高到90.10%,这意味着经过多年的正常运行,医院已经达到了稳定的准最优状态。

医院管理者在过去的管理实践中,对病床配置的优化已经付出很大的努力。

2)高 CMI 科室优先考虑床位

如图 4-2 所示,蓝色柱代表原来医院床位数据,灰色柱表示按照 P_a 和 P_o 优化的结果,橙色柱表示按 CMI 优化结果,黄色线表示各个科室的 CMI 值,可见 CMI 较高的科室的权重将增加,这将导致对应科室可以分配更多床位,如 D6、D17 和 D20。相反,CMI 低的科室最终会减少床位,如 D1、D11 和 D19。

彩图 4-2

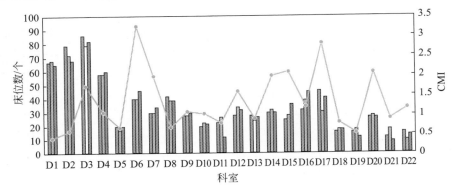

图 4-2　根据不同方案优化的科室床位数[10]

3)如果使用 CMI 加权目标进行优化,CMI 将得到改进

使用新的床位分配解决方案后预测的整体医院 CMI 值发生了变化。解决方案 S_1 虽然 P_a 和 P_o 略有改善,但会使总体 CMI 从 1.182 降至 1.175。但采用新的 CMI 加权优化解 S_2,总体 CMI 提高到 1.215。同时,根据表 4-1,解决方案 S_2 对 P_a 和 P_o 的影响不大。

通过将床位分配到 22 个科室的组合,可以获得改进的 CMI,但这种"良好"的组合不一定是唯一的选择,而且可能有其他组合可以产生类似甚至更好的结果。如果多次重复优化过程,这一判断很容易得到验证,最终都可能在同一级别、不同的住院床位组合中得到"较好"的结果。

有两种方法可以获得全局最优:

第一种方法是增加适应度评估的数量,从而增加粒子飞向全局峰值的可能性。但是由于粒子群算法等元启发式方法的固有性质,即使评价次数大大增加,全局最优仍然无法保证。从医院运营角度看,更希望得到一个能根据动态患者到达率进行调整的方案,而不是单一的"最佳"解决方案,因为医院管理人员需要根据实际需求调整资源配置以提供更多的选择。

　　第二种方法是执行多轮优化。在实验中,总共进行了 100 轮优化,从而可以呈现 100 个"良好"的科室床位组合,如图 4-3 所示,其中两条虚线代表基于给定载荷的预定义不等式约束。图 4-3 中的下方表示出了这 100 个最优解的相应 CMI 值,平均 CMI 值高达 1.2155。特别是,第 21 组合出现最大 CMI 值 1.263,这表明全局最优的位置。由于 NDS 的大小设置为 20,意味着,对于每一轮优化过程,可以在帕累托边界识别 20 个点。

　　通过第二种方法,可以利用 100 个甚至更多可行最优解和优选的 CMI,形成决策工具的样本库,适用于科室床位的动态分配。可以在 Excel 软件中创建此类工具的简单版本。例如,由 22 个科室床位数量组成的 100 个解决方案可以表示为电子表格中 100 行 22 列的二维数组。对每一列应用过滤器,指定一个或多个部门,并指定特定的床位数,可以排序所有可能的解决方案。通过在第 23 列中填入每个解决方案的 CMI 值,还可以同时查看选定解决方案的 CMI 值。相应图表可自动更新仅呈现过滤的解决方案。

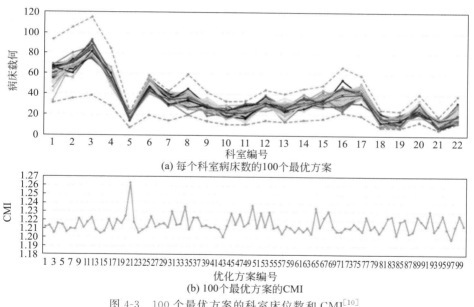

彩图 4-3

(a) 每个科室病床数的100个最优方案

(b) 100个最优方案的CMI

图 4-3　100 个最优方案的科室床位数和 CMI[10]

4.2.4　管理启示

　　综合医院住院床位配置是一个多目标的组合优化过程,其中住院率和床位占用率是两个主要问题,前者是医院服务水平的指标,后者是资源利用水平的反映。以历年的统计数据为参考,传统的分配方案主要是基于经验的。但由于现代建模与优化技术的引入,近年来的研究成果表明,用强大的数值优化方法来代替人工的工作,在寻找上述两个目标的最优组合方面取得了一定的成果。我国正在进行的医改对医院管理者提出了一个新的任务:在保持原有目标的基础上,把提高医院服务质量、提高病床资源利用率作为主要的改进方向。CMI作为反映医院中患者多样性、临床复杂性和对资源需求的指标,目前已被广泛用于评估医院服务水平。为了满足这一新的需求,我们将CMI作为一个重要的指标引入患者入院和床位占用的优化目标中。采用自然启发的群智能算法,在提高CMI水平和不影响患者入院率/床位占用率的情况下,能有效地寻找床位分配方案。

4.3　护士排班问题

4.3.1　相关研究概述

国务院于2008年1月31日颁发了《护士条例》,自同年5月12日起施行,并于2020年3月27日根据《国务院关于修改和废止部分行政法规的决定》修订。根据《护士条例》,护士是指经执业注册取得护士执业证书,依照本条例规定从事护理活动,履行保护生命、减轻痛苦、增进健康职责的卫生技术人员。

护士是医院服务体系中的重要人力资源,尤其在住院服务管理中,是不可或缺的重要组成部分。近年来,随着住院患者的不断增加,护士短缺问题不断凸显,护士排班问题越来越受到国内外学者的广泛关注。科学合理地安排护士工作时间不仅可以有效提高其工作满意度,而且还能提高护理服务质量与服务效率,降低医院的人力资源运营成本,提高患者的就医体验。

护士排班问题是指综合考虑护士群体护理工作的任务、内容、程序和时间等因素,制定出科学合理的排班方案。现有国外护士排班研究主要包括以下三个方面:

(1)降低人力成本,对人员结构、层次和数量进行合理配置问题;

(2)根据已有人员配置,在法律法规和医院规定允许情况下,考虑护士个人偏好的排班问题[12];

(3)针对如请假、调班等突发情况对排班计划进行二次调整问题[13]。

外部环境对护士排班问题具有较大影响,国外的研究成果在我国不一定适用,近年来我国许多学者陆续研究了护士排班问题,主要集中在四个方面:

(1)构建护士弹性排班决策支持系统[14];

(2)建立符合我国劳动法规约束和医院运营特点的护士排班模型[15-16];

(3)解决护士排班问题的算法研究,如王超等[17]提出求解护士排班问题的变邻域搜索算法,胡廉民等[18]研究了求解护士排班问题的可变邻域搜索遗传算法,欧阳骥等[19]提出基于整数规划与演化优化混合的护士排班问题求解算法,Niu 等[20]提出一种改进的细菌觅食优化算法,Wong 等[21]提出一种护士排班问题的两阶段启发式算法,Wu 等[22]提出一种护士排班问题的改进粒子群优化算法;

(4)考虑护士个人偏好、职业倦怠及加班策略的排班问题,如梅勋等[23]研究了考虑公平和偏好的护士排班问题,许丹等[24]对护士排班问题的加班策略进行了比较研究,朱嫣然等[25]考虑职业倦怠并研究了护士夜班指派问题,姜博文等[26]建立了可加班门诊预约能力分配问题的期望方差模型。

我国医院目前普遍面临的问题是护士加班问题,一方面要合理排班,另一方面要考虑护士本身工作的满意度,即要考虑护士的偏好,这样的排班方案更有实用价值。因此本节将侧重于考虑加班策略的护士排班问题及考虑护士偏好和公平性的排班问题。

4.3.2　问题描述与分析

护士的工作时间采取 24h 轮班制,同时在排班过程中还需要考虑相关的劳动法规约束。因此,护士排班是一个极其复杂的组合优化问题。早期的护士排班研究可以追溯到 20 世纪 60 年代[27]。

护士排班问题是在满足一系列法律法规以及医院的规章制度的情况下,将一定周期的工作安排给护士。在安排常规排班计划时要严格遵循法律法规和医院规定:

(1)各班次护士配置总量不低于实际需求量;

(2)排班周期内,护士工作总天数在规定上、下限之内,且连续工作天数和连续夜班数量不能超过规定上限;

(3)连续 24h 内,护士工作班次不超过一个,与此同时,也要尽可能满足不同护士的班次偏好与要求,如连续工作几天后可以休息一天,或者尽量保持前后两天工作班次类型一致等。当必须通过加班方式弥补护士人力不足时,医院应按照法规标准支付护士加班工资。

对于各种约束条件,文献[22]、文献[23]提出将其分为硬约束和软约束,硬约束条件是指在任何情况下都必须满足的条件;软约束条件不一定需要全部满足,但软约束条件满足得越多,护士的满意度越高,越能提供更好的服务。

目前,我国护士采用 24h 轮班制,一般称为"APN"排班制,即 A 班(08:00—16:00)、P 班(16:00—0:00)、N 班(00:00—08:00)。护士休息时称为"休班",可用符号 R 来表示。

护士的专业技术岗位等级分初级（护士、护师）、中级主管护师、副主任护师、主任护师等，其专业技术级别代表了其护理技能。假设可将护士分为 A、B、C 三个等级，他们分别拥有不同的技能，其中等级 A 的技能高于等级 B 的技能，等级 B 的技能高于等级 C 的技能。

护士排班的硬约束条件（hard constraint，HC）包括：

HC1：每名护士每天只能安排一个班次；

HC2：为了保证护士在工作后能够得到充分的休息，N-A 和 N-P 这样的排班顺序是被禁止的；

HC3：为了保证医院的服务质量，每天各个班次中安排等级 A 和等级 B 护士的数量之和应大于等级 C 的护士数量；

HC4：为了保证医院的服务质量，每个班次的护士人数必须满足每个班次的需求人数。

软约束条件（soft constraint，SC）包括：

SC1：在两周之内，护士工作的总天数应该少于 11d；

SC2：在整个排班周期，即 28 天内，护士应该至少休息 8d；

SC3：在任意一周内，护士应该至少休息 1d；

SC4：在排班表中，连续休息的天数应不超过 3d；

SC5：在整个排班周期，即 28 天内，护士上晚班的天数应不超过 8d；

SC6：在一周内，护士上晚班的天数应不超过 3d；

SC7：在排班表中，连续上晚班的天数应不超过 3d。

当患者增加、护士不足时，医院常采用两种加班方式：临时加班和延时加班。这两种加班方式各有利弊，临时加班规定加班班次的相邻两个班次不能为加班护士安排任何常规工作和加班任务，所以加班护士精力较为充沛，护理效率和质量较高，但是这种方式会占用护士倒休时间，且护士在加班途中需付出相应的交通成本和时间成本。延时加班是指护士从前一班次延时至本班次加班，所以护士工作的班次是连续的，省去了加班途中的交通和时间成本，但是护士长时间处于高强度的工作状态中，疲劳感增强，在一定程度上影响护理效率和质量。

4.3.3 考虑加班策略的护士排班问题[24]

考虑加班策略的护士排班模型中考虑了三种护士加班策略：临时加班、延时加班和组合加班，其中组合加班策略为同时采用临时加班方式和延时加班方式的组合策略。首先介绍模型中相关符号设定。

1. 符号设定

1）相关参数

d：排班日，$d=1,2,\cdots,D$；

i：护士编号，$i=1,2,\cdots,I$；

j：每日班次，$j=1,2$ 或 3，分别表示早班、晚班和夜班；

H_j：班次 j 的工作时长（h）；

$R_{d,j}$：排班日 d、班次 j 的护士需求量（人/班次）；

$T_{\max}$：每名护士排班周期内总加班时间上限（h）；

$T_{\max}^{Y}$：每名护士单次延时加班时间上限（h）；

$C_{i,d,j}$：每名护士常规工作工资（元/班次）；

C_{Y}：每名护士延时加班费（元/h）；

C_{L}：每名护士临时加班费（元/班次）；

C_{L}^{0}：每名护士临时加班产生的固定额外成本（元/次）；

$W_{\max}$：每名护士排班周期内的排班安排违反偏好的总天数上限（d）；

$L/\overline{L}$：每名护士排班周期内常规工作总天数下限/上限（d）；

U：每名护士排班周期内常规工作连续天数上限（d）；

V：每名护士排班周期内常规工作夜班总数上限（d）；

Z：护士期望连续常规工作 Z 天可以得到休息（d）。

2）决策变量

$x_{i,d,j}$：若护士 i 在排班日 d、班次 j 常规工作则记为 1，否则为 0；

$o_{i,d,j}^{L}$：若护士 i 在排班日 d、班次 j 临时加班则记为 1，否则为 0；

$t_{i,d,j}^{L}$：若护士 i 在排班日 d、班次 j 临时加班半个班次则记为 0.5，加班整个班次记为 1；

$o_{i,d,j}^{Y}$：若护士 i 在排班日 d、班次 j 延时加班则记为 1，否则为 0；

$t_{i,d,j}^{Y}$：护士 i 在排班日 d、班次 j 单次延时加班时间（h）；

$p_{i,d}$：若护士 i 在排班日 d、班次 j_1 上班，在 $d+1$、j_2 班次上班（$j_1 \neq j_2$），即前后两天班次类型不一致则记为 1，否则为 0；

$q_{i,d}$：若护士 i 从排班日 d 起连续常规工作超过 Z 天则记为 1，否则为 0。

2. 模型建立

模型的优化目标为总护士人力成本最小，护士人力成本包含两个部分：护士的常规工作工资和加班工资。其中加班工资分为临时加班工资和延时加班工资,以及由临时加班而产生的固定额外费用。因为临时加班护士需要在加班途中付出相应的交通成本和时间成本,所以医院通常会给予一些经济补偿。虽然护士居所与医院的距离不同、护士选择的交通方式也不尽相同,但是医院通常会给每位临时加班护士每加班班次以固定金额补偿,在模型中体现为医院的固定额外成本。

模型如下:

$$\min \sum_{i=1}^{I} \sum_{d=1}^{D} \sum_{j=1}^{3} \left(C_{i,d,j} x_{i,d,j} + C_{\mathrm{Y}} o_{i,d,j}^{\mathrm{Y}} t_{i,d,j}^{\mathrm{Y}} + C_{\mathrm{L}} o_{i,d,j}^{\mathrm{L}} t_{i,d,j}^{\mathrm{L}} + C_{\mathrm{L}}^{0} o_{i,d,j}^{\mathrm{L}} \right)$$

$$(4.3.1)$$

s. t.

$$\sum_{i=1}^{I} x_{i,d,j} + \sum_{i=1}^{I} o_{i,d,j}^{\mathrm{L}} t_{i,d,j}^{\mathrm{L}} + \sum_{i=1}^{I} \frac{o_{i,d,j}^{\mathrm{Y}} t_{i,d,j}^{\mathrm{Y}}}{H_j} \geqslant R_{d,j},$$
$$d = 1, 2, \cdots, D; j = 1, 2, 3 \quad (4.3.2)$$

$$x_{i,d,j} + o_{i,d,j}^{\mathrm{L}} + o_{i,d,j}^{\mathrm{Y}} \leqslant 1,$$
$$i = 1, 2, \cdots, I; d = 1, 2, \cdots, D; j = 1, 2, 3 \quad (4.3.3)$$

$$\sum_{j=1}^{3} (x_{i,d,j} + o_{i,d,j}^{\mathrm{L}}) \leqslant 1, \quad i = 1, 2, \cdots, I; d = 1, 2, \cdots, D \quad (4.3.4)$$

$$\sum_{j=2}^{3} (x_{i,d,j} + o_{i,d,j}^{\mathrm{L}}) + x_{i,d+1,1} + o_{i,d+1,1}^{\mathrm{L}} \leqslant 1,$$
$$i = 1, 2, \cdots, I; d = 1, 2, \cdots, D \quad (4.3.5)$$

$$x_{i,d,3} + o_{i,d,3}^{\mathrm{L}} + \sum_{j=1}^{2} (x_{i,d+1,j} + o_{i,d+1,j}^{\mathrm{L}}) \leqslant 1,$$
$$i = 1, 2, \cdots, I; d = 1, 2, \cdots, D \quad (4.3.6)$$

$$\sum_{j=1}^{3} (o_{i,d,j}^{\mathrm{Y}} + o_{i,d,j}^{\mathrm{L}}) \leqslant 1, \quad i = 1, 2, \cdots, I; d = 1, 2, \cdots, D \quad (4.3.7)$$

$$\sum_{j=2}^{3} (o_{i,d,j}^{\mathrm{Y}} + o_{i,d,j}^{\mathrm{L}}) + o_{i,d+1,1}^{\mathrm{Y}} + o_{i,d+1,1}^{\mathrm{L}} \leqslant 1,$$
$$i = 1, 2, \cdots, I; d = 1, 2, \cdots, D \quad (4.3.8)$$

$$o_{i,d,3}^{\mathrm{Y}} + o_{i,d,3}^{\mathrm{L}} + \sum_{j=1}^{2} (o_{i,d+1,j}^{\mathrm{Y}} + o_{i,d+1,j}^{\mathrm{L}}) \leqslant 1,$$
$$i = 1, 2, \cdots, I; d = 1, 2, \cdots, D \quad (4.3.9)$$

$$o_{i,d,j+1}^{\mathrm{Y}} \leqslant x_{i,d,j}, \quad i = 1, 2, \cdots, I; d = 1, 2, \cdots, D; j = 1, 2 \quad (4.3.10)$$

$$o_{i,d+1,1}^{\mathrm{Y}} \leqslant x_{i,d,3}, \quad i=1,2,\cdots,I; d=1,2,\cdots,D \tag{4.3.11}$$

$$o_{i,d,j}^{\mathrm{Y}} t_{i,d,j}^{\mathrm{Y}} \leqslant T_{\max}^{\mathrm{Y}},$$
$$i=1,2,\cdots,I; d=1,2,\cdots,D; j=1,2,3 \tag{4.3.12}$$

$$\sum_{d=1}^{D}\sum_{j=1}^{3} H_j o_{i,d,j}^{\mathrm{L}} t_{i,d,j}^{\mathrm{L}} + \sum_{d=1}^{D}\sum_{j=1}^{3} H_j o_{i,d,j}^{\mathrm{Y}} t_{i,d,j}^{\mathrm{Y}} \leqslant T_{\max}^{\mathrm{Y}}, \quad i=1,2,\cdots,I$$
$$\tag{4.3.13}$$

$$\underline{L} \leqslant \sum_{d=1}^{D}\sum_{j=1}^{3} x_{i,d,j} \leqslant \bar{L}, \quad i=1,2,\cdots,I \tag{4.3.14}$$

$$\sum_{d=d_0}^{d_0+U-1}\sum_{j=1}^{3} x_{i,d,j} \leqslant U, \quad i=1,2,\cdots,I \tag{4.3.15}$$

$$\sum_{d=1}^{D} x_{i,d,3} \leqslant V, \quad i=1,2,\cdots,I \tag{4.3.16}$$

$$p_{i,d} \geqslant \left(1-\sum_{j=1}^{3} x_{i,d,j} x_{i,d+1,j}\right)\sum_{j=1}^{3} x_{i,d,j}\sum_{j=1}^{3} x_{i,d+1,j},$$
$$i=1,2,\cdots,I; d=1,2,\cdots,D \tag{4.3.17}$$

$$q_{i,d} \geqslant \prod_{d_0}^{d_0+Z}\sum_{j=1}^{3} x_{i,d,j}, \quad i=1,2,\cdots,I \tag{4.3.18}$$

$$\sum_{d=1}^{D}(p_{i,d}+q_{i,d}) \leqslant W_{\max}, \quad i=1,2,\cdots,I \tag{4.3.19}$$

$$x_{i,d,j}, o_{i,d,j}^{\mathrm{L}}, o_{i,d,j}^{\mathrm{Y}}, p_{i,d}, q_{i,d} \in \{0,1\},$$
$$i=1,2,\cdots,I; d=1,2,\cdots D; j=1,2,3 \tag{4.3.20}$$

$$t_{i,d,j}^{\mathrm{L}} \in \{0.5,1\}, \quad i=1,2,\cdots,I; d=1,2,\cdots D; j=1,2,3 \tag{4.3.21}$$

以上模型中：

式(4.3.1)是目标函数，包含护士的常规工资、延时加班工资、临时加班工资及临时加班产生的固定额外成本；

式(4.3.2)表示每天各班次护士配置量(含加班护士)不低于实际需求量；

式(4.3.3)表示每名护士在任意班次只能处于"常规工作""临时加班""延时加班"和"休息"这四种状态之一；

式(4.3.4)~式(4.3.6)表示连续 3 个班次内(即连续 24h 内)，常规工作和临时加班不能同时出现；

式(4.3.7)~式(4.3.9)表示连续 3 个班次内(即连续 24h 内)，临时加班和延时加班不能同时出现；

式(4.3.10)和式(4.3.11)表示若护士被安排了常规工作,在下一班次才可以被安排延时加班;

式(4.3.12)和式(4.3.13)表示加班时间不能超过规定上限;

式(4.3.14)~式(4.3.16)表示排班周期内,每名护士常规工作总天数、连续常规工作天数和夜班数量应在规定范围内;

式(4.3.17)记录任意护士前后两天常规工作班次类型不一致的次数;

式(4.3.18)记录排班周期内任意护士连续常规工作超过 Z 天的次数;

式(4.3.19)表示违反式(4.3.12)和式(4.3.13)的总次数不能超过规定上限;

式(4.3.20)和式(4.3.21)表示变量取值范围。

模型中的 d_0 可以为排班周期内任意一天。

对上述模型进行两阶段求解:第一阶段生成可行班型再选出可用班型;第二阶段利用遗传算法对模型进行求解,利用多点并行的搜索机制达到高效搜索的目的。

3. 算例

1)参数设定

对某医院某科室的护士排班情况进行分析。该科室的排班周期为一周,以下是参数设定:

每名护士每周最多工作 6 个班次,最少工作 5 个班次;

每名护士连续工作最长时间为 5d;

每名护士夜班次数最多为 2 次;

护士普遍期望连续上 4d 班可以有休息日;

临时加班引起的固定额外费用为 10 元/次;

排班计划可违反护士偏好的次数上限设定为 2 次;

排班周期内,护士加班总时间不超过 8h,即临时加班不超过 1 个班次,或者延时加班的总时间不超过 8h,且单次加班时间不超过 3h。

该科室常规工资为 120 元/班,如遇护理需求量大需安排护士加班时,根据劳动法规定:在正常工作时间以外延长工作时间的,应按照不低于小时工资基数的 150%支付加班工资;在休息日工作的,按照不低于日或者小时工资基数的 200%支付加班工资。

根据该医院某科室的护理工作情况核算出各班次护士需求数量如表 4-2 所示。

排班方式 1 采用加班策略 1(临时加班策略),排班方式 2 采用加班策略 2(延时加班策略),排班方式 3 采用加班策略 3(组合加班策略)。

表 4-2   护士需求数量(单位:名)[24]

班次	日期						
	星期一	星期二	星期三	星期四	星期五	星期六	星期日
早	7.5	8.2	8.5	8.1	9	9.3	10
晚	6	5.4	6	5	7.3	6.8	7
夜	2.8	3.3	3.2	3	3.7	5.8	6.7

2)策略 1 和策略 2 对比分析

对比分析排班方式 1 和排班方式 2,两种排班方式在不同护士数量下的人力成本对比情况如图 4-4 所示。

图中 $P=240$ 元/班次为临时加班工资,$p_1=22.5$ 元/h,$p_2=30$ 元/h,$p_3=37.5$ 元/h,$p_4=45$ 元/h 为延时加班工资。

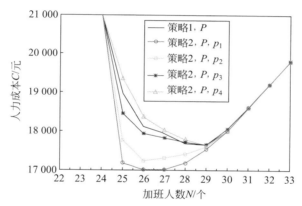

彩图 4-4

图 4-4   两种排班方式人力成本对比图[24]

将临时加班工资设置为小时工资基数的 200%(240 元/班次),在图上显示为策略 1,P;将延时加班工资按照小时工资基数的 150%、200%、250% 和 300% 逐步增加,在图上分别显示为策略 2,P,p_1~p_4。

当护士总数小于 25 名时,两种排班方式均无法满足表 4-2 中的护士需求,所以在图上显示出人力成本很高。

当护士数量大于 30 名时,护士数量充足不需要安排加班,此时两种排班方式下的人力成本保持一致,但是随着护士人数增加,常规工资增加也会带来人力成本增加。

当护士数量在 25 名至 30 名之间,两种排班方式的人力成本存在差异。

在相同护士配置条件下,当需要护士加班时,延时加班较临时加班更加灵活,尤其当护理需求量小于 1 名护士 1 个班次工作量时,采用延时加班可以安排护士以 0~3h 中任意一时间方式加班,加班安排的柔性度高,可尽量避免护士人力的浪费,更加节省人力成本(如图 4-4 所示,从 25 名到 26 名之间总人力成本下降非常明显)。

由于排班方式 2 是由上一班次护士延时至本班次加班,所以护士的加班时间集中度高,管理者需要根据本班次内护理需求的具体分布合理安排护士工作,以保障良好的护理质量。当临时加班工资取小时工资基数的 200%,延时加班取 150% 和 200% 时,在护士数量由 25 名增加至 30 名的过程中,排班方式 1 的人力成本始终高于排班方式 2 的人力成本。当模型首次得到可行解时(25 名护士)两者差距最大,此时排班方式 1 的人力成本为 18 960 元,高出排班方式 2 (150%)人力成本的 10.37%。随着护士人数的增加人力成本之间的差距逐渐由 10.37% 缩小至 0.17%。

所以,当科室护士配置数量较少时,为了达到节省人力成本的目的,建议管理者采用延时加班策略安排护士加班,随着护士数量的增加,两种排班方式的人力成本差距也逐渐缩小,在人力成本可接受的范围内,管理者可以针对不同时间段护士工作的疲劳感和精神集中度,以及对不同班次的偏好等,采用适合的加班策略。当延时加班工资增长至小时工资基数的 250% 和 300% 时,两种排班方式的人力成本相近,差异的绝对值在 0.17%~2.76%。

3)3 种策略对比分析

综合分析 3 种排班方式,将 3 种加班策略的工资均设置为:临时加班工资为小时工资基数的 200%(240 元/班次),延时加班工资为小时工资基数的 150%(22.5 元/h),组合加班策略中这两种加班方式工资也设置为同样标准。3 种排班方式在不同护士数量下的人力成本对比情况如图 4-5 所示。

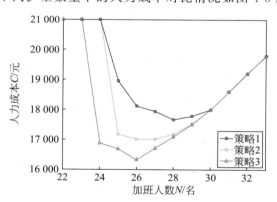

图 4-5　3 种排班方式人力成本对比图[24]

在护士数量逐渐增加的过程中,排班方式 3(策略 3)比排班方式 1(策略 1)和排班方式 2(策略 2)先获得可行解。这是由于当需要安排护士加班时,该策略下有两种加班方式可供选择,与单独采用一种加班方式相比,每一班次的可加班时数变多了,当护士可加班时数足够多时,就可以通过加班替代部分常规工作,从而减少护士配置数量的需求。当护士数量在 25～30 名时,3 种排班方式的人力成本存在显著差异:

组合加班(策略 3)的人力成本始终低于单独使用任意一种加班方式的人力成本,其人力成本与策略 1 的最大差距为 13.18%,与策略 2 的最大差距为 4.15%。这是由于每一班次可加班时数变多后,护士排班问题的可行解空间也随之变大,可以搜索到比单独采用一种加班方式更好的排班计划;当护士数量大于 30 名时,3 种排班方式下的人力成本保持一致。

4.3.4　考虑护士偏好和公平的排班问题[23]

护士的工作强度大,压力大,在进行排班时,不仅要满足各种资源和需求约束,还应考虑护士的满意度和护士之间的公平性。因此,一个好的排班表不仅能够提高护士的满意度、工作效率,同时也能够使护士的身心更加健康。以下讨论如何在考虑护士的偏好和公平性两个方面的基础上设计排班模型。

1. 符号设定

n:表示护士的人数,i 表示护士 i,$i \in (1,2,\cdots,n)$;

t:表示排班周期的长度,j 表示第 j 天,$j \in (1,2,\cdots,t)$;

i_A、i_B、i_C:表示等级为 A、B、C 的护士;

A:表示每天 A 班需要的护士人数;

P:表示每天 P 班需要的护士人数;

N:表示每天 N 班需要的护士人数;

R:表示每天休息的护士人数;

U:表示在整个周期内,护士上夜班的上限,此处,$U=8$;

R_l:表示在整个排班周期内,护士应该休息的最少天数,此处设置 $R_l=8$;

x_{ijk}:$x_{ijk}=1$ 表示护士 i 第 j 天的第 k 个班次值班;

A_a:表示在整个排班周期内,每名护士平均上 A 班的次数;

P_a:表示在整个排班周期内,每名护士平均上 P 班的次数;

N_a:表示在整个排班周期内,每名护士平均上 N 班的次数;

R_a:表示在整个排班周期内,每名护士平均休息的次数;

Ad_i^+:表示护士 i 在整个排班周期内上 A 班超过 A_a 的次数;

Ad_i^-:表示护士 i 在整个排班周期内上 A 班少于 A_a 的次数;

Pd_i^+:表示护士 i 在整个排班周期内上 P 班超过 P_a 的次数;

Pd_i^-:表示护士 i 在整个排班周期内上 P 班少于 P_a 的次数;

Nd_i^+:表示护士 i 在整个排班周期内上 N 班超过 N_a 的次数;

Nd_i^-:表示护士 i 在整个排班周期内上 N 班少于 N_a 的次数；

Rd_i^+:表示护士 i 在整个排班周期内上 R 班超过 R_a 的次数；

Rd_i^-:表示护士 i 在整个排班周期内上 R 班少于 R_a 的次数；

s_i:表示排班表分别违反硬约束条件 HC1-HC4 的次数，$i=1,2,\cdots,7$；

w_i:表示 s_i 的权重，$i=1,2,\cdots,7$；

$p_{i_1 i_2}$:表示护士 i_1 对护士 i_2 的偏好，$i_1,i_2=1,2,\cdots,n$，$p_{i_1 i_2} \in \{1,2,3,4,5\}$，其中 1~5 分别表示非常不喜欢、不喜欢、一般、喜欢、非常喜欢。

2. 模型建立

根据 4.3.2 节的硬约束和软约束建立考虑公平和护士偏好的模型：

$$\min z_1 = w_1 \times s_1 + w_2 \times s_2 + w_3 \times s_3 + w_4 \times s_4 + \\ w_5 \times s_5 + w_6 \times s_6 + w_7 \times s_7 \tag{4.3.22}$$

$$\min z_2 = \sum_{i=1}^n (w_A(Ad_i^+ + Ad_i^-) + w_P(Pd_i^+ + Pd_i^-) + \\ w_N(Nd_i^+ + Nd_i^-) + w_R(Rd_i^+ + Rd_i^-)) \tag{4.3.23}$$

$$\min z_3 = \sum_{i_1=1}^n \sum_{i_2=1}^n p_{i_1 i_2}, \quad \forall i_1, i_2, i_1 \neq i_2 \tag{4.3.24}$$

$$A\_a = \frac{A \times t}{n} \tag{4.3.25}$$

$$P\_a = \frac{P \times t}{n} \tag{4.3.26}$$

$$N\_a = \frac{N \times t}{n} \tag{4.3.27}$$

$$R\_a = \frac{R \times t}{n} \tag{4.3.28}$$

$$\sum_{k=1}^4 x_{ijk} = 1, \quad \forall i, \forall j \tag{4.3.29}$$

$$x_{ij3} + x_{i(j+1)1} \leqslant 1, \quad \forall i, \forall j \leqslant t-1 \tag{4.3.30}$$

$$x_{ij3} + x_{ij2} \leqslant 1, \quad \forall i, \forall j \leqslant t-1 \tag{4.3.31}$$

$$\sum_{i=1}^{n-i_C} x_{ij1} \geqslant \sum_{n-i_C+1}^n x_{ij1}, \quad \forall j \tag{4.3.32}$$

$$\sum_{i=1}^{n-i_C} x_{ij2} \geqslant \sum_{n-i_C+1}^n x_{ij2}, \quad \forall j \tag{4.3.33}$$

$$\sum_{i=1}^{n-i_C} x_{ij3} \geqslant \sum_{n-i_C+1}^n x_{ij3}, \quad \forall j \tag{4.3.34}$$

$$\sum_{i=1}^{n} x_{ij1} = A, \quad \forall j \tag{4.3.35}$$

$$\sum_{i=1}^{n} x_{ij2} = P, \quad \forall j \tag{4.3.36}$$

$$\sum_{i=1}^{n} x_{ij3} = N, \quad \forall j \tag{4.3.37}$$

$$\sum_{j=1}^{t} x_{ij1} + Ad_i^- - Ad_i^+ = A\_a, \quad \forall j \tag{4.3.38}$$

$$\sum_{j=1}^{t} x_{ij2} + Pd_i^- - Pd_i^+ = P\_a, \quad \forall j \tag{4.3.39}$$

$$\sum_{j=1}^{t} x_{ij3} + Nd_i^- - Nd_i^+ = N\_a, \quad \forall j \tag{4.3.40}$$

$$\sum_{j=1}^{t} x_{ij4} + Rd_i^- - Rd_i^+ = R\_a, \quad \forall j \tag{4.3.41}$$

$$\sum_{h=0}^{13} x_{i(j+h)4} \geqslant 3, \quad \forall i, \forall j = 1, 8, 15 \tag{4.3.42}$$

$$\sum_{j=1}^{t} x_{ij4} \geqslant R_l, \quad \forall i \tag{4.3.43}$$

$$\sum_{h=0}^{6} x_{i(j+h)4} \geqslant 1, \quad \forall i, \forall j \leqslant t-6 \tag{4.3.44}$$

$$\sum_{h=0}^{3} x_{i(j+h)4} \leqslant 3, \quad \forall i, \forall j \leqslant t-3 \tag{4.3.45}$$

$$\sum_{j=1}^{t} x_{ij3} \leqslant U, \quad \forall i \tag{4.3.46}$$

$$\sum_{h=0}^{6} x_{i(j+h)3} \leqslant 3, \quad \forall i, \forall j = 1, 8, 15, 22 \tag{4.3.47}$$

$$\sum_{h=0}^{3} x_{i(j+h)3} \leqslant 3, \quad \forall i, \forall j \leqslant m-3 \tag{4.3.48}$$

以上模型中:式(4.3.22)是目标函数 1,表示该排班表的惩罚值,表示排班表违反硬约束条件 HC1-HC4 总量。

式(4.3.23)是目标函数 2,用来度量该排班表是否公平,该值越小,表明该排班表越公平,w_A、w_P、w_N、w_R 分别表示各项所占的权重。

式(4.3.24)是目标函数3,用来计算排班表中各个护士总的偏好值,这个值越大,表示该排班表越优。

式(4.3.25)~式(4.3.28)分别表示护士 i 在整个周期内上 A 班、P 班、N 班以及 R 班的平均天数。

式(4.3.29)表示护士 i 每天只能上一个班次,对应硬约束条件 HC1。

式(4.3.30)和式(4.3.31)分别表示护士 i 上完 N 班之后,第二天不能上 A 班和 P 班,对应硬约束条件 HC2。

式(4.3.32)~式(4.3.34)分别表示每个 A 班、P 班和 N 班中 A 级和 B 级护士的人数需大于 C 级护士的人数,对应于硬约束条件 HC3。

式(4.3.35)~式(4.3.37)分别表示每天 A 班、P 班、N 班需要的护士人数,对应于硬约束条件 HC4。

式(4.3.38)~式(4.3.41)分别表示 A 班、P 班、N 班以及 R 班分别偏离 A_a、P_a、N_a、R_a 的程度。

式(4.3.42)表示在两周之内,护士工作的总天数应该少于 11d,对应于软约束条件 SC1。

式(4.3.43)表示在整个排班周期内,即 28d 内,护士应该至少休息 8d,对应于软约束条件 SC2。

式(4.3.44)表示在任意一周内,护士应该至少休息 1d,对应于软约束条件 SC3。

式(4.3.45)表示在排班表中,连续休息的天数应不超过 3d,对应于软约束条件 SC4。

式(4.3.46)表示在整个排班周期内,即 28d 内,护士上晚班的天数应不超过 8d,对应于软约束条件 SC5。

式(4.3.47)表示在一周内,护士上晚班的天数应不超过 3d,对应于软约束条件 SC6。

式(4.3.48)表示在排班表中,连续上晚班的天数应不超过 3d,对应于软约束条件 SC7。

以上模型属于多目标问题,可以先用粒子群算法寻找初始可行解,然后将遗传算法中的变异算子应用到粒子群算法中,会产生一些比当前最优解更优的解,从而扩大粒子群算法的搜索范围以寻找更好的解。

3. 算例

选取一个有 20 名护士的部门,其中 A 级护士 8 名,B 级护士 6 名,C 级护士 6 名(A 级护士的技能＞B 级护士的技能＞C 级护士的技能)。每天 A 班需要 6 名护士,P 班需要 4 名护士,N 班需要 3 名护士。初始排班表如表 4-3 所示。

表 4-3　一个拥有 20 名护士的初始排班表[24]

序号	等级	M	T	W	T	F	S	S	M	T	W	T	F	S	S	M	T	W	T	F	S	S	M	T	W	T	F	S	S	AVG	A	P	N	R
1	B	P	P	P	P	P	R	N	P	P	P	R	P	P	R	P	P	P	P	P	R	N	P	P	P	P	P	R	N		7	8	6	7
2	C	A	P	P	P	A	R	N	A	A	A	R	R	P	N	A	A	A	A	A	P	N	A	A	A	A	A	R	N		6	8	5	9
3	A	R	A	P	P	R	R	N	R	R	N	N	R	P	R	A	R	A	R	A	A	N	A	R	A	A	R	N	N		8	8	4	8
4	B	R	R	A	A	R	P	R	N	N	N	N	A	R	R	A	R	A	A	A	A	R	A	R	A	A	R	R	N		8	8	3	9
5	C	R	R	N	N	R	P	P	R	R	R	P	R	R	P	R	R	R	R	R	R	R	A	A	A	A	A	A	R		5	8	3	12
6	A	R	R	R	A	R	P	P	A	A	A	P	A	A	A	A	A	A	A	A	A	A	A	A	A	A	A	A	A		14	7	3	4
7	B	A	A	A	A	A	P	P	A	A	A	P	A	A	A	R	R	R	R	R	R	R	A	R	R	R	R	A	R		9	6	3	10
8	C	A	A	A	A	A	P	P	A	A	A	P	A	A	A	A	A	A	A	R	P	P	R	R	R	R	R	A	R		8	5	3	12
9	A	A	A	A	A	R	P	P	R	R	R	A	R	R	A	R	R	R	R	A	A	A	R	A	A	A	A	A	A		10	4	3	11
10	A	A	A	A	A	R	R	A	R	R	R	A	R	R	A	N	N	R	N	R	A	A	R	A	A	A	A	R	A		10	4	3	11
11	B	R	A	A	A	R	R	A	R	R	R	P	P	P	P	P	P	P	P	P	P	A	R	R	A	A	R	A	A		11	4	3	10
12	C	R	R	R	A	R	R	A	A	A	A	P	P	P	P	P	P	P	P	P	P	A	R	R	R	A	R	A	R		11	4	3	10
13	B	N	R	R	R	R	R	A	R	R	R	A	R	R	A	R	R	R	R	R	R	A	R	A	R	R	R	A	R		8	4	3	13
14	B	N	N	N	N	R	R	A	R	R	R	A	R	R	A	N	N	N	R	P	P	A	R	A	A	A	R	A	A		9	4	4	11
15	C	R	R	R	R	R	R	A	N	N	N	P	P	P	A	P	P	P	P	P	P	A	R	A	A	A	A	A	A		9	4	5	10
16	B	R	R	R	N	N	R	A	N	N	N	A	A	A	A	P	P	P	P	P	P	A	R	R	R	A	A	R	R		9	4	6	9
17	C	P	P	P	N	N	R	R	A	A	A	R	A	A	A	A	A	A	A	P	P	A	R	R	R	R	R	R	A		6	5	6	12
18	A	P	P	P	N	N	R	R	P	P	P	R	R	R	R	A	A	A	A	P	P	A	R	R	R	R	N	N	R		6	6	6	11
19	A	P	P	R	P	P	R	R	P	P	P	A	A	A	A	R	R	R	R	P	P	P	P	P	A	A	N	N	R		6	6	5	10
20	A	P	A	A	A	A	R	R	P	P	P	A	A	A	A	A	A	A	A	A	A	A	A	A	A	A	N	N	R		6	6	6	10
AVG																															8.4	5.5	4.1	9.9
P		6	6	6	6	6	6	6	6	6	6	6	6	6	6	6	6	6	6	6	6	6	6	6	6	6	6	6	6					
N		4	4	4	4	4	4	4	4	4	4	4	4	4	4	4	4	4	4	4	4	4	4	4	4	4	4	4	4					
		3	3	3	3	3	3	3	3	3	3	3	3	3	3	3	3	3	3	3	3	3	3	3	3	3	3	3	3					

在护士偏好得分上,采取 MATLAB 仿真,生成两组护士的偏好得分表。然后在其他条件均相同、护士偏好得分不同的情况下,求解非劣解。通过改进的多目标粒子群算法,可以求解出两种情况下的非劣解集,如表 4-4 所示。

表 4-4　非劣解集[24]

第一组	偏差值	惩罚值	偏好值	第二组	偏差值	惩罚值	偏好值
1	15.20	11	3998	1	15.20	30	4022
2	15.40	12	4011	2	15.60	28	4068
3	15.40	23	4043	3	15.20	34	4060
4	15.80	27	4091	4	15.40	22	4022
5	15.24	26	4037	5	15.60	13	4033
6	15.20	27	4042	6	15.24	26	4040
7	15.40	41	4098	7	15.40	13	3958
8	15.60	19	4038	8	15.24	20	3995
9	15.40	17	4019	9	15.20	26	3983
10	15.80	9	4024	10	15.40	24	4036
11	15.80	20	4079	11	15.20	28	4017
12	15.60	15	4027	12	15.40	19	4007
13	16.00	13	4027	13	16.00	23	4038
14	15.40	25	4069	14	15.40	15	3993
15	15.20	29	4092				
16	15.20	24	4032				

在其他条件相同、护士偏好不同的情况下,会产生不同的非劣解。因此,医院在排班过程中需要充分考虑护士的偏好,以生成更加科学合理的护士排班表。医院相关决策者可以根据实际情况选择其中的一个解作为医院的实际护士排班表。表 4-5 是从非劣解中选取了一个偏差值为 15.8、惩罚值为 9、护士偏好值为 4024 的解作为护士的实际排班表。

表 4-5 中的排班表能够满足硬约束条件:HC1、HC2、HC3、HC4,其软约束条件也能够尽量满足。

表 4-5　从非劣解集中选取一个非劣解的护士排班表[24]

序号	等级	M	T	W	T	F	S	S	M	T	W	T	F	S	S	M	T	W	T	F	S	S	A	P	N	R
1	B	P	P	P	P	P	R	N	P	R	R	R	A	R	N	P	R	R	A	R	R	N	5	8	6	9
2	C	R	P	P	P	R	N	N	P	R	R	R	R	R	N	A	A	A	R	A	A	N	5	8	5	10
3	A	A	A	P	A	R	N	N	A	R	A	A	A	R	N	A	R	A	A	A	R	N	7	8	4	9
4	B	R	P	P	P	R	N	R	R	R	R	R	R	N	R	A	A	A	A	A	R	R	8	8	3	9
5	C	R	R	P	P	P	P	R	R	R	R	N	N	P	R	A	A	A	R	A	A	R	10	8	3	7
6	A	A	A	A	A	A	N	N	A	A	R	R	R	N	A	A	A	A	A	A	R	P	9	7	3	9
7	B	R	R	R	R	R	N	N	R	R	R	R	R	N	R	A	A	A	A	A	A	P	10	6	3	9
8	C	A	A	A	A	A	N	N	A	A	P	P	P	N	A	A	A	A	A	A	A	P	10	5	3	10
9	A	A	A	A	A	A	P	P	A	A	P	P	P	P	A	A	A	A	A	A	A	P	9	4	3	12
10	A	A	A	A	A	A	P	P	A	A	A	P	P	P	A	A	A	A	A	A	A	A	15	4	3	6
11	B	R	R	R	R	R	R	R	R	R	R	R	R	R	R	A	A	A	A	A	A	A	10	4	3	11
12	C	R	R	R	R	R	R	R	P	P	P	P	P	P	A	R	R	R	R	R	R	R	9	4	3	12
13	A	N	N	R	R	R	R	R	P	P	P	P	P	P	A	A	A	A	A	A	A	A	11	4	3	10
14	B	R	R	R	R	R	R	R	N	N	N	N	N	N	A	A	A	A	A	A	A	A	8	4	4	12
15	C	R	N	N	N	N	N	R	R	R	R	R	R	R	A	A	A	A	A	A	A	A	6	4	5	13
16	A	A	A	A	A	A	A	A	R	R	R	R	R	R	R	A	A	A	A	A	A	A	8	4	6	10
17	B	R	R	R	R	R	R	R	A	A	A	A	A	A	A	R	R	R	R	R	R	R	9	4	6	9
18	C	P	P	P	P	P	R	R	R	R	R	R	R	R	R	A	A	A	A	A	R	R	8	5	6	9
19	A	P	P	P	P	P	N	N	R	R	R	R	R	N	N	A	A	A	A	P	N	N	6	6	6	10
20	A	P	P	R	R	R	N	N	R	R	R	R	R	N	N	P	P	P	P	P	N	R	5	7	6	10
AVG																							8.4	5.6	4.2	9.8
P	4	6	6	6	6	6	6	6	6	6	6	6	6	6	6	6	6	6	6	6	6	6				
N	3	4	4	4	4	4	4	4	4	4	4	4	4	4	4	4	4	4	4	4	4	4				

4.3.5　管理启示

在住院患者不断增加时,医院常常因为护士不足需要安排加班,加班策略包括临时加班、延时加班和组合加班(即综合使用两种加班方式)3种。延时加班策略比临时加班策略的柔性度更高,可以有效避免护士人力资源的浪费,更加节省人力成本。同时,管理者可利用延时加班在人力成本上的这一优势,考虑护士的个体差异,采用延时加班策略安排护士加班,并通过逐步提高加班工资,达到激励并提高护士工作热情的目的。与单独使用两种加班策略相比,组合加班策略的优点在于加班形式更加多样化,面对不同需求的护士可以更加全面地顾及其偏好,对于离家远、交通不方便的护士可以更加侧重于延时加班,对于易疲惫、易倦怠的护士尽量采用临时加班。同时,组合加班也可以在一定程度上达到减少护士人数的目的。医院管理者在实际排班中,可以根据各科室的具体情况,在考虑人力成本的前提下,从保障护士工作满意度和护理质量两方面综合考虑,选择不同的加班策略。

将护士排班表的偏差、护士排班表的惩罚值以及护士的偏好作为目标函数,从而使求出的排班表能够考虑护士之间的公平性和护士的偏好,能较好地提高护士的满意度和工作积极性。在排班过程中可以发现,在其他条件相同、护士偏好值不同的情况下,会生成不同的非劣解。因此,在实际排班过程中,在考虑公平性的基础上,需要根据护士的不同偏好来实时地调整排班表以使其更加科学、合理。在以后的研究中需要将这些因素考虑进来以形成一个超目标的护士排班问题,使生成的排班表更加科学、合理。

4.4　小结

本章针对住院服务管理中的两类重要资源调度进行了讨论,分别是床位管理问题和护士排班问题。关于这两方面的国内外研究很多,正如前文所述,我国的医疗管理制度和国外有显著差异,因此只能选择适合我国国情的服务管理优化方法。

4.2节着重讨论床位管理问题,介绍了一种考虑 CMI 参数的床位分配方法,CMI 参数是一个衡量收治疾病疑难危重程度的重要参数,近年来被我国作为管理绩效衡量标准之一,床位管理中将科室 CMI 值和患者比例的乘积作为各科室入院率和床位占有率的新影响因素,代表了各科室对医院整体 CMI 值的贡献,可以对原来单纯追求最大入院率或床位入住率的分配方式稍加修正,从而得出一个面向 CMI 的分配方案。

　　4.3 节着重讨论护士排班问题。介绍了考虑加班策略的护士排班方法,模型中考虑了 3 种护士加班策略:临时加班、延时加班和组合加班,通过算例发现延时加班策略比临时加班策略的柔性度更高,组合加班策略的优点在于加班形式更加多样化,可以满足护士多种偏好需求。接着介绍了一种考虑公平性和护士偏好的模型,建立了三个目标函数,分别是排班表的惩罚值、排班表的公平性和排班表体现的护士偏好。算例显示,在满足硬约束和软约束条件下,考虑公平性和护士偏好能获得非劣解,生成的排班方案更加科学、合理,能提高护士的满意度和工作积极性。

参考文献

[1]　张鹭鹭,王羽,薛迪,等.医院管理学[M].北京:人民卫生出版社,2014.

[2]　United Nations. World urbanization prospects, department of economic and social affairs[R]. New York, 2022.

[3]　吴玉韶,党俊武.老龄蓝皮书:中国老龄产业发展报告[M].北京:社会科学文献出版社,2014.

[4]　侯玉梅,王冬梅,刘晓允,等. 医院病床资源调度优化研究现状及展望[J].数学的实践与认识,2019,49(15):1-15.

[5]　BAILEY N T J. Queueing for medical care[J]. Applied Statistics,1954,3(3):137-145.

[6]　宋鸿芳,褚宏睿,张文思. 基于患者两阶段医疗服务过程的病床资源优化[J].中国管理科学,2020,28(3):93-102.

[7]　WALCZAK S, POFAHL W E, SCORPIO R J. A decision support tool for allocating hospital bed resources and determining required acuity of care[J]. Decision Support Systems, 2003, 34(4): 445-456.

[8]　GRÜBLER M, DA S, DA COSTA CA, et al. A hospital bed allocation hybrid model based on situation awareness[J]. CIN-Computers, Informatics, Nursing, 2018, 36(5): 249-255.

[9]　GONG Y J, ZHANG J, CHUNG H S H, et al. An efficient resource allocation scheme using particle swarm optimization. Evolutionary Computation [J]. IEEE Transactions on, 2012, 16(6): 801-816.

[10]　CHANG J, ZHANG L J. Case Mix Index weighted multi-objective optimization of inpatient bed allocation in general hospital[J]. Journal of Combinatorial Optimization, 2019, 1(37): 1-19.

[11]　BERK E, MOINZADEH K. The impact of discharge decisions on healthcare quality [J]. Management Science, 1998, 3(44): 400-415.

[12]　JAFARI H, BATENI S, DANESHVAR P, et al. Fuzzy mathematical modeling

approach for the nurse scheduling problem：a case study[J]. International Journal of Fuzzy Systems，2016，18(2)：320-332.

[13] BRADLEY D J，MARTIN J B. Continuous personnel scheduling algorithms：A literature review[J]. Journal of the Society for Health Systems，1990，2(2)：8-23.

[14] 刘晓荣,顾仁萍,袁长蓉,等. 护士排班决策支持系统[J]. 解放军护理杂志，2006，23(1)：67-69.

[15] 沈吟东,苏光辉. 带约束的护士排班模型和基于变换规则的优化算法[J]. 计算机工程与科学，2010，32(7)：99-103.

[16] 彭黄莉,牛占文. 基于目标规划的连续性排班问题研究[J]. 武汉理工大学学报(信息与管理工程版)，2013，35(5)：718-722.

[17] 王超,董兴业. 求解护士排班问题的变邻域搜索算法[J]. 计算机应用，2013，33(2)：338-352.

[18] 胡廉民,张九华,常永耘,等. 求解护士排班问题的可变邻域搜索遗传算法[J]. 计算机工程与科学，2013，35(5)：149-153.

[19] 欧阳骥,林伟佳,卓晓燕,等. 基于整数规划与演化优化混合的护士排班问题求解算法[J].计算机应用研究,2015,32(12):3660-3664.

[20] NIU B，LIU J，BI Y，et al. Improved bacterial foraging optimization algorithm with information communication mechanism［C］//10th International Conference on Computational Intelligence and Security，2014：47-51.

[21] WONG T C,XU M,CHIN K S. A two-stage heuristic approach for nurse scheduling problem：a case study in an emergency department[J]. Computers & Operations Research，2014，51(51)：99-110.

[22] WU T H，YEH J Y，LEE Y M. A particle swarm optimization approach with refinement procedure for nurse rostering problem[J]. Computers & Operations Research，2015，54(C)：52-63.

[23] 梅勋,叶春明. 考虑公平和护士偏好的护士排班研究[J].计算机工程与应用,2019,55(4):263-270.

[24] 许丹,刘洪伟,齐二石.基于护士排班问题的加班策略比较研究[J].系统工程学报,2018,33(2):279-288.

[25] 朱嫣然,耿娜,ANDREA M. 考虑职业倦怠的护士夜班指派问题[J].工业工程与管理,2018,23(4):172-178,193.

[26] 姜博文,唐加福,阎崇钧. 可加班门诊预约能力分配问题的期望方差模型[J]. 系统工程学报，2015，30(2)：259-268.

[27] HUANG H，LIN W，LIN Z，et al. An evolutionary algorithm based on constraint set partitioning for nurse rostering problems[J]. Neural Computing & Applications，2014，25(3/4)：703-715.

第 5 章　手术资源管理与优化

5.1　手术资源管理理论与方法

　　手术是治疗重症疾病的最重要的医疗处理手段,因此外部对于医院大量的手术需求、内部对于医院高效运营的要求凸显。如何化解其中的矛盾,进而实现手术排程的优化,实现手术相关资源的最大利用已成为医疗卫生行业亟待解决的关键问题。在医院硬件规模扩张已难以为继的局面下,进行有效、优化的医疗资源管理来提高手术工作效率已成必需。本章着重对手术资源管理的运行机制进行系统研究,探讨手术资源管理与优化的理论与方法,并应用到管理实践中,提高手术管理运行效率,满足患者日益增长的医疗需求。

5.1.1　手术资源管理运行机制

　　手术资源管理除了具有无形性、不可分离性、易逝性和差异性等一般服务行业的四个特征[1],还具有以下特征:

　　(1)服务对象(患者)的非同质性、动态性、时间紧迫性、不确定性和高风险性;

　　(2)提供服务方(医院)的共享性和综合性(同时需要多种资源配合和需要多次提供服务);

　　(3)服务的效用具有滞后性和不可逆转性;

　　(4)服务对象和提供服务方双方的非对称性(供需信息的不完整、患者疾病的转归和个人体质等)。

　　这些特征使得手术资源管理有一定的难度。

　　从卫生经济学角度看,作为实施手术场所的手术室,是医疗资源最密集的部门,手术室不但医疗设备成本高,人力资源成本也非常高,并且是医院最重要的收入来源。据国外统计,手术收入占整个医院总收入的 40% 以上[2]。手术室也是医疗总流程的瓶颈,许多患者常常必须等待手术完成以后才能继续下一步的诊疗。因此,如何进行合理的手术排程,高效利用手术资源,直接影响整个医院的运营水平,是医院管理者非常关心的问题。

　　因此,围绕手术资源管理优化的研究对于解决当前医院运营管理中的重要现实问题,丰富医院管理理论和实践具有极其重要的意义。其最重要的意义在于医院和患者两个层面。

(1)在医院层面,通过科学而合理地优化手术排程,充分利用手术资源,使得闲置的医疗资源得以共享,有效提高手术室、手术设备及医疗人员的效率,降低医疗成本,提高医疗绩效。对于推动医院精细化管理、提高医疗技术水平、处置医疗应急事件、培养医院管理人才都具有正面意义。

(2)在患者层面,减少患者等待实施手术的无效住院时间,降低医疗风险,减少患者的住院费用,提高患者的满意度,为医院赢得社会效益。

国外对于这一领域的研究多集中在使用整数规划的理论及仿真研究方面,已经有部分研究通过构建数学模型来求解。2003年,Kuo等[3]采用线性规划方法对手术室分配进行优化。Magerlein等[4]同时考虑了患者的安全和手术室员工的满意度,对手术室管理方法进行了探讨。Roland等[5]把人力资源因素整合进优化过程中,把手术资源管理计划过程分解成两个顺序阶段:计划阶段和调度阶段,采用了遗传算法和启发式算法相结合来求解。

以上模型和方法大多仅基于条件假设,模型的构建未考虑医院实际的约束。并且,中国医疗卫生行业的特殊性也使得国外现有的研究成果难以适用。因此,国内对于手术资源管理优化策略的研究越来越多,本章后续会详细介绍。

运行机制是指在人类社会有规律的运动中,影响这种运动的各因素的结构、功能、相互关系,以及这些因素产生影响、发挥功能的作用过程和作用原理及其运行方式,是引导和制约决策并与人、财、物相关的各项活动的基本准则及相应制度,是决定行为的内外因素及相互关系的总称。各种因素相互联系,相互作用,要保证社会各项工作的目标和任务真正实现,必须建立一套协调、灵活、高效的运行机制。

手术作为医院治疗的一种重要手段,牵涉到多个部门和多种资源,且部门之间、资源之间存在联系和作用,手术资源管理的运行机制研究就是要理顺手术牵涉到的资源,以及资源之间的相互关系。国内外学者对手术资源管理进行了大量研究,得到了许多有价值的理论和方法。

图5-1所示是手术资源管理运行机制的研究体系。手术资源管理运行机制

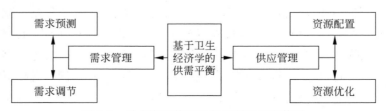

图 5-1　手术资源管理运行机制的研究体系

最核心的内涵在于手术服务系统正常运行需要手术资源配置的需求和供给的匹配与协调,保证各类医疗资源的高效利用。这主要从三方面入手,即手术资源需求管理研究、手术资源供应管理研究、手术资源供需平衡研究。

1. 手术资源需求管理研究

手术资源需求管理是在正确了解包括服务需求、患者需求、功能需求的基础上,采取适宜的管理和有效的引导,通过手术资源配置各方协同实现效益最好、双方受益、成本最低所进行的管理活动。手术资源需求管理研究主要包括两部分内容:一是需求预测,根据医院各部门提供的信息对手术资源的需求进行预测;二是需求调节,从手术资源整体应用效益出发,采用适宜的方式对需求进行引导,对需求的峰谷进行平衡。

2. 手术资源供应管理研究

手术资源供应管理是通过手术资源灵活配置提高服务供给能力,加强手术资源动态管理,提高实时响应能力,最终实现手术服务供给与需求相匹配。从本质上来说,分为两个阶段:手术资源的初次分配和手术资源的再次安排。手术资源供应管理研究着重研究手术资源的初次分配,这也是资源配置需要解决的关键问题,其重要方法为排序,即从最优化的角度,把所需要用到的资源按时间进行分配和安排次序。这就需要研究在什么时候、什么地方、为患者提供什么样的服务,以及为之配置的最低要求的资源;研究提供差异性服务时需要更换配置的资源;研究提供及时性服务(急诊手术)所需配置的资源。通过对资源的分析,提供不同组合满足需求并要求目标最优。

3. 手术资源供需平衡研究

卫生经济学认为,必须科学认知医疗服务需求,符合医学常识地调节服务需求的不平衡,从疾病转归即疾病变化结果导致的社会学、经济学影响角度来谋求医疗服务需求和供应的匹配。要使手术资源配置相对均衡,以保障手术资源供应的经济性和安全性,其核心问题是在一定使用限制下满足手术需求的手术资源配置。可以通过手术资源的优先排序管理,将手术需求按照患者的情况划分为可中断需求与不可中断需求,并应优先满足后者的资源需求,如一位医师连续手术的资源需求就是不可中断需求,所以要优先满足其手术资源需求;可以通过控制资源配置来调节手术需求达到时间,缓解资源的供需矛盾,如将择期手术放在周末开展;可以通过调整手术资源配置结构,使用低能级的手术资源替代高能级的手术资源,如由下级医师承担手术主刀等。

5.1.2 手术资源类型与管理

以上从宏观上阐述了手术资源管理运行机制,接下来分析手术资源管理的具体内容。

1. 手术资源类型

一台手术的顺利进行需要的资源包括:手术室、外科医生、麻醉师、护士和昂贵的手术设备等。手术资源包括手术室(包含手术室里面的设备)和人力资源两大类型。

1)手术室

手术室是手术科室医师对患者进行手术诊断、治疗和抢救的重要场所,是医学技术与工程技术结合的产物,是医院外科最核心的部分。另外,手术室还有各种昂贵的手术仪器和设备,所以手术室运行状态体现了现代化医院的设施水平、医疗水平和管理水平。因此,手术室的调度和使用成为手术资源管理中最重要的环节。

中国有超过 1200 家三级医院,仅上海就有 72 家二级甲等以上医院。二级甲等以上医院的手术室大都超过 10 间,医院每年的手术量超过 10 000 例。在发达国家,如美国,手术室是以不同时间段不同价格租赁给主诊医师(attending)的医疗小组的,手术室的使用计入以组别进行的成本核算中。临床医师根据当地的医疗保险制度,如 DRGs,并参考患者的意愿进行手术室的预定。在这些国家,临床医师提出需求,手术室被动地接受预定。

2)人力资源

手术协作性强,任何一台手术都不是一个人所能完成的,要求外科医生、麻醉师、护士等一系列医护人员共同参与、紧密配合。各种人员根据其职业技能水平划分不同等级,不同类型手术需要安排不同级别外科医生、麻醉师和护士等参与工作,如根据手术分级管理制度,重大手术及各类探查性质的手术须由有经验的副主任医师以上职称的医师或科主任承担。因此,人力资源是手术资源管理中不可忽视的一个部分。

2. 手术资源管理

中国的医疗机构以国家办的非营利性公立医院占主导。医院不把手术室的使用与患者的支出及医务人员的收入直接挂钩。传统的手术安排是按照专科科室(外科医生分属不同科室)分派手术室,必要时专科科室之间互相调剂。具体做法是:

1）确定手术室使用权的归属

依据上一年度专科科室手术量和手术总时间，把手术室分派到专科科室，确定使用手术室所归属的专科科室。一年调整一次。

2）专科科室安排手术

专科科室在自己归属的手术室和手术日安排手术。

3）专科科室之间互相协调

如果专科科室的手术在归属的手术室安排不下，可以调剂到非归属的手术室安排手术。但是，必须在归属专科科室的所有手术结束后才能安排。

如图 5-2 所示，传统的手术安排中专科科室自主掌握自己的手术室以及手术时间的安排，所有住院患者的安排是围绕其归属手术室的开放时间来进行的。但是这种管理方式存在诸多问题。专科科室手术量的不均衡、住院天数的不均衡，会造成手术室归属的不合理，造成大量接台手术需要协调，并且协调难度越来越大。有些科室的手术室利用不足，而其他专科科室的许多手术不能及时安排，导致患者非自身医疗因素性的术前待床日延长，影响手术室的使用效率。为此，可运用排序的理论和算法，实施计算机程序化排程，打破手术室使用权的归属，使医院手术室和相关的资源实现集约化、公用化、共享化。

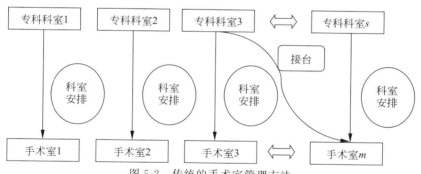

图 5-2　传统的手术室管理方法

随着越来越多学者研究手术室调度问题，目前许多三级甲等医院已经使用数字化系统进行手术室调度了。

手术资源管理还需要考虑手术本身类型、手术所需外科医生级别、麻醉师级别和护士级别等问题，传统方法下，手术管理部门根据经验进行排班，应用了定量分析方法后，大多是把这些条件设置为约束条件，建立规划模型进行求解。

同时手术排程不同于一般产品的加工生产，在排程时除了要考虑执刀医师、麻醉师、护士和贵重手术设备等排程对象外，对患者的体质、手术过程是否会有污染等情况也要特别加以关注。因此，在手术排程的过程中，在其他情况基本相同的情况下，一般还要遵循以下原则：

(1)无菌手术优先级高于有菌手术;

(2)VIP 患者优先级高于一般患者;

(3)全身麻醉的手术优先级高于局部麻醉的手术;

(4)同一执刀医师手术尽可能连续安排;

(5)手术时间容易确定的优先级高于手术时间难以估计的。

近年来涌现了许多研究手术资源调度的文献和成果,本章将就排序、博弈和匹配三个重要理论和方法在手术资源管理方面展开阐述:

5.2 节主要介绍排序论在手术资源管理中的应用,介绍两阶段手术排程方法。

博弈论包括合作博弈和非合作博弈,5.3 节介绍基于博弈论的手术排序方法,阐述其排序思路和模型。

匹配理论属于合作博弈理论部分,5.4 节介绍基于匹配理论的手术排序方法,阐述其思路和模型,在这种方法下可以同时考虑供需双方的偏好。

因为篇幅原因,手术资源管理方面还有许多好的方法,未能在此一一叙述。

5.2　两阶段手术排程方法

5.2.1　相关研究概述

在过去的几十年里,已经形成大量关于手术室管理的文献。Magerlein 和 Martin[4] 回顾了手术需求调度的文献,并区分了提前调度和分配调度。Blake 和 Carter[6] 在他们的文献综述中详细阐述了这种分类法,并添加了外部资源调度的领域。他们还将每个领域从战略、行政和业务层面进行划分。Przasnyski[7] 根据一般关注的领域,如成本控制或特定资源的调度,构建关于手术室调度的文献。手术室管理作为全球卫生保健服务的一部分的其他文献可以在 Boldy[8],Pierskalla 等[9],Smith-Daniels 等[10],Yang 等[11] 的研究中找到。Cardoen 等[12] 提供了手术室规划和调度的最新概述,捕了这一领域的最新发展。他们在手稿中引用的内容经过审查,最终形成了 247 份手稿。近一半的研究成果出现在 2000 年之后,这说明研究人员对这一领域的兴趣与日俱增。

手术室、外科医生、麻醉师、护士和昂贵的手术设备是医院的重要资源[10]。提高这些资源的利用率始终是医院资源管理中的一个关键问题,更好地管理这些资源可以显著提高医院和患者的效益(有形和无形的)[4,13-15]。提高手术室的利用率是提高医院绩效的关键。以往的文献都是在不同的环境下,采用不同的模型和求解方法来解决手术室调度问题。例如,Blake 和 Carter[16] 研究了手术室的长期或中期规划问题,Beliën 和 Demeulemeester[17] 研究了手术室的短期调度问题。在求解方面,Jebali 等[18],Cardoen 等[19] 建立混合整数线性规划模型,然后基于数学规划理论或局部搜索提出求解方法。

在实践中,外科手术分为两种,即择期手术和急诊手术。对于择期手术,可以提前安排,而对于急诊手术,必须在患者到达医院时立即安排。一般来说,管理层要么为紧急外科手术预留一些手术室,要么预留一些时间段[20-21]。对于择期手术,由于大多数信息是已知的,因此可以在执行手术之前构建时间表。对于手术时间,一些研究人员将其假设为确定性变量[22],而另一些研究人员将其建模为随机变量[23]。当进行外科手术时,除了手术室,还需要许多其他资源,如外科医生和设备,因此资源限制被广泛考虑[24]。

在现实中,不同的手术需要在不同的手术室中进行,因此在调度问题中引入了手术室的资源限制。然而,只有少数研究考虑了资源限制[25]。王珊等[26]研究了资源受限下的手术调度方法。

5.2.2 问题描述与分析

此处讨论的手术是指在手术室进行的各种开放性手术、微创腔镜手术及介入治疗。手术排程涉及患者、手术室、执刀医师、麻醉师、护士、手术设备等诸多要素。手术排程是在执刀医师提出手术申请后具体安排每一个患者在哪间手术室、什么时间进行手术,以及确定相应的麻醉师、护士和手术设备的配套等情况。

设医院有 m 间手术室($M_1, M_2, \cdots, M_m$),有 w 个执刀医师($D_1, D_2, \cdots, D_w$)申请了手术,第 i 位执刀医师需要手术的患者有 k_i 个($P_{i1}, P_{i2}, \cdots, P_{ik_i}$),$i = 1, 2, \cdots, w$,需要手术的患者总人数 $n = \sum_{i=1}^{w} k_i$(假定 $m < w < n$)。采集患者 P_{ij} 的有关手术信息 $d_{ij}, a_{ijq}, n_{ijq}, e_{ijq}, m_{ij}, s_{ij}, v_{ij}, \tau_{ij}$,其中:

d_{ij} 表示该患者的执刀医师情况,执刀医师分为 $1 \sim 4$ 级,分别对应住院医师、主治医师、副主任医师和主任医师。

a_{ijq} 表示该患者手术所需的麻醉师情况,麻醉师分为 $1 \sim 4$ 级,分别对应住院医师、主治医师、副主任医师和主任医师。$a_{ijq} \in \{0,1\}$,$a_{ijq} = 1$ 表示该手术需要第 q 级别的麻醉师($q = 1, 2, 3, 4$,$\sum_{q=1}^{4} a_{ijq} = 1$),例如($a_{ij1}, a_{ij2}, a_{ij3}, a_{ij4}$)=(0,0,1,0)表示该手术需要第 3 级别的麻醉师。假定高级别的麻醉师可以做低级别的麻醉工作,反之则不允许。

n_{ijq} 表示该患者手术所需的护理情况,护士分为 $1 \sim 3$ 级,分别对应低级护士、中级护士和高级护士。$n_{ijq} \in \{0,1\}$,$n_{ijq} = 1$ 表示该手术需要第 q 级别护士的护理($q = 1, 2, 3$,$\sum_{q=1}^{3} n_{ijq} = 1$),其含义与麻醉师的情况类似。

e_{ijq} 表示该患者手术所需手术设备情况,手术设备分为 $1\sim2$ 级,分别对应价格低于 10 万元人民币的一般手术设备和价格等于或大于 10 万元人民币的贵重手术设备,$e_{ijq}\in\{0,1\}$,$e_{ijq}=1$ 表示该手术需要第 q 级别的手术设备($q=1,2$)。

m_{ij} 表示该患者手术是否属于大手术,$m_{ij}\in\{1,2,3,4\}$ 分别表示手术大小的分类。

s_{ij} 表示该患者手术污染分级情况,将它分成 4 级,$s_{ij}\in\{1,2,3,4\}$ 分别表示手术的污染程度。

v_{ij} 表示该患者是不是 VIP,$v_{ij}\in\{0,1\}$ 分别表示一般患者和 VIP 患者。

τ_{ij} 表示该患者所需手术时间(该患者需要占用手术室的时间,含手术后的清台时间),该数值可以根据执刀医师 D_i 以前进行同类手术所需的平均时间估计得到。

设医院的有关手术资源的数据为:

(1)4 种级别的麻醉师人数分别为 n_{a_1},n_{a_2},n_{a_3},n_{a_4};

(2)3 种级别的护士人数分别为 n_{n_1},n_{n_2},n_{n_3};

(3)一般手术设备和贵重手术设备的台数分别为 n_{e_1},n_{e_2}。

将手术的时间(含清台时间)分割成最小的时间单位段 ε,那么每个手术所需的时间就可以表示成最小时间段的倍数。如以 $\varepsilon=10\min$ 作为最小的手术时间单位段,那么每个手术时间就可以表示成 $10\min$ 的倍数。这样,患者 P_{ij} 所需的手术时间 τ_{ij} 就可以转换成 t_{ij} 个手术时间段(t_{ij} 为整数,是最小手术时间段 ε 的倍数),$t_{ij}=\lceil\tau_{ij}/\varepsilon\rceil$($t_{ij}$ 为不小于 τ_{ij}/ε 的最小整数)。

记 $T=\sum\limits_{i=1}^{w}\sum\limits_{j=1}^{k_i}t_{ij}$ 为所有患者手术总时间段之和。

设决策变量 x_{ijlkt} 表示患者 P_{ij} 的第 l 时间段的手术是否被安排在第 k 间手术室的第 t 个时间段进行手术,有

$$x_{ijlkt}=\begin{cases}1,&\text{患者 }P_{ij}\text{ 的第 }l\text{ 个时间段的手术在第 }k\text{ 间手术室的第 }t\text{ 个时间段进行}\\0,&\text{其他}\end{cases}$$

$(i=1,2,\cdots,w;j=1,2,\cdots,k_i;l=1,2,\cdots,t_{ij};k=1,2,\cdots,m;t=1,2,\cdots,T)$

5.2.3　模型建立

1. 手术排程的整数规划模型

手术排程的目标是在现有资源(手术室间数、手术医师、各级别麻醉师数量、各级别护士数量、手术设备等)约束限制下,使得所有手术中最晚结束的手术尽可能提前,也就是使得所有手术室中开放(使用)时间最长的那一间能够尽早完成所有手术。

模型为

$$\min_{\substack{i=1\sim w \\ j=1\sim k_i \\ l=1\sim t_{ij} \\ k=1\sim m \\ t=1\sim T}} \max \{t \cdot x_{ijlkt}\}$$

s.t.

$$\sum_{i=1}^{w} \sum_{j=1}^{k_i} \sum_{l=1}^{t_{ij}} \sum_{k=1}^{m} \sum_{t=1}^{T} x_{ijlkt} = T \tag{5.2.1}$$

$$\sum_{k=1}^{m} \sum_{t=1}^{T} x_{ijlkt} = 1, \quad i=1,2,\cdots,w; j=1,2,\cdots,k_i; l=1,2,\cdots,t_{ij} \tag{5.2.2}$$

$$\sum_{i=1}^{w} \sum_{j=1}^{k_i} \sum_{l=1}^{t_{ij}} x_{ijlkt} \leqslant 1, \quad k=1,2,\cdots,m; t=1,2,\cdots,T \tag{5.2.3}$$

$$\sum_{j=1}^{k_i} \sum_{l=1}^{t_{ij}} \sum_{k=1}^{m} x_{ijlkt} \leqslant 1, \quad i=1,2,\cdots,w; t=1,2,\cdots,T \tag{5.2.4}$$

$$\sum_{l=1}^{t_{ij}} \sum_{k=1}^{m} \sum_{t=1}^{T} x_{ijlkt} = t_{ij}, \quad i=1,2,\cdots,w; j=1,2,\cdots,k_i \tag{5.2.5}$$

$$x_{ijlkt} = 0, \quad i=1,2,\cdots,w; j=1,2,\cdots,k_i; k=1,2,\cdots,m;$$
$$t=T-t_{ij}+2, T-t_{ij}+3,\cdots,T \tag{5.2.6}$$

$$x_{ijlk(t+l-1)} = x_{ijlkt}, \quad i=1,2,\cdots,w; j=1,2,\cdots,k_i; l=2,\cdots,t_{ij};$$
$$k=1,2,\cdots,m; t=1,2,\cdots,T-t_{ij}+1 \tag{5.2.7}$$

$$\sum_{i=1}^{w} \sum_{j=1}^{k_i} \sum_{l=1}^{t_{ij}} \sum_{k=1}^{m} e_{ijq} \cdot x_{ijlkt} \leqslant ne_q, \quad t=1,2,\cdots,T; q=1,2 \tag{5.2.8}$$

$$\sum_{i=1}^{w} \sum_{j=1}^{k_i} \sum_{l=1}^{t_{ij}} \sum_{k=1}^{m} \sum_{q=v}^{4} a_{ijq} \cdot x_{ijlkt} \leqslant \sum_{q=v}^{4} na_q, \quad t=1,2,\cdots,T; v=1,2,3,4 \tag{5.2.9}$$

$$\sum_{i=1}^{w} \sum_{j=1}^{k_i} \sum_{l=1}^{t_{ij}} \sum_{k=1}^{m} \sum_{q=v}^{3} n_{ijq} \cdot x_{ijlkt} \leqslant \sum_{q=v}^{3} nn_q, \quad t=1,2,\cdots,T; v=1,2,3 \tag{5.2.10}$$

$$x_{ijlkt} = \{0,1\}, \quad i=1,2,\cdots,w; j=1,2,\cdots,k_i; l=1,2,\cdots,t_{ij};$$
$$k=1,2,\cdots,m; t=1,2,\cdots,T \tag{5.2.11}$$

其中：

式(5.2.1)表示所有的手术总的时间段之和应为 T，即所有手术都要完成；

式(5.2.2)表示任何一个患者的任一时间段的手术只能且应该在某一间手术室中某一个时间位进行一次；

式(5.2.3)表示在任一手术室的任一时间段最多只能进行一个患者的某一个时间段的手术；

式(5.2.4)表示任何一位执刀医师在任一时间段最多只能进行一台手术的某一时间段的手术；

式(5.2.5)~式(5.2.7)限制同一台手术必须在同一间手术室连续完成(式(5.2.5)表示每一个患者需要做的手术的总的时间段正好为 t_{ij}，式(5.2.6)限制每一个患者手术的开始时间，即其第一段手术的时间位不应该放到后面才开始，式(5.2.7)表示同一个患者的手术一旦开始，则必须连续完成，其中式(5.2.5)可由式(5.2.2)导出)；

式(5.2.8)表示任一时间段能够提供的各种级别的手术设备数量的限制；

式(5.2.9)表示任一时间段最多只能提供某一个级别以上的麻醉师的人数(高级别的麻醉师可以做低级别的手术麻醉工作)；

式(5.2.10)表示任一时间段最多只能提供某一个级别以上的护士的人数(高级别的护士可以做低级别的手术护理工作)。

这是非线性的 0-1 规划问题，求解难度较大，为此，引进手术排程的多机器排序模型并通过两阶段方法求近似解。

2. 手术排程的排序模型

如果把手术患者看成是待加工的"工件"，把执刀医师、麻醉师、护士和手术设备等看成实施手术同时需要的多台"机器"，那么手术就是需要多台"机器"同时加工的"工件"。Smith-Daniels[10]介绍了这类机器排序问题，把同时需要多台"机器"加工的工件称为 multi processor task，简称为 MPT。如果把 processor 和 task 改为排序理论中通常使用的 machine 和 job，那么同时需要的多台"机器"加工的工件可以称为 multi machine job，简称为 MMJ。以一天(8h)作为手术安排的时间。这天中 n 个患者中的每一个患者 i(MMJ)需要安排在医院的 m 间手术室中的某一间手术室 j 中实施手术(实施"加工")。如果把手术室看成是完全相同的平行机，那么手术排程就是多台机器加工工件的同类机排序问题，用 3-field-notation(三参数表示法)这个问题可以表示为 $Pm\mid$ MMJ$\mid C_{\max}$，其中优化的目标 $C_{\max}$ 表示排程的目标是使一天中最晚结束的手术尽可能提前，也就是使得所有手术室中开放(使用)时间最长的那一间能够尽早完成手术。由于经典的 $Pm\mid\mid C_{\max}$ 是 NP-难的，所以 $Pm\mid$ MMJ$\mid C_{\max}$ 也是NP-难的。对于这个理论上非常困难的排序问题，采用两阶段排序法来得到它的近似解。从而，为设计相应的计算机手术排程系统提供理论基础。

根据医院的实际情况，执刀医师分为 1～4 级（住院医师、主治医师、副主任医师和主任医师），麻醉师分为 1～4 级（住院医师、主治医师、副主任医师和主任医师），护士分为 1～3 级（低级、中级和高级），手术设备分为 1～2 级（价格低于 10 万元人民币的一般设备和价格超过 10 万元人民币的贵重手术设备），有关手术资源和相应的级别系数如表 5-1 所示。

表 5-1　手术资源和相应的级别系数

资源级别	1 级	2 级	3 级	4 级
执刀医师级别	住院医师	主治医师	副主任医师	任医师
级别系数 c_{1j}	1	2	4	6
麻醉师级别	住院医师	主治医师	副主任医师	主任医师
级别系数 c_{2j}	1	2	4	5
护士级别	低级	中级	高级	—
级别系数 c_{3j}	1	2	3	—
手术设备级别	一般设备	贵重设备	—	—
级别系数 c_{4j}	3	10	—	—

表 5-1 中的级别系数反映各资源不同级别之间的相对差别。

设有 n 个患者 $\{1,2,\cdots,n\}$ 需要手术，第 i 个患者的手术时间（含手术后的清台时间）估计值为 p_i，需要的 4 种资源对应的级别为 c_{ki_k}（表示该手术需要第 k 类资源中的第 i_k 个资源的级别，$k=1,2,3,4; 1\leqslant i_k\leqslant m_i$）。排程的目的是怎样安排这些手术（什么时间、在哪间手术室做哪个手术）使得：

（1）所有手术中最后完成的手术时间尽可能早；

（2）每间手术室所占用的资源代价的总和尽可能小。

把执刀医师、麻醉师、护士和手术设备等 4 项手术要素组合成一个综合的资源权数 w_i，$w_i=\alpha_1 c_{1i_1}+\alpha_2 c_{2i_2}+\alpha_3 c_{3i_3}+\alpha_4 c_{4i_4}$，其中的组合因子（$\alpha_1,\alpha_2,\alpha_3,\alpha_4$）的数值通过层次分析判别矩阵方法结合类型抽样、计算机仿真技术得到。资源权数 w_i 与手术完成时间的乘积 w_jC_j 是这个手术的综合代价。在手术室中所有手术的综合代价之和 $\sum w_jC_j$ 是该手术室占用的各种资源代价的总和。

把求解 $Pm|MMJ|C_{\max}$ 问题分成两个阶段，先将该问题松弛为经典的排序问题 $Pm||C_{\max}$，用最长处理时间优先（longest processing time first，LPT）算法求解近似解，然后再对手术室内部采用加权最短处理时间优先（weighted shortest processing time first, WSPT)算法解 $1 \mid \mid \sum w_j C_j$ 问题来安排手术的次序,这样在不改变 $C_{\max}$ 值的情况下使手术占用的总资源代价最小。

第一阶段:$Pm \mid \text{MMJ} \mid C_{\max}$ 问题的松弛

这一阶段先将 $Pm \mid \text{MMJ} \mid C_{\max}$ 问题松弛成为经典的同型机排序问题 $Pm \mid \mid C_{\max}$,不考虑手术的"代价",用 LPT 算法的目标函数值(记为 $C_{\max}(\text{LPT})$)来作为 $Pm \mid \text{MMJ} \mid C_{\max}$ 问题的初始解。其目的只是使所有的 n 台手术尽早做完,即所有手术室开放时间最短,手术时间将是同型机排序问题 $Pm \mid \mid C_{\max}$ 的加工时间 $C_{\max}(\text{LPT})$。

第二阶段:$1 \mid \mid \sum w_j C_j$ 问题的最优化

根据第一阶段的初始解 $C_{\max}(\text{LPT})$,得到每一间手术室所要承担的手术信息。这一阶段是把分配到每一间手术室的手术再次排序,其目的是尽量缩短资源权数大的手术的等待时间,使得需要高级别执刀医师、麻醉师、护士和贵重手术设备的手术尽量早做,以减少这类手术的等待成本,从而降低所有手术的总的综合代价。这是 m 个 $1 \mid \mid \sum w_j C_j$ 排序问题,其中,C_j 为手术的完成时间,w_j 就是相应手术的资源权数。经典排序论告诉我们,WSPT 算法可以得到问题 $1 \mid \mid \sum w_j C_j$ 问题的最优解。

用上述的两阶段排序法对 $Pm \mid \text{MMJ} \mid C_{\max}$ 问题进行近似排序是非常有效的。

事实上,记手术排程问题 $Pm \mid \text{MMJ} \mid C_{\max}$ 的最优值是 $C_{\max}^*(\text{OPT})$,因此松弛问题 $Pm \mid \mid C_{\max}$ 的最优值是 $C_{\max}(\text{OPT})$,有

$$C_{\max}(\text{OPT}) \leqslant C_{\max}^*(\text{OPT})$$

而松弛问题 $Pm \mid \mid C_{\max}$ 的 LPT 算法的目标函数值 $C_{\max}(\text{LPT})$ 有

$$C_{\max}(\text{LPT}) \leqslant \left(\frac{4}{3} - \frac{1}{3m} \right) \cdot C_{\max}(\text{OPT})$$

所以,

$$C_{\max}(\text{LPT}) \leqslant \left(\frac{4}{3} - \frac{1}{3m} \right) \cdot C_{\max}(\text{OPT}) \leqslant \left(\frac{4}{3} - \frac{1}{3m} \right) \cdot C_{\max}^*(\text{OPT})$$

这是两阶段排序法的误差估计,即两阶段排序法得到的所有手术室结束时间不会超过最短时间的 1.33 倍。

5.2.4 应用案例

上海市某三级甲等医院,月均手术量超过 6000 台。手术室从 2010 年的 41 间手术室增加到 2022 年的超过 70 间,其中超过半数为住院患者的择期手术。

用整数规划模型和排序论的模型来研究医院的手术排程。采用计算机仿

真技术,结合医院实际情况,调整执刀医师、麻醉师、护士和手术设备的组合因子,得到各个手术的资源权数,从而采用两阶段排序法,提出和开发满足治疗要求、符合医院实际情况、易于操作的计算机手术排程系统。第一阶段按照 LPT 算法得到同型号平行机的排序问题 $P \Vert C_{\max}$ 的近似解,把手术患者即"工件"分配给手术室,使得最晚结束的手术尽可能地提前;第二阶段按照 WSPT 算法得到单台机器排序问题 $1 \Vert \sum w_j C_j$ 的最优解,即安排手术室中手术的次序,使得手术室占用手术资源的综合代价的总和为最小。其中,综合代价是运用计算机仿真技术对手术执刀医师、麻醉师、护士、手术设备等算出组合因子,再对它们加以组合而得到的。在两阶段排序法的基础上,构建相应的计算机手术排程系统。

1. 计算机仿真与组合因子的确定

为了得到符合医院实际情况且合理有效的组合因子 $(\alpha_1, \alpha_2, \alpha_3, \alpha_4)$,先用专家打分法和层次分析法给出 $(\alpha_1, \alpha_2, \alpha_3, \alpha_4)$ 的初值,再用计算机仿真技术对 $(\alpha_1, \alpha_2, \alpha_3, \alpha_4)$ 的取值进行调整。

首先,邀请 9 位专职人员(由执刀医师、麻醉师、护士、手术室管理员、贵重手术设备管理员等组成)对执刀医师、麻醉师、护士、手术设备的重要性(权)进行打分,用头脑风暴法给出组合因子重要性的判别矩阵 A,如表 5-2 所示。

表 5-2　组合因子 $(\pmb{\alpha_1}, \pmb{\alpha_2}, \pmb{\alpha_3}, \pmb{\alpha_4})$ 重要性的判别矩阵 $\pmb{A}$

判别值		执刀医师级别	麻醉师级别	护士级别	手术设备情况
		α_1	α_2	α_3	α_4
执刀医师级别	α_1	1	4	9	2
麻醉师级别	α_2	1/4	1	3	1/2
护士级别	α_3	1/9	1/3	1	1/5
手术设备情况	α_4	1/2	2	5	1

计算判别矩阵 A 的最大特征值,得到 $\lambda_{\max} = 4.008$。A 的一致性系数为

$$CI = \frac{\lambda_{\max} - n}{n - 1} = \frac{4.008 - 4}{4 - 1} = 0.0027$$

由 $n = 4$ 的平均随机一致性指标 $RI = 0.89$,计算得到可接受性系数:

$$CR = \frac{CI}{RI} = \frac{0.0027}{0.89} = 0.003 < 0.1$$

所以,表 5-2 对应的判别矩阵 A 是有效的。再用几何平均法求 A 的组合因子:

$$(\alpha_1, \alpha_2, \alpha_3, \alpha_4) = (0.5312, 0.1427, 0.0535, 0.2726)$$

组合因子反映了执刀医师、麻醉师、护士和手术设备等因素的重要性,为了使$(\alpha_1,\alpha_2,\alpha_3,\alpha_4)$的取值与医院的实际情况更一致,采用抽样和计算机仿真方法对组合因子的取值作进一步的修正。

首先,采用类型抽样方法在不同的手术类型、执刀医师、麻醉师、护士和贵重手术设备中进行比率抽样,从上海市某三级甲等医院 2009 年 1 月所做的 2842 例手术中抽取了 85 例各种典型的手术。记录这 85 例手术的手术名称、执刀医师、麻醉师、护士、贵重手术设备情况、手术时间等相关信息。

然后再次聘请有关专家根据这 85 例手术的信息按占用各种资源的级别直接进行打分,得到 $w_1',w_2',\cdots,w_{85}'$,不失一般性,假定它们已经按降序排列。

最后,把这 85 例手术的资源信息换算成级别系数$(c_{1i_1},c_{2i_2},c_{3i_3},c_{4i_4})$,分别对应第 i 个手术的执刀医师、麻醉师、护士和所用手术设备的级别系数($i=1,2,\cdots,85$)。将 $(c_{1i_1},c_{2i_2},c_{3i_3},c_{4i_4})$ 与初始的组合因子$(\alpha_1,\alpha_2,\alpha_3,\alpha_4)=(0.5312,0.1427,0.0535,0.2726)$进行组合,算出这些手术的资源权数:$w_i=0.5312c_{1i_1}+0.1427c_{2i_2}+0.0535c_{3i_3}+0.2726c_{4i_4}$($i=1,2,\cdots,85$)。

这样算得的 85 个数据 $w_1,w_2,\cdots,w_{85}$ 并不构成降序,即它们与专家对这些手术所打的资源重要性分值 w_i' 的排列顺序 $w_1',w_2',\cdots,w_{85}'$并不具有一致性。这说明$(\alpha_1,\alpha_2,\alpha_3,\alpha_4)$的初值$(0.5312,0.1427,0.0535,0.2726)$并不完全合理有效。为此,用计算机仿真的方法对它们进行修正。

以$(\alpha_1,\alpha_2,\alpha_3,\alpha_4)=(0.5312,0.1427,0.0535,0.2726)$为初值,在其附近产生 100 000 个随机数组,得到 100 000 组仿真的组合因子$(\alpha_{1j},\alpha_{2j},\alpha_{3j},\alpha_{4j})$($j=1,2\cdots,100\,000$)。将第 j 组仿真数据$(\alpha_{1j},\alpha_{2j},\alpha_{3j},\alpha_{4j})$与前面抽样得到的 85 例手术的资源级别系数$(c_{1i_1},c_{2i_2},c_{3i_3},c_{4i_4})$进行组合,计算 $w_i^j=\alpha_{1j}c_{1i_1}+\alpha_{2j}c_{2i_2}+\alpha_{3j}c_{3i_3}+\alpha_{4j}c_{4i_4}$,得到序列 $w_1^j,w_2^j,\cdots,w_{85}^j$。计算该序列中逆序对的个数 n_j。数值 n_j 的大小反映了第 j 组仿真数据$(\alpha_{1j},\alpha_{2j},\alpha_{3j},\alpha_{4j})$计算得到的 85 个资源权数 $w_1^j,w_2^j,\cdots,w_{85}^j$ 与实际情况(因为抽样的 85 例手术已经按资源重要性的降序排列)一致性的程度。求 $n_{j^*}=\max\limits_{1\leqslant j\leqslant100\,000}(n_j)n_{j^*}$所对应的第 j^* 组仿真数据$(\alpha_{1j}^*,\alpha_{2j}^*,\alpha_{3j}^*,\alpha_{4j}^*)$,这就是最佳的组合因子。

通过上述抽样、层次分析和计算机仿真方法的结合,找到了一组有效的组合因子:
$$(\alpha_1^*,\alpha_2^*,\alpha_3^*,\alpha_4^*)=(0.485\,56,0.218\,88,0.028\,27,0.267\,29)$$

2. 计算机手术排程

1)手术信息的收集

设有 n 个患者($1,2,\cdots,n$)申请了手术,根据第 i 个患者手术信息:

步骤 1　确定该手术所需各种手术资源的级别所对应的数值：

执刀医师 $d \in M_1$ 的级别 $c_{1i_1} \in (d_1, d_2, d_3, d_4)$；

麻醉师 $a \in M_2$ 的级别 $c_{2i_2} \in (a_1, a_2, a_3, a_4)$；

护士 $n \in M_3$ 的级别 $c_{3i_3} \in (n_1, n_2, n_3)$；

手术所需设备 $e \in M_4$ 的级别 $c_{4i_4} \in (e_1, e_2)$；

有关的级别系数见表 5-1。

步骤 2　预计该手术所需要时间 p_i，该数值可根据该手术的执刀医师 D 以前进行同类手术所需时间估计得到。

步骤 3　确定手术的污染级别 s_i，把手术污染级别分成 4 级，$s_i \in \{1, 2, 3, 4\}$ 分别表示手术的污染程度。

步骤 4　确定患者的 VIP 等级 v_i，$v_i \in \{0, 1\}$ 分别表示一般患者和 VIP 患者。

由上述数据得到针对第 i 个患者的手术排程所需信息 $(c_{1i_1}, c_{2i_2}, c_{3i_3}, c_{4i_4}, p_i, s_i, v_i)$。

2）两阶段排序法进行手术排程

步骤 1　利用组合因子 $(\alpha_1^*, \alpha_2^*, \alpha_3^*, \alpha_4^*)$ 对手术信息中的 $(c_{1i_1}, c_{2i_2}, c_{3i_3}, c_{4i_4})$ 进行加权，得到各手术的资源权数 w_i：$w_i = \alpha_1^* c_{1i_1} + \alpha_2^* c_{2i_2} + \alpha_3^* c_{3i_3} + \alpha_4^* c_{4i_4}$ $(i = 1, 2, \cdots, n)$。

步骤 2　第一阶段排序，根据 n 个手术的手术时间 p_i 和 m 间手术室的信息，将 $Pm|MMJ|C_{\max}$ 问题松弛成同型号的平行机排序问题 $Pm||C_{\max}$。

步骤 3　用 LPT 算法求出第一阶段排序的近似解，得到每一间手术室需要安排的手术任务及相应的手术信息。

步骤 4　第二阶段排序，对第 k 间手术室所承担的 i_k 例手术的手术信息进行整理，根据其中第 k_i 例手术的手术时间 p_{k_i} 和资源权数 w_{k_i} $(i = 1, 2, \cdots, i_k)$，构建排序问题 $1||\sum w_j C_j$。

步骤 5　用 WSPT 算法求排序问题 $1||\sum w_j C_j$ 的最优解，确定每一间手术室所承担的各手术的排程次序。

步骤 6　通过人机对话进行后期调整：

① 按污染程度排序，从第 1 级到第 4 级排列；

② 按患者是不是 VIP 排序，从 VIP 到非 VIP 排列；

③ 排除同一执刀医师在同一时间节点同时进行两台手术等异常情况。

流程如图 5-3 所示。

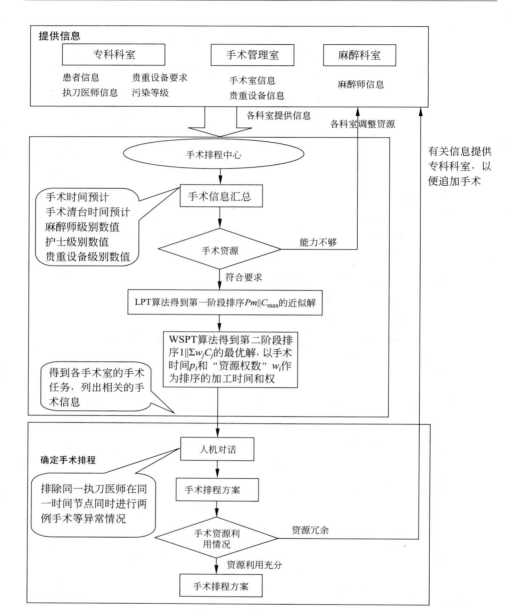

图 5-3　两阶段手术排程

3. 实施效果

把本项目的研究成果应用到上海市某三级甲等医院,开发手术计算机排程系统,将系统排程结果与传统的手动安排进行对照。对照显示,医院月均手术数量增加 10.33%，贵重手术设备利用率提高 9.66%，患者满意度提高 1.12%，患者手术前的待床日平均缩短 0.46d。虽然研究的时间跨度较短，但已经通过研究评估出两种不同方法的差异性。有关对比信息见表 5-3。

表 5-3　优化手术排程前后效果对比表（2009 年 1—10 月和 2010 年 1—10 月的资料）

组别	时间	手术量/人次	平均术前待床日/d	贵重手术设备利用率/%	患者满意度/%	日均手术室开放间数/间
优化手术排程前	2009 年 1 月	2842	3.28	82.83	96.99	39
	2009 年 2 月	3442	2.61	72.35	96.33	39
	2009 年 3 月	4188	3.28	88.34	97.16	39
	2009 年 4 月	4171	2.94	90.43	97.51	39
	2009 年 5 月	4106	2.74	90.25	97.49	39
	2009 年 6 月	4416	2.95	90.43	97.22	39
	2009 年 7 月	4587	2.97	84.88	97.26	39
	2009 年 8 月	4090	3.03	83.62	97.67	39
	2009 年 9 月	4337	2.96	89.78	97.31	39
	2009 年 10 月	3782	2.89	71.23	97.61	39
	平均	3996	2.97	84.41	97.26	39
优化手术排程后	2010 年 1 月	4286	2.71	88.98	98.39	39
	2010 年 2 月	3343	2.53	86.79	98.59	39
	2010 年 3 月	4817	2.63	96.78	98.28	39
	2010 年 4 月	4541	2.49	95.42	98.48	39
	2010 年 5 月	4457	2.45	94.32	98.12	39
	2010 年 6 月	4638	2.43	92.68	97.97	41
	2010 年 7 月	4885	2.44	93.23	98.42	41
	2010 年 8 月	4161	2.45	93.32	98.56	41
	2010 年 9 月	4250	2.47	94.41	98.53	41
	2010 年 10 月	3551	2.42	89.71	98.1	41
	平均	4293	2.50	92.56	98.34	40
前后对比		296.8	−0.463	8.15	1.089	1

到 2024 年 10 月为止,该系统已经运行超过 10 年了。我们统计了该院 2017—2023 年的手术室利用情况,如表 5-4 所示。

从表 5-4 中可看到,这 7 年间医院日均手术室开放数量逐年增加,但平均术前待床日却一直在减少,贵重手术设备利用率和患者满意度一直在提高,其结果比 2010 年时改善明显。其中的原因:一是手术室后台排程系统运行优化了手术排程;二是近年来医院在手术排程管理时进行了多方面的资源配置优化和服务管理优化。虽然近年来医院手术管理系统不断改进,但两阶段手术排程方法一直是系统内核,发挥着重要作用。

表 5-4　2017—2023 年手术室利用情况

年份	月平均手术量/人次	月平均术前待床日/天	贵重手术设备利用率/%	患者满意度/%	日均手术室开放间数/间
2017	4939	2.36	92.30	97.40	56
2018	5942	2.25	93.03	98.18	59
2019	6527	2.11	95.08	98.36	62
2020	5713	2.07	96.16	98.37	63
2021	7248	1.84	99.30	98.47	70
2022	5484	2.08	95.53	99.71	59
2023	8555	1.71	96.17	99.12	72

5.2.5　管理启示

本节介绍了两阶段手术排程方法,并将其应用到实际手术管理过程进行了阐述,从实施效果看,该排程方法获得了较好的收益,提高了手术资源利用率,也提高了患者满意度,是一个非常成功的应用定量分析方法提高管理效率的案例。

这项研究给我们带来了以下启示:

(1)可以运用排序论中的多台机器加工工件的同类机排序问题来描述医院的手术排程问题,并建立调度模型;

(2)采用层次分析法和计算机仿真技术得到手术的资源权数,使用两阶段排序法求解以上模型;

(3)为了使模型具有可用性,应构建具有人机对话功能的满足治疗要求、符合医院实际情况、易于操作的计算机手术排程系统;

　　(4)使用新的计算机手术排程,对医院手术数量、患者手术前待床日、贵重手术设备利用率和患者满意度均有正面的影响。

　　当前医院手术的数量和种类不断增加,手术资源的科学管理一直是医院服务管理的重要内容。越来越多的医院在服务管理上投入大量资金进行管理系统的建设,在建设前应充分分析管理问题实质,从定量分析角度对每个问题进行深入精细化分析,寻求精准的解决方案,然后将其应用到信息系统。尤其是当前智慧医院、互联网医院建设如火如荼,数据的价值逐渐凸显,在定量分析建模基础上,还应该将大数据分析挖掘、商务智能等技术融合进医院的信息系统,方能达到高质量的医院服务管理。

5.3　基于博弈论的手术排序方法

5.3.1　相关研究概述

　　多属性决策(multi-attribute decision making,MADM)是指在一定的备选方案集上进行偏好决策,如选择、排序、评价等。多属性决策问题一般具有多个备选方案、多个属性、属性有不同量纲等特征。这类问题是根据各个备选方案的综合评价来进行决策的[27-28]。一台手术牵涉到执刀医生、麻醉师、护士和设备等多种资源。如果按照手术所用资源的综合评价来安排手术的次序,那么手术次序的排程可以看作多属性决策问题。多属性决策问题的决策方法主要有 3 类:一是 1980 年提出的层次分析法(analytic hierarchy process,AHP)和 1996 年提出的网络分析法(analytic network process,ANP)[29-31],都是使用专家打分的方法对各个属性进行两两对比;二是逼近于理想解的排序方法(TOPSIS)[32];三是灰色关联法[33-34]。这些方法都是先设法获得各个属性的权重,但在权重确定过程中要采用一些主观的方法,从而使得最终方案排序带有一定主观性。

　　2006 年,Chena 和 Larbani[35]提出用两人零和博弈方法研究模糊多属性决策制定问题。这种方法把决策者和"自然界"(决策的环境)分别看作博弈双方,建立两人零和博弈模型,再由模型的均衡策略推算决策者应该选取的决策方案。万树平[36]于 2010 年提出区间值两人零和博弈,根据区间数不同的序关系,将区间值两人零和博弈转化为清晰值两人零和博弈,通过求解对偶线性规划问题,得到博弈的最优策略,进而得到方案的预期得分,以此来对多个方案进行排序。这种方法能降低事先确定属性或指标权重的主观性。

5.3.2 问题描述与分析

此处提及的手术是指在手术室进行的各种开放性手术、微创腔镜手术及介入治疗。与手术有关的执刀医生、麻醉师、护士和设备等 4 种资源可分为不同的级别。手术执刀医师分为 1~4 级(住院医师、主治医师、副主任医师和主任医师),麻醉师分为 1~4 级(住院医师、主治医师、副主任医师和主任医师),护士分为 1~3 级(低级、中级和高级),手术设备分为 1~2 级(价格低于 10 万元人民币的一般设备和价格等于或大于 10 万元人民币的贵重手术设备),有关手术资源和相应的级别系数参照 Zhong 等[37]的研究,如表 5-1 所示。表中的级别系数反映各资源不同级别之间的相对差别。

假定某日某个手术室要进行 n 例手术,根据表 5-1 中的 4 种手术资源,怎么安排次序才能够比较合理?把手术排程看作多属性决策问题,n 例手术排程相当于 n 个备选决策方案,把 4 种资源看作决策方案的 4 个属性,可以建立如下决策矩阵:

$$\mathbf{A} = \begin{array}{c} \\ \text{手术 1} \\ \text{手术 2} \\ \text{手术 3} \\ \text{手术 4} \end{array} \begin{array}{cccc} \text{资源 1} & \text{资源 2} & \text{资源 3} & \text{资源 4} \\ \left[\begin{array}{cccc} a_{11} & a_{12} & a_{13} & a_{14} \\ a_{21} & a_{22} & a_{23} & a_{24} \\ \vdots & \vdots & \vdots & \vdots \\ a_{n1} & a_{n2} & a_{n3} & a_{n4} \end{array}\right] \end{array} \tag{5.3.1}$$

其中 a_{ij} 表示第 i 例手术使用第 j 种资源的综合值。基于博弈论的综合评价方法对这一决策矩阵进行分析,可以得到在这个手术室中的比较合理的手术次序。

5.3.3 模型建立

1. 资源综合评价值的确定

资源综合评价值 a_{ij} 的确定考虑以下因素:

(1)资源级别系数 c_{ki},取值参考表 5-1 中的 c_{ij}。

(2)贴合系数 τ_{ki},即第 k 例手术的第 i 种资源是否"大材小用",因为高级别的麻醉师和护士可以做低级别的工作,但会造成资源的损失,所以对他们的工作安排有一个贴合系数:

$$\tau_{ki} = 1 + \frac{c_{ki}^i - c_{ki}^*}{c_{ki}^i}, \quad c_{ki}^i \geqslant c_{ki}^* \tag{5.3.2}$$

其中 c_{ki}^{*} 为最合适的资源级别系数，c_{ki}^{i} 为实际使用的资源级别系数，当 $c_{ki}^{i} = c_{ki}^{*}$ 时，$\tau_{ki} = 1$，即选择的资源是最合适的。

（3）患者对第 i 种资源安排的满意程度 δ_{ki}，

$$\delta_{ki} = 1 + \frac{(c_{ki}' - c_{ki}^{i})}{c_{ki}'}, \quad c_{ki}' \geqslant c_{ki}^{i} \tag{5.3.3}$$

其中 c_{ki}' 为患者期望的资源级别系数，c_{ki}^{i} 为实际使用的资源级别系数，若 $c_{ki}' = c_{ki}^{i}$，资源安排与患者期望相吻合；若 $c_{ki}' > c_{ki}^{i}$，则代表资源安排级别未达到患者期望，会带来患者的不满，从而增加资源代价。

根据式（5.3.2），当 $c_{ki}^{i} \geqslant c_{ki}^{*}$ 时，$\tau_{ki} \geqslant 1$，即安排的资源高于实际需要的资源，存在"大材小用"现象，会增加医院成本，从而使得贴合系数值上升。根据式（5.3.3），当 $c_{ki}' \geqslant c_{ki}^{i}$ 时，$\delta_{ki} \geqslant 1$，即安排的资源级别低于患者期望的资源，会增加患者的不满意度，从而使得患者不满程度值上升。这两种现象可同时作用于某一资源，其效用会叠加。因此把资源综合评价值确定为资源级别系数、贴合系数和患者满意度的如下组合：

$$a_{ij} = c_{ki}^{*} \times \tau_{ki} \times \delta_{ki} \tag{5.3.4}$$

2. 模型的建立

两人零和博弈中参与博弈的有两人，而且两人是不合作的。在博弈中，一方的所得为另一方的所失，两人所得之和为零。博弈中有两种情况：一种是两人各有若干特定策略，称为纯策略（pure strategy）；另一种是在每个给定信息下只以某种概率选择不同策略，称为混合策略（mixed strategy）。两人零和博弈存在纳什均衡。

把某日某个手术室的 n 台手术的排程看作多属性决策问题。可以把决策者（手术排序者）看作博弈的一方，希望根据手术的综合评价值获得一个较好的排序；而决策的环境（手术排序所处的环境，也即影响排序的所有因素的综合）是博弈的另一方，其总是对决策的目标进行"破坏"，不希望决策者获得最优排序。显然，博弈的两方是对立的，一方的所失将成为对方的所得。这样，就构成了两人零和非合作博弈。在该问题中，以各个手术的资源代价作为支付值，决策者期望总的支付最大化，而另一方则是决策环境，作为非合作的另一方，则期望最小化决策者的支付，两者收益之和为零。因而，决策矩阵 A 就是决策者的支付矩阵。

在这个两人零和博弈问题中，一方为手术综合评价值确定者，称为局中人 1，其支付矩阵为 A，另一方为"自然界"（决策的环境），称为局中人 2，其支付矩阵

为 A。局中人 1 有 n 个策略（手术）$S=\{s_1,s_2,\cdots,s_n\}$，局中人 2 有 4 个策略（资源）$Q=\{q_1,q_2,q_3,q_4\}$。局中人 1 希望最大化其支付，而局中人 2 希望最小化 1 的支付，这个两人零和博弈记为 $\Gamma=\{1,2,S_1,S_2,A\}$，其中局中人 1 的混合策略集为

$$S_1=\left\{X=(x_1,x_2,\cdots,x_n)\ \Big|\ \sum_{i=1}^{n}x_i=1,x_i\geqslant 0,i=1,2,\cdots,n\right\}$$

$$(5.3.5)$$

局中人 2 的混合策略集为

$$S_2=\left\{Y=(y_1,y_2,y_3,y_4)\ \Big|\ \sum_{j=1}^{4}y_j=1,y_j\geqslant 0,j=1,2,3,4\right\}\quad(5.3.6)$$

局中人 1 的赢得函数记为 $E(x,y)=\boldsymbol{x}^{\mathrm{T}}\boldsymbol{A}\boldsymbol{y}=\sum_i\sum_j a_{ij}x_iy_j$。$(X^*,Y^*)$ 是博弈 $\Gamma=\{1,2,S_1,S_2,A\}$ 的均衡策略，其中存在 $x^*\in S_1,y^*\in S_2$，使得对任意 $x\in S_1$ 和 $y\in S_2$，有

$$E(x,y^*)\leqslant E(x^*,y^*)\leqslant E(x^*,y)\qquad(5.3.7)$$

对上述零和博弈问题建立下列线性规划：

$$(\mathrm{P})\begin{cases}\max w\\[4pt]\sum_i a_{ij}x_i\geqslant w,j=1,2,3,4\\[4pt]\sum_i x_i=1\\[4pt]x_i\geqslant 0,i=1,2,\cdots,n\end{cases}\qquad(5.3.8)$$

$$(\mathrm{D})\begin{cases}\min v\\[4pt]\sum_j a_{ij}y_j\leqslant v,i=1,2,\cdots,n\\[4pt]\sum_j y_j=1\\[4pt]y_j\geqslant 0,j=1,2,3,4\end{cases}\qquad(5.3.9)$$

容易验证，(P) 和 (D) 是对偶线性规划。由线性规划对偶定理可知，问题 (P) 和 (D) 分别存在最优解 (x^*,w^*) 和 (y^*,v^*)，且 $w^*=v^*$，即存在 $x^*\in S_1^*,y^*\in S_2^*$ 和数 v^*，使得对任意 $i=1,2,\cdots,n$ 和 $j=1,2,\cdots,m$ 有 $\sum_j a_{ij}y_j^*\leqslant v^*\leqslant\sum_i a_{ij}x_i^*$。

为了求解方便，在问题 (P) 中，令

$$x_i'=\frac{x_i}{w},\quad i=1,2,\cdots,n\qquad(5.3.10)$$

问题(P)的约束条件为

$$
\begin{cases}
\sum_i a_{ij} x'_i \geqslant 1, & j = 1,2,3,4 \\
\sum_i x'_i = \dfrac{1}{w} \\
x'_i \geqslant 0, & i = 1,2,\cdots,n
\end{cases}
$$

问题(P)等价于线性规划问题(P′)

$$
(P') \begin{cases}
\min \sum_i x'_i \\
\sum_i a_{ij} x'_i \geqslant 1, & j = 1,2,3,4 \\
x'_i \geqslant 0, & i = 1,2,\cdots,n
\end{cases}
\tag{5.3.11}
$$

同理,令

$$
y'_j = \frac{y_j}{v}, \quad j = 1,2,3,4
\tag{5.3.12}
$$

问题(D)等价于线性规划问题(D′)

$$
(D') \begin{cases}
\max \sum_j y'_j \\
\sum_j a_{ij} y'_j \leqslant 1, & i = 1,2,\cdots,n \\
y'_j \geqslant 0, & j = 1,2,3,4
\end{cases}
\tag{5.3.13}
$$

问题(P′)和问题(D′)是互为对偶的线性规划。求解模型,再由式(5.3.11)、式(5.3.13)求解 x 和 y 即可得到均衡策略 (X^*, Y^*),从而得到手术的综合评价值。计算公式如下:

$$
z_i = x_i^* \cdot \sum_{j=1}^4 (a_{ij} y_j^*), \quad i = 1,2,\cdots,n
\tag{5.3.14}
$$

5.3.4　算例

选取某三级甲等医院某一天的部分手术数据来解释本文的方法,并与其他的方法进行比较。这一天分配到 2 号手术室的手术总量是 7 台。根据资源分配,各手术的资源级别及相关系数如表 5-5 所示。

表 5-5 中的 4 个资源中,每个手术的执刀医生是确定的,手术设备也是确定的,麻醉师和护士是可以根据技术要求进行调整的,根据上一节分析的公式计算各台手术麻醉师和护士的贴合系数和患者满意度,并求各台手术的资源综合评价值,如表 5-6 所示。

表 5-5　手术的资源级别及相关系数表

手术	执刀医生	麻醉师			护士			手术设备	手术时间/min
		实际使用	最贴合	患者期望	实际使用	最贴合	患者期望		
手术 1	6	5	4	5	3	3	3	10	20
手术 2	6	5	4	5	3	2	3	3	23
手术 3	4	5	5	5	3	2	3	3	17
手术 4	4	4	2	4	2	2	2	10	7
手术 5	4	4	4	5	2	2	3	10	21
手术 6	2	4	4	4	2	1	2	10	50
手术 7	2	4	4	4	1	1	2	3	60

表 5-6　各例手术资源的综合评价值

手术	执刀医生	麻醉师	护士	手术设备	手术	执刀医生	麻醉师	护士	手术设备
手术 1	6	6	3	10	手术 5	4	4.8	2.67	10
手术 2	6	6	4	3	手术 6	2	4	3	10
手术 3	4	5	4	3	手术 7	2	4	1.5	3
手术 4	4	6	2	10					

表 5-6 中的数据量纲不一致,所以对其进行归一化处理,如表 5-7 所示。

表 5-7　资源综合评价值归一化处理

手术	执刀医生	麻醉师	护士	手术设备	手术	执刀医生	麻醉师	护士	手术设备
手术 1	1	1	0.6	1	手术 5	0.5	0.4	0.47	1
手术 2	1	1	1	0	手术 6	0	0	0.6	1
手术 3	0.5	0.5	1	0	手术 7	0	0	0	0
手术 4	0.5	1	0.2	1					

根据表 5-7 的数据建立模型,得到

$$(P')\begin{cases} \min & x_1+x_2+x_3+x_4+x_5+x_6+x_7 \\ \text{s.t.} & x_1+x_2+0.5x_3+0.5x_4+0.5x_5+0x_6+0x_7 \geqslant 1 \\ & x_1+x_2+0.5x_3+x_4+0.4x_5+0x_6+0x_7 \geqslant 1 \\ & 0.6x_1+x_2+x_3+0.2x_4+0.47x_5+0.6x_6+0x_7 \geqslant 1 \\ & x_1+0x_2+0x_3+x_4+x_5+x_6+0x_7 \geqslant 1 \end{cases}$$

$$
(D')\begin{cases}
\max & y_1 + y_2 + y_3 + y_4 \\
\text{s.t.} & y_1 + y_2 + 0.6y_3 + y_4 \leqslant 1 \\
& y_1 + y_2 + y_3 + 0y_4 \leqslant 1 \\
& 0.5y_1 + 0.5y_2 + y_3 + 0y_4 \leqslant 1 \\
& 0.5y_1 + y_2 + 0.2y_3 + y_4 \leqslant 1 \\
& 0.5y_1 + 0.4y_2 + 0.47y_3 + y_4 \leqslant 1 \\
& 0y_1 + 0y_2 + 0.6y_3 + y_4 \leqslant 1 \\
& 0y_1 + 0y_2 + 0y_3 + 0y_4 \leqslant 1
\end{cases}
$$

求解可得：$X^* = \{0.71, 0.29, 0, 0, 0, 0, 0\}$，$Y^* = \{0, 0, 0.71, 0.29\}$。

代入式(5.3.14)可求得 7 例手术相应的综合评价值为$\{0.51, 0.2, 0, 0, 0, 0, 0\}$。手术的综合评价值是反映手术与其相关的 4 个资源的"重要性"。根据排序论的分析，应该按照手术的时间与手术综合评价值的比值（即排序论中的带权加工时间）从小到大的次序来安排手术的次序。因为手术 3 到手术 7 的综合评价值为零，其带权加工时间"非常大"，所以手术 3 到手术 7 应该排在手术 1 和手术 2 之后。由于手术 1 和手术 2 的带权加工时间分别为 $20/0.51 = 39.22$ 和 $23/0.2 = 115$。所以，手术 1 最先，手术 2 其次。在确定手术 1 和手术 2 的次序后，可以把手术 1 和手术 2 的数据从表 5-6 中剔除，再对余下手术 3 到手术 7 的数据做同样计算，得到这 5 台手术的综合评价值为$\{0.24, 0.17, 0.2, 0, 0\}$，手术 3 到手术 5 的带权加工时间分别为 $17/0.24 = 70.83$，$7/0.17 = 41.18$，$21/0.2 = 105$，因此，次序是手术 4 → 手术 3 → 手术 5；最后对于手术 6 和手术 7，得到次序为手术 6 → 手术 7。所以，这 7 台手术次序为：

手术 1 → 手术 2 → 手术 4 → 手术 3 → 手术 5 → 手术 6 → 手术 7

如果用层次分析法进行计算，对这个算例得到 4 种资源的组合因子是$(0.485\,56, 0.218\,88, 0.028\,27, 0.267\,29)$，得到的手术次序是：

手术 4 → 手术 1 → 手术 5 → 手术 3 → 手术 2 → 手术 6 → 手术 7

表 5-8 是两种方法排程后执刀医生和麻醉师两种资源的使用情况对比（手术 6 和手术 7 在两种方法里排序一致，所以不纳入比较中）。基于博弈论的排序方法中，执刀医生和麻醉师的工作连续性更好，工作效率更高，对提高资源整体利用率和效率更有帮助。

再抽取该医院某个手术室连续一个月的手术情况进行分析。在这一个月里共有工作日记录 18d，剔除掉手术量小于两台及执刀医生少于两名的工作日（计 7d），对剩下的 11 个工作日里的手术按照基于博弈论的方法进行排序，发现

表 5-8　两种方法排序的结果对比

基于博弈论的排序结果			基于层次分析法的排序结果		
手术	执刀医生	麻醉师	手术	执刀医生	麻醉师
手术 1	6	6	手术 4	4	6
手术 2	6	6	手术 1	6	6
手术 4	4	6	手术 5	4	4.8
手术 3	4	5	手术 3	4	5
手术 5	4	4.8	手术 2	6	6

主任医师手术连续安排的比例为 10/11,而副主任医师的手术连续安排比例为 9/11。这个结果说明使用该模型进行排程是可以提高级别系数较高的资源的连续使用率。

5.3.5　管理启示

　　手术排序牵涉到的资源很多,资源之间关系复杂,是难度较大的医院管理问题。在手术排序中,考虑手术的综合评价值,以手术综合评价值和手术时间决定手术的次序,是不同于 5.2 节的另外一种方法。本节采用博弈论的思想,对于手术综合评价问题建立两人零和博弈模型,从而得到各个手术的综合评价值。算例表明该模型和算法是有效的,可以提高资源的利用率。但是算例数据量比较小,如果应用到实际问题中还需要开发相应软件与医院信息系统整合使用。

　　一个手术室里一天通常要排多台手术,而手术排序要考虑多种资源的配合,时间段也是每台手术"争夺"的资源,相当于手术之间的博弈,因此本节所介绍的方法提示手术室管理者,在单个手术室安排手术顺序时,这个方法可以作为一个参考。

5.4　基于匹配理论的手术排序方法

5.4.1　相关研究概述

　　许多大型医院每天手术量非常大,Jebali 等[18]提出了用两阶段排序法对手术进行排程:第一阶段把手术分配到手术室;第二阶段考虑手术各种资源约束,把各个手术室的手术进行排序。2014 年,Zhong 等[37]提出使用整数规划模型和排序论的模型来研究医院的手术排程：经过第一阶段的分配后，手术分配到各个手术室；在第二阶段里要对各个执刀医生的手术进行排序。Jebali 等[18]使用了混合整数规划，Zhong 等[37]使用了层次分析法确定手术的资源权数，然后使用了 WSPT 算法进行排序。羊英等[38]提出使用博弈理论对手术资源权数进行确定。在医院手术安排中，执刀医生的偏好对最终的排序有着很大的影响，但在已有的研究中，尚未发现此类研究。

如果把一个手术室一天的时间看作资源，手术排序其实是对时间资源的分配，但这个资源分配要考虑手术的其他资源约束和执刀医生的偏好。手术室管理者在排序时，和执刀医生（执刀医生人数≥2）展开了博弈。该问题和 Gale 等[39]提出的稳定匹配问题有类似的地方，但也有一些区别。

近年来，运用稳定匹配理论解决资源分配和决策支持等方面问题的研究也有不少，主要有两类。一类是稳定匹配理论的应用，主要有：美国医学院毕业生与实习医院相匹配的现实问题[40]、学生择校[39]、学生选课[41]、动态联盟利益分配[42-44]等，但在手术排序方面的应用尚未发现。另一类是解决稳定匹配问题的算法，这方面的研究主要有：Teo 等[45]对稳定婚姻问题进行了分析并提出了解决这类问题的算法；Echenique[46]研究了稳定匹配的算术表达方式以及算法；乐琦等[47]针对具有序值信息的双边匹配决策问题，提出一种求解方法；李铭洋等[48]针对基于序值偏好信息的一对多双边匹配问题，提出了一种决策方法；邹正兴等[49]利用模糊数的相关性质对具有模糊收益的合作对策进行了研究；Zhong 等[50]研究了三方匹配的问题，着重讨论了三方中两方是合作伙伴的情形。

如果把一个手术室一天开放的时间看作资源，对分配到该手术室执刀医生的排序就是对时间资源进行分配。时间资源要分配给合适的执刀医生，而手术的执刀医生也要选择合适的时间资源，这个问题具有双边匹配的基本特征，但这个问题和以往的研究又有些差异，以下从双边匹配理论的角度出发研究手术室执刀医生排序问题。

5.4.2　问题描述与分析

1. 手术排序问题描述

此处所讨论的手术主要指可以择期的外科手术。患者入院，确定了执刀医生后，执刀医生根据患者病情确定手术日期，并填写手术申请单，在单据上注明手术相关信息（有无污染、全麻/局麻、执刀医生），向手术室管理部门提出申请。因为手术室里手术量比较大，所以一般不接受第二天以后的预约，只接受第二天的手术申请,并且要求申请单必须在每天的 14:00 前送达。手术管理部门有专人(大多数时候是手术室的护士长)负责收集申请单,根据手术的性质按照一定的规则对手术进行排序。在排序时,一些执刀医生会对时间段或顺序提出要求,例如:同一个医生的手术希望能够连排在一起,这样医生可以有连续的时间安排其他工作;某些医生因为其他工作的安排希望把自己的手术安排在最前面或者最后面等某些特殊时段。为了满足这些要求,手术室管理人员的工作将变得更为复杂。

　　以往的手术排序方法大多从手术的性质(有无污染、全麻/局麻、执刀医生、麻醉师、护士、手术设备的级别等)出发,计算各个执刀医生手术的资源综合评价值,按照综合评价值大小顺序进行排序。这种方法下没有考虑执刀医生对时间点的要求和对排序的偏好,将执刀医生的偏好纳入研究,寻找一种方法能够解决这个问题。

　　对分配到某个手术室的各个执刀医生的手术排序要解决两个问题:一是提高各项资源的利用率和效率;二是尽量满足执刀医生的要求。

2. 手术排序的双边匹配问题分析

　　假设某个手术室在某一天分配到的手术有 n 例,记为 $O=\{O_1,O_2,\cdots,O_n\}$,分属于 m 个执刀医生,记为 $D=\{D_1,D_2,\cdots,D_m\}$,其中 $n \geqslant m$。每个医生的手术数是不等的,手术的总数大于执刀医生的数目。把这 n 个手术按照其执刀医生归属进行归集,分成 m 个手术集合,记为 $P=\{P_1,P_2,\cdots,P_m\}$,在这里有两点需要说明:一是这种归集是基于大多数医生都希望自己的手术连排;二是在此先暂不考虑手术的延续时间。对应地,把这个手术室这一天的时间分成 m 段,记为 $T=\{T_1,T_2,\cdots,T_m\}$,从早上开始,分别标记每个时间段的顺序号为 $1,2,\cdots,m$(每个时间段的时间长短暂不做规定)。

　　在这个问题里,执刀医生 $D=\{D_1,D_2,\cdots,D_m\}$ 是甲方主体,时间段 $T=\{T_1,T_2,\cdots,T_m\}$ 为乙方主体。甲方主体只能选择一个时间段,而乙方的任一时间段只能分配给一个甲方主体。甲方主体对选择哪个时间段有所偏好,而时间段虽然不是一个具有行为能力的个体,但手术室管理人员在分配时是根据每个甲方主体(执刀医生)所执刀的手术"重要度"来衡量的,所以这是一个一对一双边匹配问题。甲方(执刀医生)对乙方(时间段)的序值是有偏好的,而乙方(时间段)对甲方(执刀医生)的偏好主要体现为他所执刀的手术集合耗费的资源综合评价值大小。该问题与住院医生选择医院,以及学生选择学校有共性,即在这里可以把时间段看作医院岗位、学校名额一样的资源,医院选择住院医生,学校选择学生是通过对申请的人员进行综合评价得到的,在这里也可以把每个执刀医生的手术集合看作一个整体,对其进行综合评价,让时间段来"选择"。

但在这个问题里,也存在其特性,即外科手术有其特殊的属性,如手术有无污染、患者是否全身麻醉,甚至有时候还有急诊手术的插入,所以导致甲方(执刀医生)在选择时受到限制,而乙方(时间段)有时不得不接受自己不"喜欢"的匹配对象。

3. 双边匹配相关理论

1)符号定义

甲方主体集合为 $D=\{D_1,D_2,\cdots,D_m\}$,其中 D_i 代表第 i 个甲方主体,$i=1,2,\cdots,m$;乙方主体集合为 $T=\{T_1,T_2,\cdots,T_m\}$,其中 T_j 代表第 j 个乙方主体,$j=1,2,\cdots,m$。m 表示各方主体总数和排序位置的总数,$I=\{1,2,\cdots,m\}$。设 $\boldsymbol{R}_i=(r_{i1},r_{i2},\cdots,r_{im})$ 为甲方主体 D_i 给出的关于乙方主体集合 T 的序值向量,其中 r_{ij} 表示甲方主体 D_i 把乙方主体 T_j 排在第 r_{ij} 位,其中 $r_{ij}\in I$。同样的道理,可以设 $\boldsymbol{S}_j=(s_{1j},s_{2j},\cdots,s_{mj})$ 为乙方主体 T_j 给出的关于甲方主体集合 D 的序值向量,其中 s_{ij} 表示乙方主体 T_j 把甲方主体 D_i 排在第 s_{ij} 位,其中 $s_{ij}\in I$。不失一般性,r_{ij} 值越小,则说明甲方主体 D_i 对乙方主体 T_j 的满意度越高;r_{ij} 值越大,则满意度越低,对 s_{ij} 也一样。

定义双边匹配 $\mu:D\cup T\to T\cup D$ 为甲乙双方主体集合的映射,且 $\forall D_i\in D$,$\forall T_j\in T$ 满足下列条件:[46-48]

(1)$\mu(D_i)\in T$;

(2)$\mu(T_j)\in D$;

(3)$\mu(D_i)=T_j$ 当且仅当 $\mu(T_j)=D_i$;

(4)若 $\mu(D_i)=T_j$,则 $\mu(D_i)\neq T_k$,$\forall k\in I,k\neq j$。

2)满意匹配与稳定匹配

双边匹配有两种形式:满意匹配和稳定匹配。其中稳定匹配定义为[50-52]:对于双边匹配 μ,若 $\exists D_{i_0},T_{j_1},i_0,j_1\in I$,其中 $\mu(D_{i_0})=T_{j_0}$,$\mu(D_{i_1})=T_{j_1}$,$i_1,j_0\in I,i_0\neq i_1,j_0\neq j_1$,满足 $r_{i_0j_1}\leqslant r_{i_0j_0}$,$s_{i_0j_1}\leqslant s_{i_1j_1}$,且等式不同时成立,则称 μ 是不稳定的,否则称其为稳定双边匹配。

满意双边匹配定义为[7]:对于双边匹配 μ,若 $\exists D_{i_0},D_{i_1},T_{j_0},T_{j_1},i_0,i_1,j_0,j_1\in I,i_0\neq i_1,j_0\neq j_1$,其中 $\mu(D_{i_0})=T_{j_0}$,$\mu(D_{i_1})=T_{j_1}$ 满足 $r_{i_0j_1}+r_{i_1j_0}\leqslant r_{i_0j_0}+r_{i_1j_1}$,$s_{i_0j_1}+s_{i_1j_0}\leqslant s_{i_0j_0}+s_{i_1j_1}$,且等式不同时成立,则称 μ 是不满意的,

否则称为满意双边匹配。

稳定双边匹配与满意双边匹配不存在直接的导出关系[46]。

5.4.3　模型建立

1. 模型设计

在排序时,首先要考虑双方满意程度,以双边匹配对的序值之和为目标函数,目标是要使得这个序值之和最小。另外,根据之前的设定,执刀医生数目与时间段的个数是相等的,所以甲乙双方每个主体都能找到匹配对象。

设置 x_{ij} 为一个 0-1 变量,其中 $x_{ij}=0$ 表示 $\mu(D_i) \neq T_j$,$x_{ij}=1$ 表示 $\mu(D_i)=T_j$,构建如下模型(1):

$$\min Z_1 = \sum_{j=1}^{m} \sum_{i=1}^{m} r_{ij} x_{ij} \tag{5.4.1a}$$

$$\min Z_2 = \sum_{j=1}^{m} \sum_{i=1}^{m} s_{ij} x_{ij} \tag{5.4.1b}$$

$$\text{s.t.} \begin{cases} \sum_{j=1}^{m} x_{ij} = 1, & i=1,2,\cdots,m \tag{5.4.1c} \\[2mm] \sum_{i=1}^{m} x_{ij} = 1, & j=1,2,\cdots,m \tag{5.4.1d} \\[2mm] \sum_{j=1}^{m} \sum_{i=1}^{m} x_{ij} = m \tag{5.4.1e} \\[2mm] x_{ij} = 0 \text{ 或 } 1, & i=1,2,\cdots,m; j=1,2,\cdots,m \tag{5.4.1f} \end{cases}$$

在以上公式中,式(5.4.1a)和式(5.4.1b)分别指甲方主体和乙方主体满意程度和最大化,式(5.4.1e)表示匹配次数总和,式(5.4.1c)表示每个甲方主体(执刀医生)只能选择一个时间段,而式(5.4.1d)表示每个时间段只能分配给一个执刀医生。式(5.4.1e)表示匹配次数总共有 m 次,即每个执刀医生都能得到一个时间段,而每个时间段都会分配到执刀医生。

2. 模型求解

采用线性加权法求解模型(1),得到模型(2):

$$\min Z = w_1 \sum_{j=1}^{m} \sum_{i=1}^{m} r_{ij} x_{ij} + w_2 \sum_{j=1}^{m} \sum_{i=1}^{m} s_{ij} x_{ij} \tag{5.4.2a}$$

$$\text{s. t.}\begin{cases} \sum_{j=1}^{m} x_{ij} = 1, & i=1,2,\cdots,m & (5.4.2b) \\ \sum_{i=1}^{m} x_{ij} = 1, & j=1,2,\cdots,m & (5.4.2c) \\ x_{ij} = 0 \text{ 或 } 1, & i=1,2,\cdots,m; j=1,2,\cdots,m & (5.4.2d) \end{cases}$$

其中 w_1 和 w_2 分别表示目标 Z_1 和 Z_2 的权重,体现双边匹配决策问题中某一方的重要程度,由中介(手术室管理者)给出。w_1 和 w_2 满足 $w_1 \geqslant 0, w_2 \leqslant 1$,$w_1 + w_2 = 1$,且一般有 $w_1 \leqslant w_2$,因为要优先考虑手术集合本身的属性。

以上模型可以借助 Lingo 等软件来求解。

5.4.4　实施步骤及算例

1. 实施步骤

根据两阶段手术排序方法,第一阶段手术被分配到各个手术室,第二阶段将对各个手术室的手术进行排序[2]。

步骤 1　手术室管理人员整理当天每个手术室的手术,按照执刀医生对手术进行归集,假定当天执刀医生有 m 个,则确定时间段共有 m 个,从最早的时间开始分别给每个时间段赋予顺序号 $(1,2,\cdots,m)$。

步骤 2　将顺序号发给每个执刀医生,让每个医生给出自己喜欢的时间段顺序号。

步骤 3　确定时间段对执刀医生的偏好。时间段本身不会选择,手术室管理者对每个执刀医生的手术集合的资源综合评价值进行计算,手术集合的资源综合评价值主要考虑有无污染,以及护士、手术设备等资源的利用率和效率等因素,对每个时间段而言,资源综合评价值高的优先。此处资源综合评价值判断可参照文献[3]的方法。

步骤 4　执刀医生与时间段匹配,建立模型(1)和模型(2),求解。

2. 算例

现考虑一个手术室当天安排了 3 个执刀医生的情况,手术室管理者把这个手术室这天的时间段分为 3 段,分别标为 1,2,3。定义 $\boldsymbol{R}_i = [r_{i1}, r_{i2}, r_{i3}], i = 1,2,3$ 为 3 个执刀医生关于时间段的序值向量,3 个医生给出的偏好分别为

$$\boldsymbol{R}_1 = [1,2,3], \quad \boldsymbol{R}_2 = [3,2,1], \quad \boldsymbol{R}_3 = [1,2,3]$$

定义时间段关于执刀医生的序值向量为:$\boldsymbol{S}_j = [s_{1j}, s_{2j}, s_{3j}], j = 1,2,3$,根据手术价值排定的时间段对执刀医生的偏好为

$$S_1 = [2,3,1], \quad S_2 = [2,3,1], \quad S_3 = [2,3,1]$$

得到序值矩阵 R 和 S：

$$R = \begin{bmatrix} 1 & 2 & 3 \\ 3 & 2 & 1 \\ 1 & 2 & 3 \end{bmatrix}, \quad S = \begin{bmatrix} 2 & 2 & 2 \\ 3 & 3 & 3 \\ 1 & 1 & 1 \end{bmatrix}$$

令 $w_1 = 0.4, w_2 = 0.6$，则有

$$Z = \begin{bmatrix} 1.6 & 2 & 2.4 \\ 3 & 2.6 & 2.2 \\ 1 & 1.4 & 1.8 \end{bmatrix}$$

建立模型（2）。求解可得

$$X^* = \begin{bmatrix} 1 & 0 & 0 \\ 0 & 0 & 1 \\ 0 & 1 & 0 \end{bmatrix}$$

因此，匹配方案为

$$\mu^* = \{(D_1, T_1), (D_2, T_3), (D_3, T_2)\}$$

根据 5.4.2 节的定义，可知这个匹配既是稳定匹配也是满意匹配。所以 3 个执刀医生按照先后顺序分别是：(D_1, D_3, D_2)。每个执刀医生对自己的手术集合可按照手术的资源综合评价值进行排序。在这里医生的满意度 $Z_1 = 4$。

如果不考虑执刀医生的偏好，仅考虑手术资源综合评价值，其排序为 (D_2, D_3, D_1)。这种排序下医生的满意度 $Z_1 = 8$。相比较这个排序，根据前文分析，Z_1 的取值越小越好，所以考虑了执刀医生偏好的排序具有更高的满意度。

在目前的手术调度计算机软件中，一个手术室一天的手术顺序是由手术的综合评价值决定的。计算综合评价值的方法有很多种，如层次分析法和基于博弈论的方法（如 5.3 节所述）。如果使用基于博弈论的方法，顺序是：(D_2, D_3, D_1)。外科医生的整体满意度为：$Z_1 = 8$。

为了验证模型的有效性，我们选取了另外一个手术室 14d 的手术数据。2 个外科医生 4d，3 个外科医生 5d，4 个外科医生 5d。因为在现实世界中，一个手术室很少一天有 4 个以上的外科医生，所以我们没有计算过一个手术室一天有 4 个以上的外科医生的情形。我们将这些数据输入模型中进行计算，结果显示在表 5-9～表 5-11 中。表中，Z_1 为外科医生对基于模型（1）和模型（2）的排序方案的满意度，Z_1' 是基于综合评价法的外科医生对排序方案的满意度。

结果表明：$Z_1 \leqslant Z_1'$。这意味着基于模型（1）和模型（2）的排序方案可以提高外科医生的满意度。实际上，如果时间安排不能满足他们的需要，外科医生

会要求更改。然后,管理人员必须手动修改排序。如果采用匹配的方法,满意度会提高。匹配方法是在之前方法的基础上进行了改进。

表 5-9　2 个外科医生 4d

d	Z_1	Z_1'
1	3	3
2	3	3
3	2	2
4	2	4

表 5-10　3 个外科医生 5d

d	Z_1	Z_1'
1	4	8
2	6	6
3	3	6
4	3	6
5	6	9

表 5-11　4 个外科医生 5d

d	Z_1	Z_1'
1	4	10
2	7	11
3	5	9
4	5	11
5	6	9

5.4.5　管理启示

把手术室一天的时间看作资源,而这种资源是不可存储的,所以合理、高效地利用这种资源变得尤为重要。以往的手术室排序不考虑执刀医生的偏好,在实际操作中,排序的人不得不考虑执刀医生的要求,而在机器排序的基础上进行改动。考虑到执刀医生的这一需求,把手术室的一天时间进行分段,把时间段和执刀医生看作匹配的双方,定义双方的偏好函数,采用双边匹配理论解决该问题,结果证明,在充分利用手术室时间资源的基础上,执刀医生的满意度大大提高。

在本节介绍的方法中,时间段对执刀医生的"选择",目前仅考虑了执刀医生手术资源综合评价值,所以每个时间段对医生的偏好顺序是一样的。进一步的研究可以对执刀医生的手术集合进行细化分析,找出其与时间段的贴合度,从而提高时间段资源的效用。

5.5　小结

手术是医院治疗的重要手段,进行过程涉及多种资源综合使用。如何对手术室、执刀医生、麻醉师、护士等资源进行集成调度以提高手术排程效率和患者满意度是本章重点讨论的内容。其中 5.2 节重点介绍一种两阶段手术排程方法,即把手术排程看作 $Pm|MMJ|C_{\max}$ 问题,分两个阶段求解该问题,先将该问题松弛为经典的排序问题 $Pm||C_{\max}$,用 LPT 求解近似解,然后再对手术室内部采用 WSPT 算法解 $1||\sum w_j C_j$ 问题来安排手术的次序,这样在不改变 $C_{\max}$ 值的情况下使手术占用的总资源代价最小。基于两阶段方法开发计算机手术排程系统应用到医院实际环境,取得了非常好的效果。5.3 节基于博弈论讨论一个手术室一天的手术排序问题,考虑资源级别系数、资源使用贴合系数和患者满意度,形成资源综合评价值,构建手术排序的博弈模型,该方法综合考虑了手术排序多方面的因素,是一个可以参考的单个手术室手术排序方法。5.4 节基于匹配理论提出考虑执刀医生偏好的手术排程方法,以双边匹配对的序值之和为目标函数,目标是要使这个序值之和最小,建立模型,并介绍了实施步骤。

本章介绍的方法有的已经应用到实际,有的还只是理论研究,仅有算例说明。随着医院管理的信息化程度加深,医院服务管理质量不断提高以及智慧医疗、数字医疗等推广,以上方法将逐步应用到实际,提高医院服务管理质量和效率。

参考文献

[1]　苏朝晖. 服务营销管理:服务业经营的关键[M]. 北京:清华大学出版社,2012.
[2]　ASSOCIATION H F M. Achieving operating room efficiency through process integration[J]. Healthcare Financial Management Journal of the Healthcare Financial Management Association,2003,57(3):1-7.
[3]　KUO P C,SCHROEDER R A,MAHAFFEY S,et al. Optimization of operating room allocation using linear programming techniques[J]. Journal of the American College of Surgeons,2003,197(6):889-895.

[4] MAGERLEIN J M, MARTIN J B. Surgical demand scheduling: A review[J]. Health Services Research, 1978, 13(4): 418-433.

[5] ROLAND B, MARTINELLY C D, RIANE F, et al. Scheduling an operating theatre under human resource constraints[J]. Computers & Industrial Engineering. 2010, 58(2): 212-220.

[6] BLAKE J T, CARTER M W. A goal programming approach to strategic resource allocation in acute care hospitals[J]. European Journal of Operation Research, 2002, 140(3): 541-561.

[7] PRZASNYSKI Z. Operating room scheduling: A literature review[J]. AORN Journal, 1986, 44(1): 67-79.

[8] BOLDY D. A review of the application of mathematical programming to tactical and strategic health and social services problems[J]. Operational Research Quarterly, 1976, 27(2): 439-448.

[9] PIERSKALLA W P, BRAILER D J. Handbooks in operations research and management science. Applications of operations research in health care delivery[M]. Amsterdam: Operations Research and the Public Sector, 1994.

[10] SMITH-DANIELS V L, SCHWEIKHART S B, SMITH-DANIELS D E. Capacity management in health care services: Review and future research directions[J]. Decision Sciences, 1988, 19(4): 889-919.

[11] YANG Y, SULLIVAN K M, WANG P P, et al. Applications of computer simulation in medical scheduling[C]//Proceedings of the Joint Conference on Information Sciences, 2000, 5(2): 836-841.

[12] CARDOEN S, DEMEULEMEESTER E, BELI J. Operating room planning and scheduling: A literature review[J]. European Journal of Operational Research, 2010, 201(3): 921-932.

[13] STAHL J E, SANDBERG W S, DAILY B, et al. Reorganizing patient care and workflow in the operating room: a cost-effectiveness study[J]. Surgery, 2006, 139(6): 717-728.

[14] GUERRIERO F, GUIDO R. Operational research in the management of the operating theatre: A survey[J]. Health Care Management Science, 2011, 14(1): 89-114.

[15] MAY J H, SPANGLER W E, STRUM D P, et al. The surgical scheduling problem: current research and future opportunities[J]. Production Operation Management, 2011, 20(3): 392-405.

[16] BLAKE J T, CARTER M W. Surgical process scheduling: A structured review[J]. Journal of Health Systems, 1997, 5(3): 17-30.

[17] BELIËN J, DEMEULEMEESTER E. A branch-and-price approach for integrating nurse and surgery scheduling[J]. European Journal of Operation Research, 2008, 189(3): 652-668.

[18] JEBALI A, HADJ ALOUANE A B, LADET P. Operating rooms scheduling[J]. International Journal of Production Economics, 2006, 99(1/2): 52-62.

[19] CARDOEN B, DEMEULEMEESTER E, BELIËN J. Sequencing surgical cases in a day-care environment: an exact branch-and-price approach[J]. Computer Operation Research, 2009, 36(9): 2660-2669.

[20] VAN DER LANS M, HANS E W, HURINK J L, et al. Anticipating urgent surgery in operating room departments[R]. Enschede: BETA Research School for Operations Mangement and Logistics, 2005: 26.

[21] GERCHAK Y, GUPTA D, HENIG M. Reservation planning for elective surgery under uncertain demand for emergency surgery[J]. Management Science, 1996, 42(3): 321-334.

[22] PHAM D N, KLINKERT A. Surgical case scheduling as a generalized job shop scheduling problem[J]. European Journal of Opertional Research, 2008, 185(3): 1011-1025.

[23] STRUM D P, VARGAS L G, MAY J H. Surgical subspecialty block utilization and capacity planning: a minimal cost analysis model[J]. Anesthesiology, 1999, 90(4): 1176-1185.

[24] FEI H, MESKENS N, CHU C. A planning and scheduling problem for an operating theatre using an open scheduling strategy[J]. Computers & Industrial Engineering, 2010, 58(2): 221-230.

[25] ZHAO Z, LI X. Scheduling elective surgeries with sequence-dependent setup times to multiple operating rooms using constraint programming[J]. Operation Research Health Care, 2014, 3(3): 160-167.

[26] WANG S, SU H Q, WAN G H. Resource-constrained machine scheduling with machine eligibility restriction and its applications to surgical operations scheduling[J]. Journal of Combinatorial Optimization, 2015, 30(4): 982-995.

[27] 徐玖平,吴巍. 多属性决策的理论与方法[M]. 北京:清华大学出版社,2006.

[28] 陈珽. 决策分析[M]. 北京:科学出版社,1987.

[29] LEE A H I, CHEN W C, CHANG C J. A fuzzy AHP and BSC approach for evaluating performance of IT department in the manufacturing industry in Taiwan[J]. Expert Systems with Applications, 2008, 34(1): 96-107.

[30] ANAND G, KODALI R. Selection of lean manufacturing systems using the analytic network process—a case study [J]. Journal of Manufacturing Technology Management, 2009, 20(2): 258-289.

[31] YÜKSEL I, DAGDEVIREN M. Using the fuzzy analytic network process (ANP) for Balanced Scorecard (BSC): A case study for a manufacturing firm[J]. Expert Systems with Applications, 2010, 37(2): 1270-1278.

[32] 和媛媛,周德群. 区间数多属性决策问题的逼近理想点方法[J]. 统计与决策, 2009, 24(1):9-11.

[33] 王坚强. 一类动态多指标决策问题的灰色关联分析方法[J]. 中南工业大学学报, 1999, 30(5):548-550.

[34] 王正新,党耀国,宋传平.基于区间数的多目标灰色局势决策模型[J].控制与决策,2009,24(3):388-392.

[35] CHENA Y W, LARBANI M. Two-person zero-sum game approach for fuzzy multiple attribute decision making problems[J]. Fuzzy Sets and Systems, 2006, 157(1): 34-51.

[36] 万树平.基于博弈理论的区间型多属性决策方法[J].系统工程,2010,28(1):95-98.

[37] ZHONG L W, LUO S C, WU L, et al. A two-stage approach for surgery scheduling [J]. Journal of Combinatorial Optimization, 2014,27(3):545-556.

[38] 羊英,钟力炜,罗守成,等.基于博弈的手术综合评价方法[J].重庆师范大学学报(自然科学版),2013,30(1):7-11.

[39] GALE D, SHAPLEY L. S. College admissions and the stability of marriage[J]. The American Mathematical Monthly,1962,69(1):9.

[40] ROTH A E. On the allocation of residents to rural hospitals: A general property of two-sides matching markets[J]. Economics, 1986,54(2): 425-427.

[41] 邓蔚之,刘强,任志虎,等.优化的 Gale-Shapley 算法在学生选课中的应用[J].湖南工业大学学报,2013,27(1):67-70.

[42] 戴建华,薛恒新.基于 Shapley 值法的动态联盟伙伴企业利益分配策略[J].中国管理科学,2004,12(4):33-36.

[43] 占辉斌,郭锦埔,詹海斌,等.Shapley-value 法在战略联盟利益分配中的应用[J].商业研究,2005,19(3):35-37.

[44] 张捍东,严钟,方大春.应用 ANP 的 Shapley 值法动态联盟利益分配策略[J].系统工程学报,2009,24(2):205-211.

[45] TEO C P, SETHURAMAN J. TAN W P. Gale-Shapley stable marriage problem revisited strategic issues and applications[J]. Management Science, 2001, 47(9): 1252-1267.

[46] ECHENIQUE F. What matching can be stable: The testable implications of matching theory[J]. Mathematics of Operations Research, 2008, 33(3): 757-768.

[47] 乐琦,樊治平.一种具有序值信息的双边匹配决策方法[J].系统工程学报,2012,27(2):185-192.

[48] 李铭洋,樊治平,乐琦.考虑稳定匹配条件的一对多双边匹配决策方法[J].系统工程学报,2013,28(4):454-463.

[49] 邹正兴,高作峰,张欣,等.模糊支付合作对策的模糊 Shapley 值[J].西南师范大学学报(自然科学版),2013,38(11):51-58.

[50] ZHONG L, BAI Y. Three-sided stable matching problem with two of them as cooperative partners[J]. Journal of Combinatorial Optimization, 2019, 37(1): 286-292.

[51] 张峰,钟力炜.具有独立偏好的三方匹配问题[J].重庆师范大学学报(自然科学版),2019,36(2):1-5.

[52] YANG Y, SHEN B, GAO W, et al. A surgical scheduling method considering surgeons' preferences[J]. Journal of Combinatorial Optimization, 2015, 30(4): 1016-1026.

第 6 章　医技检查管理与优化

　　随着科学技术的高速发展,高水平的医疗仪器、设备广泛应用于医疗活动中,有效促进了医疗技术水平和医疗质量的提高。医技科室在疾病的诊疗过程中的作用日益重要,其医技质量高低与医院整体水平密切相关,也直接影响着医院的运行效率。

　　医技科室包括药剂科、检验科、医学影像科(放射科、超声诊断科、核医学科等)、病理科、输血科、消毒供应中心和营养科等。

　　医学影像科是指在医疗实践中能给临床提供各种影像学诊断资料和放射治疗的医技科室。包括 X 线诊断、CT 诊断、MRI 诊断、核医学、超声诊断、心电诊断、脑电及脑血流图诊断、神经肌肉电图、介入放射学和放射治疗等。医院通常在放射科中设立普通 X 线、各种造影、CT、MRI、DSA 等检查室。各种设备比较昂贵,成本高,因此资源比较紧缺。在医技检查管理中,医学影像科检查管理与优化问题受到较多的关注,本章着重讨论检查设备调度和检查患者预约调度的优化方法。

6.1　医技检查管理概述

6.1.1　医技检查管理内容

　　随着人口增长和老龄化问题日益突出,全球医疗体系的现状十分严峻。医疗资源分布的不平衡以及医疗资源供给与民众需求的不匹配阻碍了这一体系的构建[1]。由于缺乏对医疗资源的有效管理,导致这些稀缺资源的巨大浪费[2]。医技检查设备是这些资源的重要组成部分,它的利用率是衡量医院服务管理水平的重要指标之一。

　　医技检查是医院诊疗服务不可或缺的环节,为全院各临床医疗提供技术服务。医院的各临床科室均对医技检查有着较强的依赖性。据统计,在我国一般术前检查占整个住院治疗时间的 1/3。调研上海某三级甲等医院,消化内镜日均单台最高使用率为 59.72%,最低使用率仅为 29.97%。由此可见医院里部分医技设备使用率并不高。因此,随着医院门诊量的不断提升,门诊患者和住院患者不断增加,如何合理利用医技检查设备,缩短患者的检查等待时间[3-4],缩短患者平均住院日,减少门诊患者与住院患者检查的冲突,提升有限医疗资源的使用效率,是目前医技检查管理面临的巨大挑战。

1. 医技检查预约流程

根据患者类型,医技检查分为三类:门诊患者检查、急诊患者检查和住院患者检查。

1)门诊患者检查预约流程

传统流程是:门诊患者在门诊医生处开具检查申请单,缴费后到医技科室服务台登记预约,按预约时间进行检查。

现在许多医院推出线上互联网医院,患者也可以在互联网医院问诊后,医生在线上开出检验申请单后,患者线上付款后根据预约时间到医院进行检查。

2)急诊患者检查预约流程

急诊患者因病症的紧急性,在入院后由急诊科医生初诊判断需要进行何种检验与检查,立即开具检查单,急诊检查申请单或急诊电子医嘱由各科临床医师根据急诊病情需要填写,申请单上需注明"急诊"或盖"急诊"字样章,申请时间具体到分钟。患者到相关科室进行检验或检查。检验人员接到急诊标本后,应迅速进行检验,准确、及时地报告检验结果,或先电话通知临床,注明出具报告时间(min),以备查询。影像、B超、ECT、内镜等医技科室接到急诊申请单后,应迅速、优先安排患者检查,及时发送报告,注明出具报告时间(min),以备查询。

急诊患者通常有优先权,加入医技检查队列时会影响原有的门诊患者和住院患者的调度方案执行,给医技检查管理带来难度。

3)住院患者检查预约流程

患者入院后,住院医生向医技科室服务台提出预约检查申请,医技科室服务台根据实际情况安排预约检查时间并做好登记,医技科室服务台将预约好的检查时间反馈给住院医生,住院医生填写预约单、开具检查申请单,患者持预约单、检查申请单按预约时间到医技科室进行检查。

护士站根据住院患者病情程度将其分级,从而确定其需要的陪护程度,在进行检查时,安排护理人员陪检,从而带来人力资源的需求。

2. 医技检查管理面临的问题

目前各大医院医技检查面临的主要问题包括:

1)患者缺乏合理的医技检查顺序

当患者要进行多项检查时,医生开具检查申请单后,患者付款预约检查时间。患者的各项检查是需要符合医疗需求的,如下腹部和前列腺增强部位的CT检查需要空腹并清肠,膀胱B超检查需要憋尿等。虽然医生在开具检查单后有医嘱,但往往因为各种条件复杂导致患者无法记住所有细节,从而到医院后因为不满足条件而无法完成检查导致重复交通,奔波往返,增加医患矛盾,使得患者就医体验变差。

已有的医院信息系统(hospital information system,HIS)仅能提供特定检查的可预约时间,并不能向患者提供各项检查的合理顺序,这是目前亟待解决的问题之一。

2)患者检查等待时间长

据统计,目前三级甲等医院CT检查平均等候时间约为3.2天,超声波检查平均等候时间约为6.2天。对门诊患者来说,检查等待时间长可能延误最佳治疗时间;对住院患者来说,住院手术最佳时间被延后,增加住院时间和费用。为了解决这个问题,医院往往增加购买等待时间长的设备,增加了运营成本,也带来了第3个问题。

3)医技检查设备忙闲不均

检查设备出现结构性不足,即:一部分设备预约使用率非常高,相应类型的检查排队现象严重;而另外一部分设备预约使用率却较低,如本章开始所述。

6.1.2 相关研究现状

医技检查涉及多个部门、多种资源的协同合作,不同患者检查要求不同,因此存在许多问题需要研究解决。已有的研究围绕以下几个方面展开。

1. 医技预约系统的开发

医技预约系统是HIS的重要组成部分,弥补了人工预约存在的问题,提高了预约的效率。信息部门预先在系统后台建立所有检查类型,输入排班规则、预约规则等。医技科室在系统前台先根据自身情况对本科室的号源进行排班,可以精确到几时几分,医生在开立检查医嘱并点击"保存"时,系统自动弹出医技预约界面,并显示医技科室的排班和可预约时间供医生自主选择,完成后自动打印预约单和申请单。目前很多医院都在HIS里加入了医技预约系统,能够实现门诊医生工作站预约、住院医生工作站预约、医技科室服务台预约、门诊服务中心预约、自助机预约、手机客户端预约等多种功能。目前对医技预约系统的研究主要集中在优化医技预约流程[5]、医技检查智能预约专业系统开发[6]、将规划算法加入系统以缩短患者等待时间[7]等。目前大多数医技预约系统解决的还只是信息搜集、基本预约功能,虽然有部分研究已经开始考虑在系统中加入算法以减少患者等待时间,但还是比较基础的研究。在系统中加入算法并应用到实际的例子比较少,这是一个重要的发展方向,即对历史数据进行挖掘分析,发现各种检查的规则,根据患者的特征及医疗需求,应用各种定量分析方法优化预约系统,使预约系统更加智能,提高各种设备的使用率。

2. 医技检查患者预约调度

医疗检查资源的有限使得资源在不同类型的患者之间进行有效的分配与调度非常重要,而预约排程的目标是对需求与产能进行合理匹配以减少患者等待时间并达到资源的更有效利用。其中一种思路是针对单台设备或同类型多台设备研究其时间分配问题。目前采用的研究方法主要有解析法、模拟仿真、马尔可夫决策过程(MDP)等。Lev 等[8]通过计算机仿真研究 X 光检查中不同排程规则对患者等待时间的影响。Patrick 等[9]运用计算机仿真对单台 CT、多服务优先级别的患者进行提前排程。Den Boer 等[10]运用排队论方法,对单台 MRI 的提前排程和资源的分配排程进行研究,以达到收益的最大化。Patrick 等[11]着力研究了医技部门带有优先级的患者排程,通过近似动态规划(ADP)模型,对单台 CT、多服务优先级别的患者进行提前排程,以提高设备的利用率、减少患者的等待时间,最小化系统成本。Kolisch 等[12]研究了两台 CT 的提前排程近似算法。Green 等[13]运用马尔可夫决策过程原理对服务日当天单台 MRI 在三种患者类型之间的分配排程进行研究,以达到收益的最大化。Zhuang 等[14]运用马尔可夫决策过程原理研究了服务日当天多台检查设备在三种患者类型之间的分配排程问题。罗利等[15]运用马尔可夫决策过程原理和动态规划方法,建立了医疗检查设备的预约优化模型,并证明了模型的最优性质,得出了不同患者类型的最优预约策略。梁峰等[16]考虑两台设备、三类患者且各类病人所需检查时间不同的情况,以医院在检查设备方面收益最大化为目标,建立有限时域马尔可夫决策过程模型,并结合动态规划理论,得出系统最优的预约排程策略。刘阳等[17]考虑患者对两种检查项目的不同需求和紧急程度,以及患者失约和医生加班等情况,建立了有限时域马尔可夫决策过程模型,目标是使患者检查所得的期望收益最大化以及期望加班时间惩罚成本最小化。Chen 等[18]研究了日常常规患者的预约安排,以及意外患者的到来如何影响已确定的预约时间,以降低患者和医院的成本。Qiu 等[4]研究设备连续运行的一段时间内(如一天)磁共振成像检查的计划,考虑设备在一个工作日内存在预约数不确定时的预约调度问题,建立混合整数规划模型,并采用加入支持向量机回归的基于分解的多目标进化算法求解模型,并对比了 SA-MOEA/D、MOEA/D 和 NSGA-Ⅱ 三种算法求解的情况。其他一些应用在手术调度、门诊调度或急诊调度等方面的算法也可以应用到医技检查调度优化中,在此不再赘述。

3. 医技检查需求预测

医技检查需求量不断增加,预约排程的目标是对需求与产能进行合理匹配以减少患者等待时间并达到资源的更有效利用。预约排程根据患者等待时间可分为服务日之前的预先排程和服务日当天的分配排程,与之对应的就诊延迟时间分别是直接等待时间(服务请求与预约排程时间差)和间接等待时间(预约排程时间与实际服务时间差)。尽量减少患者等待时间,不仅需要更优的管理方法,更需要优化的算法,使医院信息系统能准确预测检查需求、及时给出排程方案或当环境发生变化时,系统能及时给出调整方案。

各个医院 HIS 中及医疗管理机构的医技设备数据库中存储了大量的医技检查数据和医技设备数据,可以为医技检查需求预测提供数据资料。

从二十世纪六七十年代到现在,中外学者提出种类繁多的数据挖掘技术和方法,这些模型和方法都可以尝试用在医技检查需求量的预测上。这些方法大致可以分为三类[19]:

(1)传统预测方法。经过几十年的传统预测方法研究,传统预测方法大致包含趋势外推预测技术、回归预测技术、时间序列预测技术、经验预测模型和灰色预测技术这五类。吴佳峰[20]用某大型医院历年的 CT 和超声波(Ultrasonic,US)检查量建立 ARIMA 模型预测新一年的每月和整年的 CT 和 US 检查量,预测结果平均误差在 5%。霍洪波[21]针对医技检查量预测问题采用 GM(1,1)预测模型,预测误差在 2.3%~5%。

(2)人工智能预测。人工智能预测是近些年兴起的预测方法,主要包括模糊数学预测、小波分析预测、粒子群优化、神经网络预测和支持向量机预测。支持向量机(support vector machine,SVM)是 20 世纪 90 年代中期由 Vapnik 提出的,它是在统计学习理论的基础上发展起来的一种新的学习方法。支持向量机与神经网络相比,具有更强的泛化能力,并且存在唯一解。Du 等[22]充分利用了已有的历史门诊病历资料,利用机器学习方法,特别是支持向量机,自动学习医务人员的工作经验,建立相应的非线性调度预测模型。以门诊患者的体检时间表为研究对象,提出了一种基于支持向量机的 AdaBoost 集成学习模型。

该学习模型根据历史调度信息对体检数据进行分离,建立训练数据集。实验结果表明,该模型能预测门诊患者的检查时间。

（3）组合预测。组合预测就是把不同的预测模型组合起来,综合利用各种预测方法所提供的信息,以适当的加权平均形式得出组合预测模型。单一的传统预测方法和人工智能预测方法都很难达到理想的预测效果,合理的加权平均数组合多种预测结果能够有效地提高预测精度。但是组合预测不是都会提高预测精度,需要先权衡权重估计误差和分散化好处。当分散化好处小于权重估计误差的时候,使用组合预测的意义不大。于弘[23]通过专家咨询,得出大型医用影像检查量的主要影响因素,根据区域内各卫生机构的统计数据,运用自回归分析法和指数平滑法,对 2010 年和 2011 年 MRI 检查量进行需求预测,然后取两种方法预测值的平均数为相应年份的检查量,为大型医用设备的配置模型提供数据基础。吴斌[19]改进优化影像检查量 GM(1,1)模型,将 GM(1,N)预测模型和支持向量机相结合,考虑医院影像科实际运行情况,构建医疗影像检查量预测的方法。

医技系统开发不属于本书研究主题范畴,因此 6.2 节着重介绍检查患者预约调度优化问题,6.3 节着重介绍医技检查需求预测问题。

6.2　检查患者预约调度优化问题[16]

6.2.1　问题描述与符号说明

1. 问题描述

医技检查的需求来自多种患者,这些患者一般可分为三类:门诊患者、住院患者、急诊患者。不同类型的患者具有不同的检查需求。门诊患者和住院患者大多会选择提前预约,而急诊患者会随机到达。急诊患者病情紧急,可允许的等待时间短,一般在急诊患者到达时,医院需立即安排检查,否则会造成较高的拒绝成本。门诊患者和住院患者病情相对缓和,可允许适当等待。另外,不同类型的患者所需要的检查时间也会有所不同。

目前,大部分医院通过预约中心来处理各类患者的预约请求,预约系统一般会根据先到先服务的预约规则,将患者的请求安排到最近的设备空闲时间段。这种预约排程方式没有考虑不同类型患者的需求特征,由于部分检查资源的不足,医院还有可能拒绝后到达但收益更高的患者。另外,患者的病情不同,对等待时间的容忍程度不同,当调度人员为当前患者安排预约时,需要同时考虑未来可能到达的更紧急的患者以及延后安排该患者可能导致的设备闲置;患者可能同时需要多种类型的检查,如何安排患者使其总的花费时间最少? 与此同时,需要考虑患者行为因素,如在约定的检查时间,患者可能由于种种原因而失约,使得面向多检查的患者调度问题变得更为复杂。

对上海某三级甲等医院调研,通过对在该医院放射科获取的门诊患者检查数据进行统计,结果表明需要进行两类(次)检查的患者比例约为 43.36%,需要两类(次)及以上检查的患者的比例约为 56.15%,可见多检查的患者调度问题具有一定的现实意义。

考虑两台设备、三类患者且各类患者所需要的检查时间不同的最优预约调度策略。每类患者需要的检查时间有所不同,收益情况也存在差别。预约排程的目标是让医院在检查设备方面获得最大收益。当某类患者的预约请求到达时,系统会根据决策规则立刻做出接受或者拒绝该请求的决定,并根据设定的排程规则做出合理的预约排程。

为了研究方便,建立以下假设:

假设 1　设备 A 和设备 B 新旧程度、服务能力等完全相同,可同时为患者服务。

假设 2　检查设备的服务能力以时间槽(time slot)为单位,根据实际情况,时间槽可设定为时间的基数(如分钟或小时),设备 A 与设备 B 每天可用的最大时间槽个数相同。

假设 3　不同类型的患者所需要的检查时间不同,并且各类患者的检查时间可以通过时间槽的个数来表示,住院患者病情一般要复杂一些,所需检查时间比门诊患者所需检查时间长。

假设 4　整个预约周期可划分为有限个相等的时段。在任意的预约时段,门诊患者与住院患者的预约请求根据不同的概率到达系统,且到达情况相互独立。急诊患者会随机到达。

假设 5　在任一预约时段,每台设备最多只能接受一个患者的预约请求,即系统在任一预约时段最多只能接受两个患者的预约请求。

假设 6　设备 A 和设备 B 的预约到达分布独立。在任一预约时段,每台设备都有三种可能,即到达一个门诊患者的预约请求、到达一个住院患者的请求和没有预约请求到达。

假设 7　在任一预约时段,预约系统的排程规则设置如下:如果系统只接受一个患者(门诊或住院)的预约请求,优先选择剩余产能多的设备提供服务,若两台设备剩余产能相同,则优先选择设备 A;如果系统可以同时接受一个门诊患者和一个住院患者的预约请求,优先选择剩余产能多的设备为住院患者服务,若两台设备剩余产能相同,则优先选择设备 A 为住院患者服务;如果系统只能接受两个同类型患者(两个门诊患者或两位住院患者)的预约请求,则两台设备各服务一个患者。

2. 符号说明

假设检查系统每天总可用时间槽数为 H 个,设备 A 和设备 B 每天的最大可用时间槽数分别为 H 个,将整个预约周期划分为 H 个相等的预约时段,即预约周期的所有预约时段可表示为 $t=H,H-1,\cdots,2,1$,患者检查预约请求在这些时段按一定概率到达,假设 $t=H$ 为预约周期的开始,$t=0$ 为预约周期的结束,即检查服务开始的时间。其他的符号定义如下:

m:检查一个门诊患者需要的时间槽个数;

n:检查一个住院患者需要的时间槽个数;

p:检查一个急诊患者需要的时间槽个数;

α_1:门诊患者的预约请求到达系统的概率(任一预约时段内);

α_2:住院患者的预约请求到达系统的概率(任一预约时段内);

Y:检查当天随机到达的急诊患者数;

y_1:服务一个门诊患者可获得的收益;

y_2:服务一个住院患者可获得的收益;

y_3:服务一个急诊患者可获得的收益;

c_1:拒绝一个门诊患者的拒绝成本;

c_2:拒绝一个住院患者的拒绝成本;

c_3:拒绝一个急诊患者的拒绝成本;

c_4:服务日当天单位时间槽的空闲成本;

T_A:每个预约时段,设备 A 的剩余时间槽数,$0 \leqslant T_A \leqslant T$;

T_B:每个预约时段,设备 B 的剩余时间槽数,$0 \leqslant T_B \leqslant T$。

6.2.2　模型建立

根据马尔可夫决策过程的 6 大要素:决策阶段、状态集合、决策集合、转移概率、收益、目标函数,建立预约周期内的 MDP 模型如下。

1. 决策阶段

预约周期内的任一预约时段 t,即 $t=H,H-1,\cdots,2,1$。

2. 状态集合

T_A 表示设备 A 的剩余可用时间槽数，T_B 表示设备 B 的剩余可用时间槽数。$S=(T_A,T_B)$ 为系统的状态集合，满足 $0 \leqslant T_A \leqslant T$ 和 $0 \leqslant T_B \leqslant T$。

3. 决策集合

每一预约时段 $t=H,H-1,\cdots,2,1$，系统根据当前剩余时间槽数和患者的到达情况做出决策，即接受或者拒绝患者的预约请求。系统的决策集合用 $A_t(T_A,T_B)$ 来表示，其中 0 代表拒绝患者的预约请求，1 代表接受患者的预约请求。即有：

$$A_t(T_A,T_B)=\begin{cases}0, & \text{拒绝患者的预约请求}\\1, & \text{接受患者的预约请求}\end{cases}$$

4. 转移概率

每台设备在任一预约时段都有 3 种预约到达可能，即到达一个门诊患者的预约请求、到达一个住院患者的预约请求和没有预约请求到达。根据两台设备与三类患者的组合，预约系统在任一时段的预约请求到达情况有 6 种情况，对应 6 种不同的转移概率。以下是 6 种可能的到达情况及其相应的转移概率：

两个门诊患者的预约请求到达：$p_1=\alpha_1^2$；

两个住院患者的预约请求到达：$p_2=\alpha_2^2$；

一个门诊患者、一个住院患者的预约请求到达：$p_3=2\alpha_1\alpha_2$；

只有一个门诊患者的预约请求到达：$p_4=2\alpha_1(1-\alpha_1-\alpha_2)$；

只有一个住院患者的预约请求到达：$p_5=2\alpha_2(1-\alpha_1-\alpha_2)$；

没有预约请求到达：$p_6=(1-\alpha_1-\alpha_2)^2$。

5. 收益

医院检查一个门诊患者、住院患者、急诊患者的收益分别是 y_1、y_2、y_3，相应的，拒绝一个门诊患者、住院患者、急诊患者的成本分别是 c_1、c_2、c_3。一般有 $y_1+c_1<y_2+c_2<y_3+c_3$，主要因为急诊患者的病症通常具有紧急性，所以急诊患者的综合收益最高，住院患者的疾病具有复杂性，且考虑到后续可能有手术安排，所以其综合收益高于门诊患者。因此，急诊患者拥有最高优先级，住院患者的优先级高于一般门诊患者。

6. 目标函数

目标函数为：$J_t(T_A, T_B)$，表示从 t 时刻系统的当前状态 $S=(T_A, T_B)$ 开始，一直到预约周期结束医院所能获得的最大收益。$K_t^i(T_A, T_B)$ 表示从 t 时刻，系统的当前状态 $S=(T_A, T_B)$，第 i 类到达情况发生后，一直到预约周期结束医院所能获得的最大收益，其中 $i=1,2,3,4,5,6$，对应 6 种不同的到达情况和转移概率。根据动态规划理论，在任一预约时刻 $t=H, H-1, \cdots, 2, 1$，可建立以下系统最优收益函数：

$$J_t(T_A, T_B) = \sum_{i=1}^{6} p_i K_{t-1}^i(T_A, T_B) \qquad (6.2.1)$$

当两个门诊患者的预约请求到达，即 $i=1$ 时，

$$K_t^1 = \begin{cases} \max \begin{cases} J_t(T_A-m, T_B-m)+2y_1, \\ J_t(T_A-m, T_B)+y_1-c_1, \\ J_t(T_A, T_B)-2c_1 \end{cases} & T_A \geqslant m, T_B \geqslant m \\[2ex] \max \begin{cases} J_t(T_A-m, T_B)+y_1-c_1, \\ J_t(T_A, T_B)-2c_1 \end{cases} & T_A \geqslant m, T_B < m \\[2ex] \max \begin{cases} J_t(T_A, T_B-m)+y_1-c_1, \\ J_t(T_A, T_B)-2c_1 \end{cases} & T_A < m, T_B \geqslant m \\[2ex] \max\{J_t(T_A, T_B)-2c_1\}, & T_A < m, T_B < m \end{cases}$$

$$(6.2.2)$$

当两个住院患者的预约请求到达，即 $i=2$ 时，

$$K_t^2 = \begin{cases} \max \begin{cases} J_t(T_A-n, T_B-n)+2y_2, \\ J_t(T_A-n, T_B)+y_2-c_2, \\ J_t(T_A, T_B)-2c_2 \end{cases} & T_A \geqslant n, T_B \geqslant n \\[2ex] \max \begin{cases} J_t(T_A-n, T_B)+y_2-c_2, \\ J_t(T_A, T_B)-2c_2 \end{cases} & T_A \geqslant n, T_B < n \\[2ex] \max \begin{cases} J_t(T_A, T_B-n)+y_2-c_2, \\ J_t(T_A, T_B)-2c_2 \end{cases} & T_A < n, T_B \geqslant n \\[2ex] \max\{J_t(T_A, T_B)-2c_2\}, & T_A < n, T_B < n \end{cases}$$

$$(6.2.3)$$

当一个门诊患者和一个住院患者的预约请求到达，即 $i=3$ 时，

$$K_t^3 = \begin{cases} \max \begin{cases} J_t(T_A - n, T_B - m) + y_1 + y_2, \\ J_t(T_A - m, T_B - n) + y_1 + y_2, \\ J_t(T_A - m, T_B) + y_1 - c_2, \\ J_t(T_A - n, T_B) + y_2 - c_1, \\ J_t(T_A, T_B) - c_1 - c_2 \end{cases} & T_A \geqslant n, T_B \geqslant n \\[2em] \max \begin{cases} J_t(T_A - n, T_B - m) + y_1 + y_2, \\ J_t(T_A - m, T_B) + y_1 - c_2, \\ J_t(T_A - n, T_B) + y_2 - c_1, \\ J_t(T_A, T_B) - c_1 - c_2 \end{cases} & T_A \geqslant n, m \leqslant T_B < n \\[2em] \max \begin{cases} J_t(T_A - n, T_B) + y_2 - c_1, \\ J_t(T_A - m, T_B) + y_1 - c_2, \\ J_t(T_A, T_B) - c_1 - c_2 \end{cases} & T_A \geqslant n, T_B < m \\[2em] \max \begin{cases} J_t(T_A - m, T_B - n) + y_1 + y_2, \\ J_t(T_A - m, T_B) + y_1 - c_2, \\ J_t(T_A, T_B - n) + y_2 - c_1, \\ J_t(T_A, T_B) - c_1 - c_2 \end{cases} & m \leqslant T_A < n, T_B \geqslant n \\[2em] \max \begin{cases} J_t(T_A - m, T_B) + y_1 - c_2, \\ J_t(T_A, T_B) - c_1 - c_2 \end{cases} & m \leqslant T_A < n, T_B < n \\[2em] \max \begin{cases} J_t(T_A, T_B - n) + y_2 - c_1, \\ J_t(T_A, T_B - m) + y_1 - c_2, \\ J_t(T_A, T_B) - c_1 - c_2 \end{cases} & T_A < m, T_B \geqslant n \\[2em] \max \begin{cases} J_t(T_A, T_B - m) + y_1 - c_2, \\ J_t(T_A, T_B) - c_1 - c_2 \end{cases} & T_A < m, m \leqslant T_B < n \\[1em] \max\{J_t(T_A, T_B) - c_1 - c_2\}, & T_A < m, T_B < m \end{cases}$$

$$(6.2.4)$$

当只有一个门诊患者的预约请求到达,即 $i = 4$ 时,

$$K_t^4 = \begin{cases} \max\{J_t(T_A - m, T_B) + y_1, J_t(T_A, T_B) - c_1\}, & T_A \geqslant m, T_B \geqslant m \\ \max\{J_t(T_A, T_B - m) + y_1, J_t(T_A, T_B) - c_1\}, & T_A < m, T_B \geqslant m \\ \max\{J_t(T_A, T_B) - c_1\}, & T_A < m, T_B < m \end{cases}$$

$$(6.2.5)$$

当只有一个住院患者的预约请求到达,即 $i=5$ 时,

$$K_t^5 = \begin{cases} \max\{J_t(T_A - n, T_B) + y_2, J_t(T_A, T_B) - c_2\}, & T_A \geqslant n, T_B \geqslant n \\ \max\{J_t(T_A, T_B - n) + y_2, J_t(T_A, T_B) - c_2\}, & T_A < n, T_B \geqslant n \\ \max\{J_t(T_A, T_B) - c_2\}, & T_A < n, T_B < n \end{cases}$$

(6.2.6)

当没有预约请求到达,即 $i=6$ 时,

$$K_t^6 = J_t(T_A, T_B)$$

(6.2.7)

当检查预约周期结束,开始提供检查服务日当天开始,即 $t=0$ 时,急诊患者开始到达,随机到达的急诊患者数为 Y。一个急诊患者所需检查时间为 p 个时间槽,系统的状态 $S=(T_A, T_B)$,当 $[T_A/p] + [T_B/p] > Y$($[a]$ 表示不大于 a 的最大整数),即总剩余时间槽所能服务的急诊患者数大于当天实际到达的急诊患者数时,系统会产生空闲成本,同样的,当 $[T_A/p] + [T_B/p] < Y$,即总剩余时间槽所能服务的急诊患者数小于当天实际到达的急诊患者数时,医院会产生相应的拒绝成本,令 $T_s = [T_A/p] + [T_B/p]$,可得

$$\begin{aligned} J_0(T_A, T_B) &= y_3 E(\min(T_s, Y)) - c_4[T_A + T_B - E(\min(T_s, Y)) \times p] - \\ &\quad c_3 E(\max(Y - T_s, 0)) \\ &= (y_3 + c_4 \times p) E(\min(T_s, Y)) - c_3 E(\max(Y - T_s, 0)) - \\ &\quad c_4(T_A + T_B) \end{aligned}$$

(6.2.8)

在 MDP 模型中,$A_t(T_A, T_B)$ 为使得系统收益函数(式(6.2.1))最大化的行动集合。在所有预约时段 $t=H, H-1, \cdots, 2, 1$,根据边际条件(式(6.2.8))的限制,确保最优解的存在。在合理设置参数后,可以利用值迭代策略求解 MDP 模型,使得系统在每一时段,都能根据剩余时间槽数和病人的到达情况做出最优决策,即接受或者拒绝一个患者的预约请求,并根据设置的规则得出具体排程策略。

在任一预约时段 $t=H, H-1, \cdots, 2, 1$,系统状态 $S=(T_A, T_B)$ 时,如果到达一个门诊患者的请求,系统需比较 $J_{t-1}(T_A + T_B - m) + y_1$ 与 $J_{t-1}(T_A + T_B) - c_1$ 的大小,若 $y_1 + c_1 \geqslant J_{t-1}(T_A + T_B) - J_{t-1}(T_A + T_B - m)$,则接受该门诊患者的请求,否则拒绝。如果到达一个住院患者的请求,则需比较 $J_{t-1}(T_A + T_B - n) + y_2$ 与 $J_{t-1}(T_A + T_B) - c_2$ 的大小,若 $y_2 + c_2 \geqslant J_{t-1}(T_A + T_B) - J_{t-1}(T_A + T_B - n)$,则接受该住院患者的请求,否则拒绝。根据这样的决策规则,通过多级迭代,任一预约请求到达时,系统都可以自动做出最优决策。在做出是否接受某位病人的决策后,系统会根据当前时段的接受情况及设定的排程规则得出排程策略。

6.2.3　算例

将预约周期一天平均划分为 50 个相等的时段,即 $H=50$,患者的到达时段和系统的决策时段 $t=50,49,\cdots,1$。设备 A 和设备 B 每天的最大可用时间槽数 $T=100$,检查一个门诊患者所需时间槽数 $m=3$,检查一个住院患者所需时间槽数 $n=4$,检查一个急诊患者所需时间槽数 $p=1$。三类患者各自对应的收益和拒绝成本设置为:$y_1=200,y_2=400,y_3=600,c_1=100,c_2=300,c_3=500$。每个时间槽的空闲成本 $c_4=100$。门诊患者的预约请求在任一时刻以 $\alpha_1=0.7$ 的概率随机到达,住院患者的预约到达率 $\alpha_2=0.2$。检查当天,随机到达的急诊患者数 Y 服从参数为 15 的泊松分布。根据各类患者的请求到达概率可计算得出系统在任一预约时段的转移概率 p_i(其中 $i=1,2,3,4,5,6$),相应的到达情况和 6 种转移概率值如下所示:

两个门诊患者的预约请求到达:$p_1=\alpha_1^2=0.49$;

两个住院患者的预约请求到达:$p_2=\alpha_2^2=0.04$;

一个门诊患者、一个住院患者的预约请求到达:$p_3=2\alpha_1\alpha_2=0.28$;

只有一个门诊患者的预约请求到达:$p_4=2\alpha_1(1-\alpha_1-\alpha_2)=0.14$;

只有一个住院患者的预约请求到达:$p_5=2\alpha_2(1-\alpha_1-\alpha_2)=0.04$;

没有预约请求到达:$p_6=(1-\alpha_1-\alpha_2)^2=0.01$。

用 MATLAB 软件对 MDP 模型进行仿真求解。根据门诊患者和住院患者的预约请求到达率 α_1 和 α_2,可以模拟出预约周期内的一组到达情况,利用多级迭代,得出最优排程策略。根据 MDP 模型的决策规则及设定的排程规则,预约周期内的最优排程策略如表 6-1 所示。

在表 6-1 患者类型中,1 代表一个门诊患者的预约请求到达,2 代表一个住院患者的预约请求到达,0 代表没有预约请求到达;在决策中,1 用来表示接受一个患者的预约请求,0 用来表示拒绝一个患者的预约请求;T_A 表示设备 A 在当前时段的剩余可用时间槽数;T_B 表示设备 B 在当前时段的剩余可用时间槽数。MDP 预约策略下,系统在预约周期内所能获得最大总收益为 19 600,而传统的先到先得(FCFS)的预约策略所能带来的收益为 17 000。可见 MDP 预约策略可以获得更好的收益。

6.2.4　管理启示

医技检查种类繁多,每个项目有多台可用设备,患者有多种类型,且每个患者需要做的检查要求存在差异,部分患者因为病情复杂需要做多个检查,检查之间存在先后关系或条件限制,这些复杂的约束条件导致医技患者检查调度变

表 6-1　MDP 预约策略[16]

时段	患者类型		决策		T_A	T_B	时段	患者类型		决策		T_A	T_B
50	1	1	1	1	97	97	25	1	1	1	0	56	59
49	0	1	0	1	94	97	24	1	1	1	1	53	56
48	2	1	1	1	91	93	23	1	0	0	0	53	56
47	1	1	1	1	88	90	22	1	1	1	1	50	53
46	1	0	1	0	88	87	21	1	1	0	1	50	50
45	0	1	0	1	85	87	20	1	2	1	1	46	47
44	2	1	1	1	82	83	19	1	1	0	0	46	47
43	1	2	0	1	82	79	18	1	2	1	1	43	43
42	1	1	0	0	82	79	17	1	0	0	0	43	43
41	1	1	0	1	79	79	16	1	1	1	1	40	40
40	0	1	0	0	79	79	15	1	1	1	0	37	40
39	1	1	1	0	76	79	14	1	1	1	1	34	37
38	0	2	0	1	76	75	13	1	2	0	1	34	33
37	0	1	0	0	76	75	12	1	2	0	1	30	33
36	1	1	1	1	73	72	11	1	1	0	1	30	30
35	1	0	0	0	73	72	10	1	2	1	1	26	27
34	0	1	0	1	70	72	9	2	1	1	0	26	23
33	1	1	1	0	70	69	8	2	1	1	0	22	23
32	1	2	0	1	66	69	7	1	1	0	1	22	20
31	2	1	1	0	66	65	6	2	1	1	0	18	20
30	1	1	0	0	66	65	5	1	0	0	0	18	20
29	2	0	1	0	62	65	4	1	2	1	1	15	16
28	1	1	0	1	62	62	3	2	1	1	1	11	12
27	1	1	1	0	59	62	2	2	1	1	0	11	8
26	1	1	1	0	59	59	1	2	1	0	0	11	8

得异常复杂。本节使用 MDP 模型来动态处理患者的预约请求,优化目标为医院在检查设备方面收益最大化。研究了两台检查设备、三类患者,且各类病人所需检查时间不同的情况下,结合动态规划理论,分析系统在预约周期内的最优预约排程策略。算例说明了该方法的可行性。

　　但在医院实际运营中,同类型设备通常不止两台,三类患者的就医需求、到达情形等比研究的状况要复杂得多。本节介绍的方法可以作为一种参考,主要适用于影像检查类设备调度,如果应用到实际环境中,需要根据实际情况对模型里的时间槽、设备类型、患者类型等进行调整。考虑到设备种类和数量更多,需要进一步调整模型参数以适合实际需求。

　　后续的研究工作可考虑从以下几个方面展开:一是考虑不同设备服务能力与服务效率间的区别;二是研究模型在实际决策过程中可能带来的不公平现象,可考虑在建立模型时引入公平性因素;三是将患者就医需求作为参数引入模型。同时,为了提高调度的速度和效率,需要将该模型引入医技预约调度系统,与已有的医技预约功能整合。

6.3　医技检查需求预测问题[22]

6.3.1　问题描述与分析

　　各大医院医技设备保有量近年来一直呈上升趋势,根据华经情报网数据,我国人工智能医学影像行业市场规模增长迅速,2023 年,市场规模约为 36.2 亿元,预计 2025 年将达到 126.8 亿元。医技设备数量增长是一把双刃剑,给临床诊疗带来极大便利,但同时也带来了副作用。一是增加了患者的看病费用。购买医疗影像设备的费用巨大,这些费用最后只能由患者来承担,这在无形之中致使患者看病费用上升。二是医疗影像设备闲置。近年来,医疗诊断基本上是以医疗影像设备的检测结果为依据,医院对医疗影像设备的依赖性不断加大。这些原因促使临床医疗机构不断引进医疗影像设备,造成设备数量的快速增长和设备闲置问题。设备闲置导致成本无法在一定时间内收回,造成极大的资源浪费。

　　另外根据前文所述,检查需求通常由门诊患者、住院患者和急诊患者带来,检查设备的调度受到需求时间、需求量等因素影响。如果能够较好地预测医技检查的需求及患者到达时间点,对提高医技检查资源调度水平有着决定性影响。

　　医院 HIS 中有患者信息表、检查信息表、检查项目信息表等,从这些信息表中可以获得就诊编号、患者性别、患者年龄、患者就诊类型、检查类型、检查部位、疾病类型、预约时间、检查时间等,这些数据是进行数据挖掘分析的基础,可以提供进行医技检查需求预测的分析依据。

　　研究目标是针对门诊患者在医技项目检查中预约排程问题给出合理的时间预测模型。

6.3.2　模型与算法

支持向量机(SVM)是一类按监督学习方式对数据进行二元分类的广义线性分类器,是一种可用于小样本数据的预测技术,其基本原理是通过学习得到一个预测间隔最大化的超平面(即以最大间隔把两类样本分开的超平面),进而成功处理数据的最优预测问题。目前已被广泛应用于模式识别、数据挖掘等领域。

SVM 应用到医技检查需求预测过程中,一方面由于当训练样本集过大时 SVM 算法时间复杂度较高,需要采用一些快速近似算法以减少训练复杂性和对时间的要求,从而会降低回归预测精度;另一方面随着数据量的增大,获得最优核参数组合的难度也随之增加,造成单个的 SVM 泛化能力变差。针对单个 SVM 预测器在医技项目排程预测中的不足,结合集成学习的优势,构建了基于 SVM 的 Boosting 集成预测器(通过迭代训练模型,每个模型着重解决前面的错误,从而逐步提高整体性能),以提高单个 SVM 的预测精度,从而实现更有效的回归预测。

通过分析门诊患者预约医技检查的影响因素,针对医技检查排程的时间预约,选用一周的预约时间作为 Boosting 集成预测器中的特征输入向量。对应的排程时间作为输出向量。为了取得较好的训练和预测效果,对样本数据集中的日期型数据转换为$(0,1)$之间的连续数据值。采用这种数据转换方式以确保 SVM 的训练和预测效果。基于 SVM 的医技检查 Boosting 集成算法模型如图 6-1 所示,其中模型中的基预测模型为支持向量机,并应用网络搜索算法进行参数优化。在原始数据集上采集一周的训练数据通过加权函数生成 t($t=1$,$2,\cdots,T$)个基预测模型,在每次迭代训练结束后调整基分类器 $h_t(x)$ 中训练样本的权值,如果误差大,增加样本权重,如果误差小,则样本权重减少。随着迭代的进行,误差大的样本在下一轮学习训练中起更大的作用。最后通过 Boosting 集成算法将 T 个基预测器线性组合成一个最终预测器。

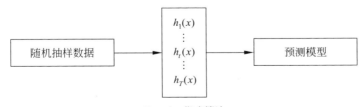

Boosting集成算法

图 6-1　医技检查预测系统的 SVM 集成模型[22]

根据图 6-1 及在 SVM 和 Boosting 集成学习理论知识的基础上,给出医技检查需求预测算法实现步骤(如表 6-2 所示):

步骤 1　初始化:给出经过数据预处理的训练数据集 $S=\{(x_i,y_i)\}$,其中 $x_i,y_i \in (0,1)(i=1,2,\cdots,m)$;基于 SVM,迭代次数 T,权值向量 $D_1(x)=1/m$。

步骤 2　选择核函数:在数据集 S 上,采用网格搜索方法并进行十字交叉验证,获得 SVM 集成 Boosting 算法的最优核函数组合。

步骤 3　训练基 SVM 预测器:

(1)for $t=1,2,\cdots,T$;

(2)训练具有权值向量 $D_t(x)$ 的数据集 D,第 t 次循环结束后得到第 t 个基分类器 $h_t(x)$;

(3)计算 $h_t(x)$ 误差率 e_t;

(4)如果 $0<e_t\leqslant 0.5$,计算权重 $D_t(x)$;

(5)更新训练样本权重。

步骤 4　最终预测器:所有的循环结束后得到 T 组基预测器 $h_t(x)$,组合 T 组基预测器得到最终预测器 $H(X)$。

表 6-2　医技检查调度过程算法[22]

输入	训练集数据 $S=\{(x_1,y_1),\cdots,(x_i,y_i)\cdots,(x_n,y_n)\}$;循环 T 次,初始化权重向量
输出	一个 SVM 集成模型
步骤1	初始化:将数据处理成规范化集合 $S\in[0,1]$
步骤2	选择核函数:采用网格搜索方法,经过十字交叉验证,对训练数据进行核函数组合,得到最优核函数组合
步骤3	训练基 SVM 预测器:
	(1) for $t=1,2,\cdots,T$
	(2) 用权向量 $D_t(x)$ 训练数据集,在第 t 个周期结束后得到第 t 个基分类器 $h_t(x)$
	(3) 计算 $h_t(x)$ 的误差率 e_t
	(4) 计算权重 $D_t(x)$
	(5) 更新训练样本权重
步骤4	生成最终预测器:在所有循环结束之后,得到 T 组基预测器 $h_i(x)$;然后组合 T 组基预测器得到最终预测器 $H(X)$

6.3.3　算例

1. 实验数据介绍

该实验采用的数据集来源于某医院医技科真实医技设备预约数据库,记录了该医院门诊患者每天预约医技设备检查的完整数据。从计算机自动采集和管理的预约数据中随机选择了一周的数据样本,共 7258 条数据记录。每条样本记录包含患者卡号、项目代码和名称、检查部位、医嘱开立时间、预约时间、执行时间和执行科室等 10 个属性。表 6-3 给出了部分样本数据的数值型属性列表。对于门诊患者医技检查执行时间的预测目标为预测的执行时间值与实际的执行时间值相近,且被推迟的门诊患者的执行时间与其预约时间尽量地接近。从每个属性含义可以看出,医嘱开立时间、预约时间、执行时间和执行科室这些数值型属性与预测目标相关。因此在算法建模过程中,去除患者卡号、项目代码、项目名称和检查部位等非连续数值型数据,降低了数据维度。

2. 数据预处理

如表 6-3 所示,门诊患者的医嘱开立时间、预约时间和执行时间均为包含日期、小时、分钟和秒的日期型数据,从数据集中不难发现,门诊患者医技检查的执行时间与预约时间在日期上保持一致,即门诊患者是当天预约当天做医技检查。因此根据预测目标,在数据预处理过程中忽略日期在 SVM 算法建模中的参数影响。即仅计算预约时间与执行时间之间的差异。为了提高最后预测的准确率,对样本数据集进行了归一化的预处理。采用最大最小归一化法,将对应的小时、分钟和秒的相关属性均归一到[0,1],计算方法见式(6.3.1)。

表 6-3　医技检查数据样本的一些数据属性[22]

患者编号	医嘱开立时间	预约时间	执行时间
220302003	2018-11-08 14:32:09	2018-11-08 15:00:00	2018-11-08 15:30:12
220301002-4	2018-11-08 10:43:46	2018-11-16 13:30:00	2018-11-16 13:50:58
310902005b	2018-06-13 09:12:49	2018-07-06 11:00:00	2018-07-06 12:11:20
220301002-8	2018-06-04 13:40:43	2018-07-16 09:05:00	2018-07-16 09:30:13
220203005	2018-07-09 09:08:52	2018-07-09 10:30:00	2018-07-09 13:53:37
220302007	2018-06-19 09:05:48	2018-07-03 08:00:00	2018-07-03 10:17:55
220301002-8	2018-06-13 08:52:58	2018-07-05 09:30:00	2018-07-05 09:50:34

续表

患者编号	医嘱开立时间	预约时间	执行时间
220301001-4	2018-06-19 07:46:23	2018-07-17 08:00:00	2018-07-17 08:18:55
220301002-4	2018-07-05 10:51:16	2018-07-05 14:00:00	2018-07-05 14:30:15
220301001-2	2018-07-03 16:05:25	2018-07-06 07:30:00	2018-07-06 07:59:35
310903005b	2018-07-06 09:52:26	2018-07-09 09:00:00	2018-07-09 11:40:58
220302006	2018-07-11 10:31:44	2018-07-11 14:00:00	2018-07-11 14:12:02
220301001-4	2018-07-18 15:23:18	2018-07-18 16:00:00	2018-07-18 16:16:30
220301002-6	2018-07-27 11:50:28	2018-07-27 14:00:00	2018-07-27 13:48:22
220301001-4	2018-08-01 11:14:03	2018-08-01 14:00:00	2018-08-01 13:51:20
220302006	2018-08-08 09:01:10	2018-08-20 07:30:00	2018-08-20 07:38:44
220302003	2018-08-30 08:22:38	2018-08-30 09:30:00	2018-08-30 10:10:02
220301002-4	2018-09-06 13:49:22	2018-09-06 15:00:00	2018-09-06 14:59:13
220203005	2018-09-10 09:43:36	2018-09-10 11:00:00	2018-09-10 11:18:10
220301002-8	2018-09-14 09:02:50	2018-09-14 10:00:00	2018-09-14 14:46:14
220301002-3	2018-10-29 09:43:34	2018-11-01 07:30:00	2018-11-01 09:18:30
220301002-2	2018-11-12 10:21:07	2018-11-13 13:30:00	2018-11-13 14:00:00

$$x_N = \frac{x_i - x_{\min}}{x_{\max} - x_{\min}} \tag{6.3.1}$$

根据式(6.3.1),可将小时、分钟和秒的属性值归一化至[0,1]。如对于某样本预约时间中的小时值为 12,则 $x_N = \dfrac{12-0}{24-0} = 0.5$。

3. 基于 SVM 集成算法的预测

以下实验是在英特尔 i7-5600U 处理器、12GB 内存、Windows 7(64 位)和 Java 上进行的。训练数据为一周 7258 条记录,随机测试数据为医院数据库中的 32 条记录。支持向量机采用径向基核函数。根据 SVM 集成算法的最优参数进行实际检查时间、传统 SVM 预测时间和 SVM 集成算法预测时间对比,如图 6-2 所示,其中横坐标表示预测的 31 条数据记录,纵坐标表示预测的执行时间点(24 小时制)。图中蓝色线为实际检查时间,红色线为传统 SVM 算法,橘色线为 SVM 集成算法。图上可见蓝色线和橘色线拟合性更好。为了更好地观测,在建模后重新处理预测时间,并将其转换为统一的时间格式。结果表明,所提出的支持向量机集成算法即使在训练数据较少的情况下也能很好地预测连续数据,而且由于该方法的预测结果更接近于测试数据的曲线,因此其预测效果优于支持向量机预测。

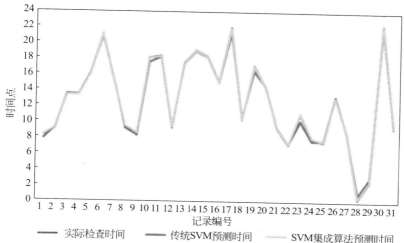

彩图 6-2

图 6-2　实际检查时间、传统 SVM 预测时间和 SVM 集成算法预测时间对比[22]

6.3.4　管理启示

　　现有的 HIS 大多停留在基于数据库技术支持的操作型事务处理的水平上。对医疗设备购置前的可行性论证的决策支持和投入使用后的设备使用、维护等信息的深层次加工应用实践较少。虽然已有一些医疗影像检查量的预测研究,但是仍然存在缺陷。首先对于复杂的影像检查量数据,使用连续函数是无法精确表示其变化规律的;其次目前大多数影像检查量预测都是单变量预测,没有考虑其他因素对其发展的扰动作用,导致预测结果并不理想。综合考虑这些因素来研究医疗影像检查量的变化趋势,更能揭示本质规律,从而为科学决策提供依据。所以,需要研究者进一步改进已有方法,发掘新的方法。

　　本部分采用 SVM 集成 Boosting 算法对医院一周 7000 多条医技检查记录进行学习,建立了预测模型,测试了 31 条数据显示方法预测性能较好。该预测模型能帮助医院较精确地预测患者到来时间,根据患者的到达情况,一方面,医院可以提前确定医技设备资源的需求情况,从而做好准备;另一方面,医院可以根据预测结果对现有的和未来的预约检查进行调整,以确保医技资源需求的均衡性,提高患者检查的体验和满意度。

　　下一步应用方向是如何将这个方法集成进现有 HIS 的医技预约系统中预测未来医技检查的患者到来时间,以帮助医技检查部门合理地调配资源,以提高资源利用率和提高患者满意度。

6.4　小结

本部分着重讨论了医技检查患者预约调度问题和医技检查需求预测问题。

6.2 节针对医技检查设备的预约调度问题,提出了利用马尔可夫决策过程(MDP)模型来动态处理患者的预约请求,优化目标为医院在医技检查设备方面收益最大化。研究在两台检查设备、三类患者,且各类患者所需检查时间不同的情况下,结合动态规划理论,分析系统在预约周期内的最优预约排程策略。算例说明了该方法的可行性。

6.3 节针对门诊患者的医技设备预约排程问题提出一种基于 SVM 集成的Boosting 算法。该算法首先将训练集随机采样为一个数量较少的训练数据子集,然后通过 T 次循环在该数据子集上加权构建 T 个支持向量机,最后对 T 个支持向量机进行线性组合作为集成的输出。该集成算法能够避免支持向量机在大数据样本中的计算时间复杂度过高的不足,在数据样本较少、计算时间减少的情况下保证了回归预测的有效性。在医院真实采集的医技设备预约数据集上进行实验验证,实验结果显示该集成算法的回归预测效果要显著地优于支持向量机回归预测。这个研究对提高医院工作人员的工作效率、促进医技检查预约的人机交互友好性有着重要的现实意义。

以上两个方法目前还只是处于研究阶段,要应用到实际环境还有许多问题亟待解决。

参考文献

[1]　GUNES E D, YAMAN H, CEKYAY B, et al. Matching patient and physician preferences in designing a primary care facility network[J]. Journal of the Operational Research Society, 2014, 65(4): 483-496.

[2]　SAMUDRA M, RIET C V, DEMEULEMEESTER E, et al. Scheduling operating rooms: achievements, challenges and pitfalls[J]. Journal of Sched, 2016, 19(5): 1-33.

[3]　WANG S, SU H, WAN G. Resource-constrained machine scheduling with machine eligibility restriction and its applications to surgical operations scheduling[J]. Journal of Combinatorial Optimization, 2015, 30(4): 982-995.

[4]　QIU H X, WANG D, WANG Y, et al. MRI appointment scheduling with uncertain examination time[J]. Journal of Combinatorial Optimization, 2017, 37(1): 62-82.

[5]　欧阳辉,陈凯. 医技预约系统的实现与应用[J]. 电脑知识与技术, 2019, 15(33): 268-269.

[6]　殷珺.大型三甲医院一站式医技预约管理平台的实现与应用[J].科技创新导报,2017,14(34):139,141.

[7]　叶荔姗,蔡建春,姚毅虹,等.基于动态规划算法的医技集中预约系统的研究与实践[J].中国卫生信息管理杂志,2017,14(2):223-229.

[8]　LEV B, REVESZ G, SHEA F, et al. Patient flow analysis and the delivery of radiology service[J]. Socio-Economics Planning Sciences, 1976, 10: 159-166.

[9]　PATRICK J, PUTERMAN M L. Improving resource utilization for diagnostic services through flexible inpatient scheduling: a method for improving resource utilization[J]. Journal of Operational Research Society, 2007, 58(2): 235-245.

[10]　DEN BOER A V, KOOLE G M, VAN DER MEI R D, et al. Capacity management for a diagnostic medical facility[J]. Working paper, 2009.

[11]　PATRICK J, PUTERMAN M L, QUEYRANNE M. Dynamic multipriority patient scheduling for a diagnostic resource[J]. Operations Research, 2008, 56(6): 1507-1525.

[12]　KOLISCH R, SICKINGER S. Providing radiology health care services to stochastic demand of different customer classes[J]. Or Spectrum, 2008, 30(2): 375-395.

[13]　GREEN L, SAVIN S, WANG B. Managing patient service in a diagnostic medical facility[J]. Operations Research, 2006, 54(1): 11-25.

[14]　ZHUANG W F, LI M Z F. A new method of proving structural properties for certain class of stochastic dynamic control problems[J]. Operations Research Letters, 2010, 38(5): 462-467.

[15]　罗利,秦春蓉,罗永.基于马尔可夫决策过程的医疗检查预约优化模型[J].运筹与管理,2014,23(6):12-16.

[16]　梁峰,徐苹.基于 MDP 和动态规划的医疗检查预约调度优化方法研究[J].运筹与管理,2020,29(5):17-25.

[17]　刘阳,耿娜.面向多检查的门诊患者调度研究[J].运筹与管理,2017,26(9):78-87.

[18]　CHEN R R, ROBINSON L W. Sequencing and scheduling appointments with potential call in patients[J]. Production Operation Management, 2015, 23(9): 1522-1538.

[19]　吴斌.基于数据挖掘技术的医疗影像检查量预测[D].杭州:杭州电子科技大学,2015.

[20]　吴佳峰.数据挖掘技术在医疗影像信息系统中的应用研究[D].杭州:杭州电子科技大学,2013.

[21]　霍洪波.医疗影像数据仓库系统若干问题研究[D].杭州:杭州电子科技大学,2014.

[22]　DU Y, YU H, LI Z J. Research of SVM ensembles in medical examination scheduling[J]. Journal of Combinatorial Optimizaiton, 2021, 42(4): 1042-1052.

[23]　于弘.区域性大型医用设备优化配置研究[D].北京:中国人民解放军军事医学科学院,2012.

第7章　医院物料管理与优化

从广义上看,医院物料是医院为完成医疗、教学、科研等工作所使用的各种物资,包括固定资产、医用耗材、药品、燃料等,牵涉范围很广。从狭义上看,医院物料仅指与医疗服务相关的物资,如药品、耗材以及由于治疗活动带来的医疗废弃物。药品因其与治疗活动相关,一般由医院药事部门直接管理,本章仅讨论耗材和医疗废弃物管理。

7.1　医院物料管理基本理论与问题

全国有上万家公立医院,而随着医疗改革的深化进行,医疗行业竞争的白热化也将必然是大势所趋。医院物料从采购、运输、存储到分发,占用大量资金和物力,是否可以应用制造型企业的供应链管理方法? 现在各大医院在实施的 SPD 是什么? 目前医院物料管理存在的问题有哪些? 本节将就以上问题进行讨论。

7.1.1　医院物料管理基本理论

1. 供应链管理

1) 基本概念

供应链概念是在美国哈佛商学院迈克尔波特教授于 20 世纪 80 年代初期提出的价值链理论基础上发展而来的,至今已有 40 多年的历史。许多学者如美国管理学者史迪文斯和伊文斯等曾从不同的角度给出了不同的定义,至今尚未形成统一的供应链与供应链管理的定义。我国标准物流术语对供应链的定义是:供应链是指在产品生产及流通过程中,围绕核心企业,通过对信息流、物流、资金流的控制,从采购原材料到制成中间产品以及最终产品,最后由销售网络把产品送到消费者手中的将供应商、制造商、分销商、零售商直到最终用户,连成一个整体的功能网链结构模式。供应链是一个复杂的系统,它包含了所有加盟的节点企业,它要求相关企业从整个供应链的角度出发,以全局和整体的观点考虑产品的竞争力。供应链从一种运作性的竞争工具变为一种管理性的方法体系,供应链管理的思想便相应产生。供应链管理就是把供应链上的各个上游与下游企业作为一个不可分割的整体,使供应链上各个企业分担采购、生产、分销和销售的职能,组成一个协调发展的有机体。

一般来说,构成供应链的基本要素包括:

(1)供应商:指给生产厂家提供原材料或零、部件的企业。

(2)厂家:即产品制造商,是产品生产的最重要环节,负责产品生产、开发和售后服务等。

(3)分销企业:为实现将产品送到经营地理范围每一角落而设的产品流通代理企业。

(4)零售企业:将产品销售给消费者的企业。

(5)物流企业:即上述企业之外专门提供物流服务的企业,其中批发、零售、物流业也可以统称为流通业。

与制造型企业类似,医药行业的供应链是一个从供应源到需求源的网链结构,由药品生产企业或医疗器械生产企业或医疗软件开发企业、医药公司、医院、药店(主要是大型连锁药店)和消费者组成。一个企业为网链结构上的一个节点,节点企业在需求信息的驱动下,通过供应链的职能分工与合作(研发、生产、分销、零售、诊断、治疗等),以资金流、物流或服务流、信息流为媒介实现整个供应链的不断增值,给医药行业的相关企业带来收益。

2)医院供应链管理的意义

医院在医疗行业供应链中是一个重要的节点,承担的是检查、诊断与治疗等功能,医院下游是患者,上游是代理公司或药厂、医疗器械厂。医药行业的供应链与供应链管理,是把医院与原料供应厂商、医药公司、医药生产企业等在一条供应链上的所有节点企业联系起来进行整体优化,使药品(包括医疗器械与医疗软件等)以最快的速度,通过研发、生产、流通、处方等环节,到达消费者手中。这不仅可以降低成本,减少库存积压与药品的过期损失,而且使有限的医药资源得到优化配置,更重要的是通过信息网络、组织网络实现了药品生产、销售与疾病防治的有效连接和物流、信息流、资金流的合理流动。医院在这个过程中所起的作用是举足轻重的,它肩负着药品价值实现过程中最关键的一个环节,即通过准确地诊断患者的病情,对症下药,有效治疗(很小的一部分非处方药消费者无须通过医院而直接去药店购买),从而实现药品的价值[1]。

从医院自身服务管理方面看,供应链管理模式是顺应市场形势的必然结果,供应链管理能充分利用医院外部资源快速响应市场需求,同时又能避免自己投资带来的建设周期长、风险高等问题,赢得医药物资在成本、质量、市场响应、经营效率等各方面的优势,可以增强企业的竞争力,主要体现在:

(1)供应链管理能提高医疗企业间的合作效率。现代社会,大部分产品需要各种企业的分工协作才能完成。譬如,波音 747 飞机的制造需要 400 多万个零部件,可这些零部件的绝大部分并不是由波音公司内部生产的,而是由 65 个国家的 1500 个大企业和 15 000 个中小企业提供的。在这些合作生产的过程中,众多的供应商、生产商、分销商、零售商构成了供应链的冗长的、复杂的流通渠道,企业之间的合作效率极低。医院供应链管理的实质是跨越分隔患者、药厂/医疗器械厂、药房的有形或无形的屏障,把它们整合为一个紧密的整体,并对合作伙伴进行协调、优化管理,使医药供应链上企业之间形成良好的合作关系。

(2)供应链管理可提高患者满意度。随着生活水平提高,患者对就医体验要求提高,且医疗服务与其他行业最大的不同在于每位患者都有个性化特征,因此如何及时、准确地为患者提供医药服务是医院服务管理中一个重要的环节。供应链管理把患者作为个体来进行管理,并及时把患者的需求反映到药品供应上,能够做到对患者需求的快速响应。利用已有的信息平台,整合上下游资源,搭建医院供应链管理网络,可以快速、精准且低成本地将医药物资送达每位患者。

(3)供应链管理可以降低医院运营成本。供应链管理思想与方法目前已在许多企业中得到了应用,并且取得了很大的成就。基于供应链管理的医院药品管理流程的实行,可以有效控制药品库存积压,加快资金周转速度,提高药品管理水平,确保药品出库及入库数据的准确性。此外,还可以控制药品过期现象出现的频率,从整体上降低医院运营成本。

总之,有效的供应链管理可以为医院带来如下好处:加大品种选择性;降低药品和耗材管理成本;提高药品和耗材供应效率;保证质量安全和可追溯性。通过医院药品和耗材供应链的一体化管理,可以帮助实现药品和耗材信息流从上游供应商到最终患者的全程贯通。提高医院在供应链管理、成本管理、质量管理等方面的水平,紧跟新医改政策要求,促进医院整体管理水平的提升,为医疗服务能力的提高提供了条件。同时,有效的供应链管理也为未来政府主导的药品和耗材集中采购提供系统建设、数据维护等方面的经验,为医院药品和耗材管理信息化建设的全面推广奠定基础。

3)供应链运营参考模型

供应链运营参考模型(supply-chain operations reference model,SCOR)是由国际供应链协会开发,适用于不同工业领域的供应链运营参考模型。为了帮助企业更好地实施有效的供应链管理,实现从基于职能管理到基于流程管理的转变,美国波士顿咨询公司的两位咨询顾问在 1996 年年底发布了供应链运营参考模型。SCOR 是第一个标准的供应链流程参考模型,是供应链的诊断工具,涵盖所有行业。SCOR 使企业间能够准确地交流供应链问题,客观地评测其性能,确定性能改进的目标,并为供应链管理软件的开发提供理论基础。

如图 7-1 所示的 SCOR 包括以下三个层次:

SCOR 的第一层描述了五个基本流程:计划、采购、生产、配送和退货。它定义了供应链运作参考模型的范围和内容。企业通过对第一层 SCOR 的分析可做出基本的战略决策。

SCOR 的第二层是配置层,由若干核心流程组成,如图 7-2 所示。大多数公司都是从 SCOR 的第二层开始构建他们的供应链,此时常常会暴露流程的低效或无效,因此,需要花时间对现有的供应链进行重组。典型的做法是减少供应商、工厂或配送中心的数量,有时公司也可以取消供应链中的一些环节。

SCOR 的第三层是流程分解层,它给出第二层每个流程分类中流程元素的细节,并定义各流程元素所需要的输入和可能的输出。

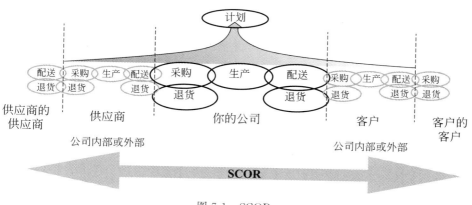

图 7-1　SCOR

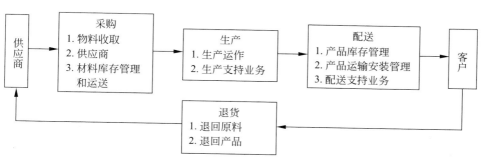

图 7-2　SCOR 流程结构图

现代物流管理的观点往往将物流管理分为外向物流和内向物流。医院物流在管理上以内向物流为主,是医疗行业供应链靠近终端的一部分。医院物流虽然不像大型企业那样全面,但也包括计划、采购、仓储、库存管理、配送等内向物流的全过程。医院所需的物资品种很多,有办公用品、医用消耗物资、能源物资、清洁物资、科研物资等,较为复杂。

医院物流在现代医院管理中拥有战略性地位。随着医疗卫生体制改革不断深入,医院在"以患者为中心"的医疗服务过程中,要保持良好的运行状态,提供质优价廉的医疗服务,除有一支优秀的医疗队伍外,还必须具备高效的医院物流系统。如何合理地组织好物资的供应,保障医疗物资供应畅通,保持合理的物流成本已成为医院管理的瓶颈。

2. 供给—分拆加工—配送管理

药品和耗材集成供应及供应链(简称"SPD",即 supply/processing/distribution)服务是指将医院对医疗耗材、药品向特定第三方进行集中采购,并将耗材的院内供应链管理交付给该第三方企业,由其投入必要的设备、系统、人员,构建基于现代物流信息管理平台的供应链管理体系,并为该管理体系提供运营服务,保障医疗器械耗材管理的集中化和现代化。该 SPD 服务的核心内容包括:

(1)建设医疗器械耗材供应链管理平台,实现对耗材供应链的全程、实时、智能化、集中化监管。

(2)实行医疗器械耗材的集成供应和院内物流服务外包,并最终实现医院耗材零库存管理及院内物流社会化。

(3)以满足医院的临床需要为前提,通过集成供应切实降低医院的采购成本。

该模式应用后,医院的药品和耗材供应链流程如图 7-3 所示。图中上药器批公司即为第三方企业。可以看出,药品和耗材在招投标完成之后,均通过第三方企业的物流服务,送达院内指定的 SPD 中心,该二级库的仓库管理和配送也由第三方企业完成。

医院医疗耗材、药品 SPD 解决方案的宗旨在于:

(1)建立信息化的供应链管理体系,提高医院医疗耗材、药品管理效率,保证耗材、药品质量和供应安全,促进耗材、药品管理现代化。

(2)通过降低价格、降低消耗、减少人工,显著降低耗材费用,从而提高双方效益;实现医院耗材零库存管理;通过服务外包,使医院的医护人员专注于临床服务,提高医院医疗服务品质。

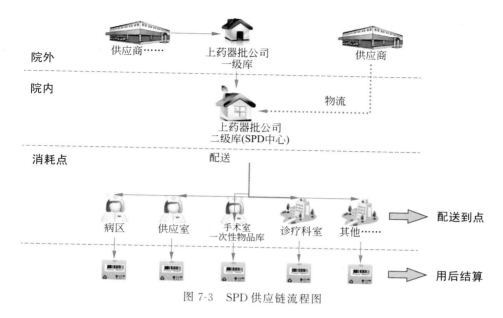

图 7-3 SPD 供应链流程图

SPD 方案的流程涉及从最初的药品采购审批到最后的财务付款,如图 7-4 所示,具体流程如下:

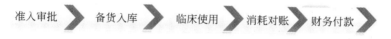

图 7-4 SPD 方案具体流程

(1)准入审批。这里主要指新药进入准入药品目录的审批。医院通过标准化审核流程批准某种药品进入准入药品目录之后,由上药器批公司采购中心对供应价格/包装系数确认,并在 HIS 中维护药品基础信息,从而进入正常的 SPD 备货流程。对于特殊情况用药的审批,只是在医院内部审核时有所变化,对于整个 SPD 方案并没有影响。

(2)备货入库。这一阶段是指医院从采购药品和耗材至入库的过程。SPD 自带系统库存预警系统,当库存量少于一定标准时,系统会自动生成并打印采购计划单,采购中心在审核该采购计划单后进行采购。药品和耗材的供应商可以是上药器批公司,也可以是其他医药企业,无论是哪个供应商,在送货之后,均有上药入库验收,并且医院方面配有专业的院方药师进行入库监督管理。

(3)临床使用。这一阶段是指药品和耗材从出库到最终用户的使用的过程。医生和科室根据患者或检查的实际需要,开出处方、药品申领单等需求,由门诊/药房等确认后,配送到指定地点。这一阶段可能会出现退药或者药品回收的情况,在由相关负责人员(药师)确认退药或药品回收之后,SPD系统根据退药或药品回收申请单做药品的回库操作,并报由采购中心和财务中心备案。

(4)消耗对账。消耗对账的方式分为日清对账和月结对账两种。日清对账是指第三方企业每天在SPD系统中核对消耗及退药单据,并由对账药师在HIS对账系统中核对,确认之后在HIS对账系统中生成并打印日清对账单并签字;月结对账是指采购中心在HIS对账系统中选取要结算的日清单号,产生月结单,由采购中心复核并确认。

(5)财务付款。根据消耗对账单付款。整个SPD系统的流程涉及医院的药事委员会、采购中心、医务处、药房、分配中心、财务处等部门及临床药师,而SPD参与整个流程的每一项步骤,真正做到对供应链的全面管理。

7.1.2　医院物料管理问题

进入21世纪,我国医药和医疗体制改革逐步深化。2005年6月,北京大学医学出版社出版《医药物流与医疗供应链管理》,深入探讨了医疗行业供应链管理和医院物料供应管理问题。在外资开放持续深入所带来的激烈竞争下,医药领域关于如何建立有效的物流体系和结构,并通过完善的供应链管理机制,提升企业及医院的整体运营效率与库存周转率,降低成本的探索,已进入关键阶段。如何理顺制药企业和销售企业、医院和供应商、医院和患者以及医疗保障和弱势群体之间的利益关系,也是医药物流与医疗供应链管理要解决的关键问题。

2020年,在新冠疫情中,医疗供应链迎来了史无前例的考验。尽管国家紧急出台了诸多管控措施,但在全国各大医院纷纷迅速进入战时状态及日益激增的物资需求下,还是出现了全国普遍性的物资紧缺。这种现象凸显了医院物料管理的问题。

1. 缺乏高效协同的供应链管理体系

医院供应链管理在整体发展路径上趋同,但在各环节的具体机制上又区别于企业供应链,医院具有独立性与特殊性。在医院供应链上,医院物资管理部门、临床、供应商是最为重要的三个主体。医院物资管理部门作为中间的衔接纽带,前方连接着临床、后方连接着供应商,想要实现高效运营,就必须与前后双方都建立紧密的联系。现状是无论是临床还是供应商,在供应链管理体系中参与程度都较低。

供应商方面,通常一个供应商面向多个医院,药品供应的流程要比一般商品复杂(如耗材药品需要多个证件审核),导致供应商管理效率低下,供应变慢;另外供应商库存周转率低,为确保医院的充足及时使用,供应商往往选择将自己的库存维持在较高的库存状态,较高的库存不仅容易导致库存积压、浪费,更导致大量资金被占用,致使供应商资金压力巨大。

临床方面,目前医疗供应链管理信息化建设更侧重院内物流管理,忽略了临床的真实需求。临床医生只是在按要求录入数据、被动地使用。以骨科手术为例,大部分医院术前耗材采购均为直接联系供应商进行采购、术中使用数据手工记录、术后再手动录入 HIS 进行计费。这种与临床业务脱钩的管理现状,存在极大的安全隐患。一方面,直采环节缺乏第三方监管,也缺乏信息化支撑,出现问题难以追溯;另一方面,完全依靠人工记录,效率低,漏记、错记时有发生,无法形成医用耗材全生命周期闭环管理。

2. 缺乏精细化的管理

目前大多数医院的器械/耗材发放使用流程如图 7-5 所示。可以看到,是否可以使用该器械或耗材是由人工经验决定的,医院使用耗材比来衡量耗材使用情况,根据上海某三级甲等医院的统计数据,2021 年耗材比(即耗材总收入占医院总收入的比例)为 21.77%,2022 年为 23.27%,2023 年为 25.1%。这个比例一直在上升。医疗器械及耗材的浪费会降低资源利用率,因此,合理、规范地使用器械和耗材,实施精细化管理,是医疗机构亟待解决的问题。

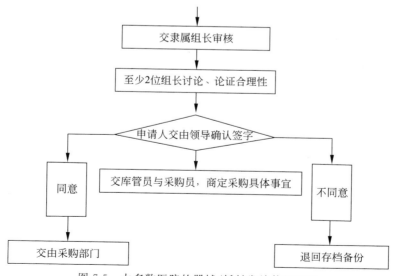

图 7-5　大多数医院的器械/耗材发放使用流程

3. 缺乏逆向物流管理

医院供应链管理讨论得比较多的是正向物流管理，对逆向物流管理讨论得比较少。

医院逆向物流中，医疗废弃物是管理重点。医疗废弃物通常含有大量有害物质，如病原微生物和寄生虫。它是由各种传染病引起的陆地、大气和水体污染源之一。它直接威胁着人类的健康和安全。国务院于 2003 年 6 月 16 日颁发了《医疗废物管理条例》。

目前各大医院都实施了医疗废弃物处理制度和管理流程，也有部分医院实施医疗废弃物回溯系统等，但在科学管理和定量化分析方面尚存在欠缺。

本章 7.2 节将着重介绍基于 SPD 的医疗耗材调度和配送问题，7.3 节介绍使用数据挖掘方法进行耗材精细化管理，7.4 节介绍医疗废弃物回收管理的预测和网络优化模型。

7.2　基于供给—分拆加工—配送的耗材管理

在我国新医改的背景下，在全民医疗保障体系日趋完善的同时，医院医用耗材的管理也面临着巨大的挑战。医用耗材作为医院重要的医疗物资，在医疗服务构成和医疗服务成本中占有重要地位。根据国家统计局数据：2013 年我国医疗卫生总费用为 31 668.95 亿元，近年来我国综合医院医疗费用总额快速增长，2022 年医疗卫生总额达到 85 327.49 亿元，是 2013 年总费用的两倍还多。其中，耗材费用占比较高，数据显示，2022 年医疗器械行业中医用耗材占比为28.96%。因此，加强医用耗材的成本控制是解决医院经营问题的关键。

本节着重讨论基于供给—分拆加工—配送的医院耗材管理问题。

7.2.1　基于供给—分拆加工—配送的耗材管理调度研究

1. 相关研究概述

SPD 物流管理模式[2-3]改变了医院传统的物资供应方式。将关键词"医院后勤"和"SPD"输入中国知网数据库，检索到相关文献 454 篇。总体而言，近年来国内外学者的研究成果主要集中在三个方面：医院药品供应链 SPD 管理模式的探讨、SPD 在医院耗材中的应用以及医院 SPD 流程的设计与改进。

这类文献主要是从供应链的角度研究医院内部物流，如 Kazemzadeh 等[4]对医疗供应链管理进行评价，特别关注药品从批发商到诊所的配送，并详细分析了发展中国家医疗供应链中通过物流降低医院药品供应链管理和库存成本及提高服务质量的作用。Liang 等[5]研究上海公立医院"医药分开"改革方式，为了改变"以药养医"的模式，提出了医院医药分开改革试点方案，优化药品供应链运作成本，减少"大处方"的逐利行为。Uthayakumar 和 Priyan[6]开发了一种基于拉格朗日乘子法的算法：在连续评审策略下，以最小的成本找到最优的库存批次、交货时间和数量，这优化了 SPD 模式下的供货管理。Tan[7]从供应链的角度分析了药品物流仓储的现状，设计广西医科大学第二附属医院药品 SPD 物流模式方案，并结合项目的实施，对药品 SPD 物流模式的实施情况与医院各环节进行了比较评价。Guan 等[8]以上海市第一人民医院为例，分析了供应链管理的困境和 SPD 模式的实施。

　　Wei 等[9]讨论了第三方物流在药品供应、管理和配送过程中的作用，并针对药品 SPD 系统在流程设计和实施中面临的问题，总结其优缺点和可能的改进。Li 等[10]介绍了 SPD 系统及其功能，通过对 SPD 系统实施前后药品管理工作质量和效率的比较，如药品短缺频率、库存周转天数等，指出应用 SPD 系统可以提高医院药品供应管理水平。Guo[11]基于 SPD 模型，以三级分销系统中库存与分销的联合优化为研究对象，根据库存管理的系统思维模式，通过整合配送计划和库存计划，解决了医院供应商运输与库存之间的"效益悖论"矛盾。Wang 等[12]从理论上介绍了 SPD 系统，探讨了 SPD 系统在药品管理应用中的优势，提出了 SPD 系统与二维码技术的结合，可以对药品的采购、验收、储存、发放进行科学管理。

　　20 世纪 80 年代开始，学者们对库存-运输联合优化的资源调度问题进行了广泛的研究，Beltrami 和 Bodin[13]将库存决策和车辆调度相结合，首次提出了库存路径问题（IRP）。Russell 和 Igo[14]在早期的研究中发现，运输成本占物流总成本的 30% 以上，库存成本占物流总成本的 20% 左右。因此，有必要研究库存与配送的联合优化问题。Liu 和 Ye[15]对库存路径研究进行综述。Zhao[16]分析总结了随机需求库存路径问题。许多学者研究了随机需求与不确定需求下的库存路径优化问题。

　　通过对现有文献的总结和分析，可以看出目前的研究主要从两个角度考虑库存分配问题：一种是从系统的角度，考虑供应链中所有上下游参与者（包括供应商和零售商）的分销成本和库存成本；另一种是从供应商或分销商的角度考虑各自的库存分配。然而，目前的文献研究大多集中在由配送中心和多个零售商组成的二级分销网络上。研究医院管理以最少的人力物力资源实现医院物资管理的有效性，最大限度地提高科室的效率[17]，建立不确定环境下 SPD 仓库药品及耗材物流调度模型是非常有价值的。Tang 等[18]认为现代排序理论对研究资源和任务分配优化问题具有借鉴意义。它将任务视为工件,将资源视为机器,可在不同的系统中利用有限的资源更好地完成任务,从而优化某些目标。Lin 等[19]研究了不确定环境下药品和耗材 SPD 模式下物流调度问题。

2. 问题描述与分析

1)问题描述

护士长每月根据估计的数量申请下月使用的耗材项目数。在 SPD 模式下,每天通过医药物流企业将医院需要的药品和耗材送到医院各科室。通过条码采集、扫描等方式确认病区相关物资的消耗情况,仓库主动发放低于警戒数量的耗材,科室辅助护士接收、清点、整理耗材入库。一般来说,从星期一到星期五送货。当遇到周末、节假日时,各部门应妥善存放物品以备使用。护士长在材料申请上花费的时间较少,但仍然有一些工作会占用人工时间:如扫描材料(材料内容不能泄露)。有时医生有特殊要求,科室间报销的物品种类和数量不共享,耗材数量不足时需向其他科室借用,或者申请材料不全,这些问题仍然会占用护士长大量的时间和精力。

医院 SPD 仓库的药品和耗材在质量和属性上存在差异,最大的差异在于其不确定性,包括以下几个方面:

(1)SPD 仓库中处理时间的不确定性:药品和耗材在药房、急诊、住院部和固定配送中心之间的流通处理,使得配送过程非常复杂,不确定性增加。

(2)SPD 仓库还存在不确定的逆向物流:药品质量具有绝对属性,即只有合格品和不合格品,而不像一般商品可以分为一级品、二级品等,严禁向患者提供不合格药品。一旦合格药品过期或变质,必须立即退出市场,从而带来不确定的逆向物流。

(3)面向消费点的需求特征不确定:同一药品在不同消费点的需求特征可能不同。

建立不确定环境下 SPD 仓库药品和耗材的物流调度模型,设立 SPD 物资调度专员,对药品和耗材进行合理配送。将 SPD 分发者视为机器,将药品或耗材视为工件,运用排序理论的思想和方法对 SPD 模式进行优化,建立一个优化模型,用最少的 SPD 分发者数量来实现药品或消耗品分销和接收的最高总效率。

2)分发药品或耗材的分类

排序分析法是帮助企业在大量库存物资中找出需求量大、占用资金大的物资,并对其他需求少、对企业经营过程影响较小的物资进行分析和整理。通过比较年度采购量(库存量)、单价和采购总量(库存量)三个指标,建立了指导库存管理生产分配的模型。排序分析的具体步骤如下：

（1）首先计算每种物料的存货金额。用材料单价乘以存货数量得到存货金额，然后将库存量、材料单价和存货金额集成到一个表中。这三个参数称为库存参数。

（2）根据存货金额降序排列，根据存货的数量降序排列，再根据物料的单价降序排列。然后计算存货金额的累计百分比、存货数量的累计百分比。

（3）计算存货总额、存货总量、物料平均单价。

（4）计算收益递减点（point of diminishing returns，PODR）。每个库存参数的 PODR 计算方法如下：

$$\text{PODR 存货总额} = \sum \text{存货金额} / \text{物料品种数}$$

$$\text{PODR 存货总量} = \sum \text{库存量} / \text{物料品种数}$$

$$\text{PODR 单价} = \sum \text{单价} / \text{物料品种数}$$

PODR 的计算方法与平均单价、平均存货总量、平均存货总额的计算方法相同。平均是一个统计学概念，但基于序列分析理论，不需要依赖统计学方法，排除平均值和标准差，因此 PODR 并不意味着"平均"。

（5）以每个参数的 PODR 值为界，大于 PODR 值的物料分类为重点管理物料，小于 PODR 值的物料分类为非重点管理物料。

（6）标记非重点管理物料和需要特殊管理的物料。

3. 模型建立

1）药品耗材配送模型假设

（1）SPD 分发者在分发过程中所花费的时间以楼层为单位；

（2）SPD 分发者在楼层之间匀速行驶，不考虑拥挤和事故；

（3）各科室药品及耗材需求情况已知；

（4）每个 SPD 分发者的分配数量是固定的，并且具有相同的限制；

（5）一个 SPD 分发者可为多个部门提供分发服务，一个部门可由多个 SPD 分发者提供分发服务；

（6）SPD 调度员从医院的 SPD 仓库出发，最终返回 SPD 仓库。

2）参数设置与建模

模型中涉及的参数假设如下：

I：医院仓库和医院科室，$I = 0, 1, 2, \cdots, N$，其中 0 表示医院内 SPD 仓库，其余表示 N 个科室；

G：销售商分发药品、耗材的数量或者重量限制；

m：SPD 分发者的数量，$m=1,2,\cdots,M$；

C_{ij}^m：第 m 个分发者从区域 i 到区域 j 的层数，$i=0,1,2,\cdots,n$，$j=0,1,2,\cdots,n$；

g_i：部门 i 的药品或耗材的需求，$i=0,1,2,\cdots,n$；

g_i^m：由第 m 个 SPD 分发者派送到部门 i 的药物或耗材数；

α：SPD 分发者到达一楼的平均时间；

β：药品或耗材交付所用的时间；

$$A_i^m = \begin{cases} 1, & \text{如部门 } i \text{ 由 SPD } m \text{ 分发，} \quad i \in I; m=1,2,\cdots,M \\ 0, & \text{其他} \end{cases}$$

$$B_{ij}^m = \begin{cases} 1, & \text{SPD } m \text{ 分发部门 } i \text{ 后分发部门 } j, \quad i,j \in I; m=1,2,\cdots,M \\ 0, & \text{其他} \end{cases}$$

根据以上参数，得到以下 SPD 仓库药品和耗材配送的数学模型：

$$\min Z = \sum_{m \in M} \sum_{i \in I} \sum_{j \in I} \alpha C_{ij}^m + \sum_{i \in I} \beta g_i \tag{7.2.1}$$

s. t.

$$M = \left[\frac{\sum\limits_{i \in I} g_i}{G} + 1 \right], \quad i \in I; m=1,2,\cdots,M \tag{7.2.2}$$

$$\left[\frac{\sum\limits_{i \in I} g_i - \sum\limits_{m \in M} g_i^m}{G} + 1 \right] = M - m, \quad i \in I; m=1,2,\cdots,M \tag{7.2.3}$$

$$A_i^m g_i^m \leqslant G, \quad i \in I; m=1,2,\cdots,M \tag{7.2.4}$$

$$g_i = \sum_m g_i^m, \quad i \in I; m=1,2,\cdots,M \tag{7.2.5}$$

$$\sum_{i \in I} B_{ij}^m = A_j^m, \quad i,j \in I; m=1,2,\cdots,M \tag{7.2.6}$$

$$\sum_{j \in I} B_{ij}^m = A_i^m, \quad i,j \in I; m=1,2,\cdots,M \tag{7.2.7}$$

$$\sum_{i,j \in K} B_{i,j}^m = |K|, \quad K \subset I \text{ 且 } i \neq j \tag{7.2.8}$$

式(7.2.1)中，$\sum\limits_{m \in M} \sum\limits_{i \in I} \sum\limits_{j \in I} \alpha C_{ij}^m$ 为目标函数，表示 SPD 调度员在运输途中花费的时间；$\sum\limits_{i \in I} (\beta g_i)$ 表示 SPD 调度员和科室人员移交药品或耗材的时间，两者之和是优化的目标，以实现最高的配送效率。

式(7.2.2)表示在满足各科室药品或耗材需求的前提下，SPD 调度员的最小数量。

式(7.2.3)表示尚未调度的 SPD 调度员应满足尚未服务科室的所有需求。

式(7.2.4)表示每个 SPD 分发者负责的消耗品数量不超过其自身的容量限制;

式(7.2.5)表示每个部门的需求量等于每个 SPD 分发者计划分配给该部门的数量之和;

式(7.2.6)和式(7.2.7)分别表示每个 SPD 分发者到达和离开每个部门的时间;

式(7.2.6)~式(7.2.8)表示每个 SPD 调度员离开 SPD 仓库,最终返回 SPD 仓库,形成一个哈密顿回路。

4. 模型算法设计

为了求解以上模型,将各部门对药品或耗材的需求分解为单位商品,并将 SPD 分发者的配送数量限制在同一单位(如包装)内。每单位药品或耗材视为同一种工件,每个工件的加工时间相同。SPD 分发者从第一层到每层的时间作为每个工件的初始准备时间。SPD 分发者从一层移动到另一层的时间视为工件的实际准备时间,每个工件的准备时间是不同的。SPD 分发者从最后一个分发层返回 SPD 仓库的时间视为每批工作的安装时间。然后采用基于分支定界法的改进满批最长加工时间(full batch longest processing time,FBLPT)算法求解。算法的步骤如下:

步骤 1　工件按初始准备时间不减的顺序编号,SPD 药房楼层标识为 0,需要药品或耗材的科室楼层按从小到大的顺序排列,使得:$t_1 \leqslant t_2 \leqslant \cdots \leqslant t_x$,$t = \alpha C_{0i}$,$x = \sum_{i \in I} g_i$。

步骤 2　工件按编号顺序取数,分为 m 批。工件 i 的累计加工量为 L_i。首先,根据 SPD 分发者的总需求量和分发能力可知,共有 m 个 SPD 分发者。然后,按照步骤 1 的顺序将这些部门分配给 m 个分发者。每个 SPD 分发者的累积量记录为 L_i。即 $m = \lceil x/G + 1 \rceil$,$G - (mG - x) \leqslant L_i \leqslant G$。

步骤 3　将第 m 批工件加工的最佳顺序记录为 π,并计算所消耗的总时间 $T(\pi)$。每批工件按 i、j 的顺序采用二次交换法进行交换。更改批次的顺序记录为 π',消耗的时间记录为 $T(\pi')$。如果 $T(\pi') \geqslant T(\pi)$,重复上述操作,直至每批无此操作为止。利用工件 i 和 j 得到该批工件的最佳加工顺序。也就是说,使 SPD 的 m 个分发者的分配时间最小化,以找到医院科室的最佳分发顺序。

步骤 4　根据步骤 3 计算出的最佳分发顺序,计算出每个工件的实际准备时间和每个批次的最终安装时间,并求出总操作时间。S 被记录为最优解的上界。根据步骤 3 确定每个 SPD 分发者的最佳分发顺序后,根据楼层距离、速度和切换时间计算出 SPD 分发和切换的总时间,记为 S,此时 S 是目前为止的最佳解决方案。

步骤 5   返回步骤 2,批量改变工件组合后重复步骤 3 和步骤 4,得到 S_i,比较 S_i 和 S,如果 $S_i < S$,则 $S = S_i$。否则,最优解保持不变。以上只是随机方案的最优解。如果 SPD 分发者服务的部门有所更改,则需重新计算,得到的新的方案用 S_i 表示。如果 $S_i < S$,那么 $S = S_i$,保持 S 为最优解。

步骤 6   重复步骤 2~5 步骤。最优解的上界是当批处理方案处理完成时所有实际作业的最短总完成时间。在这个方案中,SPD 分发者需要服务的部门和顺序是最有效的。

这个算法可以通过 LINGO 编程计算得到结果。

5. 算例

1)识别关键管理消耗品

A 医院现在采用 ABC 管理方法(简称 ABC 法),将每个品种的年使用量乘以其单价,然后将总价值由高到低排列,将数据库中每个药品的采购价格由大到小排列,然后计算每个药品存货金额及其占总金额的百分比和累计金额。最后,根据累计金额的百分比,将药品分为三类:A、B、C。根据现有的 ABC 管理方法,通过对 2015 年该医院呼吸科 SPD 耗材的统计分析:A 类耗材是输液器、负压引流装置,这类物资需要放置在更安全、更方便的地方,以便随时检查和使用。注射器等 B 类耗材的采购要有合理的数量顺序,雾化器等 C 类耗材的采购量要大,不能严格控制。其他药物的储存方式依此类推,如表 7-1 所示。

表 7-1   2015 年某医院呼吸科 SPD 耗材的统计分析[19]

耗材名称	总金额/元	累计金额/元	累计金额占总额的百分比/%	分类
输液器	473 840	473 840	65.01	A
负压引流装置	117 100	590 940	81.08	A
注射器	60 880	851 820	89.43	B
静脉留置针	47 665	699 485	95.97	B
敷料盒	27 600	727 085	99.75	B
雾化器	1280	728 365	99.93	C
一次性尿液收集袋	340	728 705	99.98	C
一次性真空采血管	114	728 819	99.99	C
血糖试纸	60	728 879	100.00	C

　　ABC 法实施后,医院的库存管理较以往的管理模式有所改进,但仍面临以下一些问题:

　　(1)管理过程缓慢。在新医改的背景下,A 医院仍然采用 ABC 法,相对简单。这使得医院耗材管理工作进展缓慢,没有达到"零库存"的预期目标。从表 7-1 可以看出,ABC 法只能粗略地标注出易耗品的重要性,不能准确地计算出易耗品的总体情况,对其原因的分析也有许多疏漏。因此,全面的库存管理效率不高,低效的管理模式也使得 A 医院患者对其投诉颇多,不利于医患关系的处理。同时,进程缓慢也意味着"零库存"状态还没有达到,库存成本仍然是一大问题。

　　(2)订单不准确,库存仍积压。医院可以借鉴 ABC 法,不同种类的耗材需要不同的管理模式,但从表中看不到具体的数量,或者需要工作人员自己判断。即使员工知道订购量的特殊要求,也总会面临人为判断的错误,从而导致即使知道需要少量订购,库存仍然很多的现象。造成这种情况的原因是 ABC 法不能直接区分所需订单的数量,ABC 法与订货系统没有很好的衔接方式,积压库存现象没有从根本上切断。

　　由于 ABC 法是由数量和单价决定的,会出现一种特殊情况,即年采购量大但单价很低,或年采购量很低但单价很贵,分类方法过于简单。为了应对当前物流模式的细化,在管理模式上,将其转变为排序分析法和新的采购模式。

　　根据上述排序分析步骤,初步得到表 7-2。

表 7-2　排序分析法管理[19]

分类	品种数	品种百分比/%	库存金额/万元	占总库存百分比/%
重点管理	3	33.33	65.18	89.43
非重点管理	6	66.76	7.71	10.57
合计	9	100	72.89	100

　　然后分析非重点管理部分。根据医院的实际情况,可以看出有些特殊产品不能用于排序分析。

　　第一类:目前某医院正在使用中的部分耗材,但工厂已经停产或在更新中。

　　第二类:库存量小,市场上其他同类产品可以替代的易耗品。

　　第三类:部分耗材,虽库存量小,但是必要的,是部分患者治疗必需的。

　　结合二次订购,对关键耗材实行严格的零库存管理,即按照医院日常订购方式,将采购模式与序列分析法相结合。但考虑到部分药品的特殊性,不可能实行完全零库存。为了应对突发事件,要运用安全库存的理念,即库存量的使用时间最多 10.5 天,最少 3 天。系统根据订购的耗材自动模拟订货,自动生成采购数量。前两种不属于重点的特殊易耗品,按 B 类处理,第三种耗材必须保持 30 天以上库存,以减少订货次数。两种方法对比如表 7-3 所示。

表 7-3　ABC 法和排序分析方法对比[19]

分类管理方法	重复管理品种数	品种百分比/%	库存总额/万元	占总库存的百分比/%
ABC	2	22.22	59.09	81.08
排序	3	33.33	65.18	89.43

库存管理的主要衡量指标是月平均库存量、药品库存周转天数、滞销率、缺货率。公式如下:

平均库存量＝(初始库存量＋最终库存量)/2;

药品库存周转率＝药品销售总额×100%/药品平均库存量;

药品库存周转天数＝总周转天数/药品库存周转率;

滞销率＝(滞销药品总量/库存药品总量)×100%;

药品缺货率＝(缺货频次/客户订单频次)×100%。

表 7-4 是 A 医院 2015 年呼吸科两种管理方式下 SPD 耗材库存管理主要指标的对比。

表 7-4　ABC 法和排序分析法的 4 个评分对比[19]

分类管理方法	库存周转天数/d	平均每月库存总额/万元	未售出比例/%	短缺比例/%
ABC	16.3	63.44	0.7	1.9
排序	9.4	42.02	0.7	1.3

经过前后对比分析,发现这四项指标都有一定程度的下降。实际上,排序分析法是在 ABC 法的基础上完善起来的。一方面可以消除 ABC 法中顺序混乱、分类不当的问题,另一方面可以根据 PODR 值直观地看到重要的易耗品。由于分析因素比 ABC 法多得多,所以排序分析方法更为严谨。医院需求量大、流动性强的耗材更适合采用排序分析法。但是,更应该注意的是,很多药品不同于一般耗材,需要以更加严谨的态度进行分类。

接下来,以排序分析方法下重点管理的输液器为例,分析不确定环境下的调度优化方法。

2)实例分析

选取 A 医院呼吸病房涉及的 5B、6A、6B、7A、9A、9B 6 个科室,设置 SPD 物资配送专员,做好 6 个科室物资管理的资源调度和优化工作,如申请、接收、清点、摆放、保管、协调等。根据 A 医院南部院区 2015 年 12 月 SPD 耗材数据进行分析,此处提出的 SPD 配送方案由 SPD 仓库统一配送药品或耗材至各科室,传统的 SPD 配送方案由各科室护士统一配送所需耗材或药品,对这两种方案进行比较和分析。

以输液器为例。输液器按包数计算,每包有 25 根输液器,每个 SPD 分发者一次最多可以装载 16 包输液器;由于 SPD 统一配送,当总需求量小于 1 包时,可以将包拆开配送;每个 SPD 分发者平均每层配送时间为 2min,每包输液器平均交接时间为 0.2min,具体数据见表 7-5。根据以上数据和算法,所有 SPD 分发者在路上的总时间为 56min,最优配送方案见表 7-6。

表 7-5　2015 年 12 月输液器需求的统计[19]

科室	5B	6A	6B	7A	9A	9B
12 月输液器总需求量/根数	7920	1800	2000	780	800	1250
12 月输液器日均需量/根数	256	58	65	26	26	41

表 7-6　途中每个 SPD 分发者的最优分发方案[19]

SPD 分发者	最优分发方案
SPD 分发者 1	5B
SPD 分发者 2	6A,6B,7A,9A,9B

从表 7-6 中,我们可以看到有两个 SPD 分发者提供服务。第一个为 5B 科室分发输液器,第二个分别为 6A、6B、7A、9A 和 9B 科室分发输液器。由于输液器的需求是已知的,因此输液器交接的总时间是固定的。计算结果如下:$(256+58+65+26+26+41) \times (0.2min/25) = 3.8min$;SPD 分发者完成整个分配过程的总时间为 $56min+3.8min=59.8min$。

按传统方案,各科室均派护士领取所需药品和耗材,不允许开箱。开箱后,必须将整个包装带走,并支付整个包装的费用。据知,每根输液器 1.1 元。根据之前的统计,一共需要 6 名护士来提货。消耗的资源和产生的库存如表 7-7 所示。

表 7-7　根据传统方案的科室输液器资源消耗[19]

部门	5B	6A	6B	7A	9A	9B
日输液器使用量/包	10	3	3	2	2	2
日输液费用/元	275	82.5	82.5	55	55	55
每日库存/根	7	15	8	24	23	8
日库存占用资金/元	7.7	16.5	8.8	26.4	25.3	8.8
护士分发耗用时间/min	22	24.6	24.6	28.4	36.4	36.4

注:一包输液器含有 25 根输液器。

根据以上两个方案的计算结果,对两个方案的人力资源消耗、时间消耗、每日输液器成本支出、每日输液器库存和每日输液器库存占用资金进行比较,如表 7-8 所示。

表 7-8　6 个科室 SPD 分发方式与传统方案资源消耗总量比较[19]

对比	SPD	传统
人力/人	2	6
时间耗用/min	59.8	172.4
日输液器使用数/根	465	550
日输液器费用/元	511.5	605
输液器的日库存/根	0	85
每日输液器库存占用资金/元	0	93.5

SPD 分发方式于 2016 年在上海一家某三级甲等医院南部院区进行了测试。根据实际年度统计数据,对比 2015 年和 2016 年输液器的消费情况,如表 7-9 所示。

表 7-9　2015 年、2016 年输液器采购数量及占用资金情况对比[19]

年份	输液器的总购买量/根	输液器占用的资金/元
2015	201 470	221 617
2016	110 050	121 055

从以上两个数据比较可以看出,2016 年 SPD 分发方法的成本明显降低。进一步证明了 SPD 分发者方法在各方面均优于传统方案。它不仅节省了医药人力资源,增加了医务人员为患者服务的时间,而且减少了不必要的资金支出,减少了每天的额外库存,减少了医院每天的流动资金占用。

7.2.2　基于供给—分拆加工—配送的耗材配送路径优化[20]

1. 相关研究概述

加强医用耗材的成本控制是解决医院经营问题的关键,随着医用耗材种类和功能的日益多样化,以及配送频率的不断增加,对医用耗材的物流配送提出了更高的要求。优化医院医用耗材的配送路径已成为医院实现高效管理的必由之路,具有重要的研究价值。目前,为加强供应链管理,许多大型医疗机构纷纷采用 SPD 供应链模式。如何通过优化 SPD 供应链模式下的医用耗材联合配送路径,解决医院管理中的高成本、低效率问题,已成为我国各大医院的重点研究课题。

医用耗材配送路径优化是医疗资源配送领域的一个重要研究方向。对于医用耗材配送路径的优化,许多学者做了大量的专题研究,取得了一定的成果。Liu 等[21]考虑了门诊药房的药物分发,针对医用耗材的共同配送问题,证明了医院医用耗材联合配送路径的优化属于 NP-难问题,建立了考虑延迟率的路径优化模型,以提高医院的运营效率。Zhang 等[22-23]从制药企业的角度考虑了两级医疗供应链中医用耗材的配送问题,认为医用耗材的最晚配送时间是影响配送路径选择的重要因素。Li 和 Chai[24]建立了以最小加权时间为目标的整数规划模型,并对调度时间问题进行了优化。Luo[25]考虑了延迟到达时间和延迟到达率,建立了总调度时间最小的整数规划模型,降低了延迟到达率。Yang 和 Lu[26]考虑建立以加权时间最小和调度成本最小为目标的数学模型,优化了双代理供应链调度问题。Ma 和 Yuan[27]建立了一个考虑调度时间和调度成本的多目标优化模型,在实现成本优化的同时降低了延迟率。He 和 Liu[28]从逆向物流的角度对医疗资源回收路径进行了研究,建立了兼顾距离和安全因素的医疗废物回收网络,提出了具有均衡约束的车辆路径优化模型,并构建了配送路径优化模型,证明遗传算法能够求解路径优化模型。Ren 等[29]分析了配送中心路径优化问题,综合考虑车辆、配送距离、配送时间等影响因素,构建了以配送总成本最小为目标的时间窗路径优化模型,利用遗传算法对模型进行求解,并与实际数据进行比较,验证了模型和算法的有效性和合理性。

但目前的研究内容主要集中在药品经销商与医疗机构之间医用耗材配送路径的优化上,医院内部医用耗材配送路径优化的研究较少。对联合配送路径优化的研究,尤其是在 SPD 供应链模式下,对医用耗材联合配送路径优化的研究,几乎没有文献涉及。在模型求解方面,考虑到路径优化模型的特点,大多数文献选择遗传算法对模型进行求解,得到最优解或近似解,证明了遗传算法对医用耗材配送路径优化的有效性。SPD 供应链模式下医用耗材的联合配送路径优化为医疗物流研究奠定了基础。Gao 等[20]基于医院对医用耗材的需求,以 SPD 中心仓库、医院二级仓库、医院消耗点的多级物流配送网络为研究对象,以每个仓库(包括医院内部二级仓库和消耗点)作为配送源点,服务于需求点,考虑各医院的服务时间和耗材数量,建立了联合配送路径优化模型,并用遗传算法对模型进行求解。

2. 问题描述与分析

医院的物流一体化改革优化了医疗物资配送,将院内医疗物资的供应、库存、配送等环节转为第三方物流管理,推迟结算时间,实现医院精细化管理。其中,医用耗材配送范围覆盖全院。医院医用耗材配送路线包括SPD中心仓库配送到二级仓库,二级仓库配送到医院门诊、手术室、药房等消耗科室。在SPD供应链模式下,供需信息共享,SPD中心仓库自动补充二级仓库,确保医院的医用耗材需求能够得到及时响应,从而实现医院的零库存管理。如图7-6所示,在医院中,医用耗材联合配送网络包括两个方面:一方面,SPD中心仓库根据医院不同二级仓库的需求和地理位置,将医用耗材配送到二级仓库。另一方面,医院二级仓库根据消耗点的需求和位置,为医院消耗点提供配送服务。配送服务的两部分同时进行,互不影响。

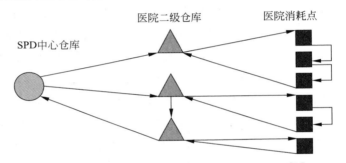

图 7-6   医院内部医用耗材联合配送网络示意图[20]

1)假设

基于上述问题,提出以下假设:

每个节点的地理位置已经确定,并且完全位于医院内;

已确定需求点(包括二级仓库和各个消耗点)的需求;

SPD中心仓库的医用耗材储存量足以满足二级仓库的总需求;

SPD中心仓库下次配送前,二级仓库的医用耗材总库存量足以满足各消耗点的总需求;

运输车辆是标准化的,具有标准载运能力,在配送过程中不得超过车辆的标准限值;

每辆运输车出发后可同时服务于多个需求点,结束后可返回原点;

每个需求点最多由一个仓库发货,只能发货一次;

如果消耗点的实际配送时间晚于最早的时间点,将受到处罚,配送必须在最晚的时间点之前完成。

2)符号说明

基于上述问题和假设,使用以下符号:

$D=\{1,2,\cdots,d\}$,是医院中的二级仓库的集合;

$V=\{1,2,\cdots,v\}$,是医用耗材的集合;

$R=\{1,2,\cdots,r\}$,是医院消耗点的集合;

o 是 SPD 中心仓库;

U 是除 SPD 中心仓库以外的所有节点的集合,$U=D\cup R$;

P 是所有节点的集合,$P=U\cup\{o\}$;

K 是运输车辆的集合;

D_v 是二级仓库医用耗材 v 的存储容量;

o_v 是 SPD 中心仓库医用耗材 v 的存储容量;

S_r 是医院 r 的消耗点需求;

$\dot{S}_d$ 是医院 d 的二级仓库需求;

S_{rv} 是消耗点 r 对医用耗材 v 的需求;

S_{dv} 是二级仓库 d 对医用耗材 v 的需求量;

K_d、K_o 分别是医院二级仓库 d 和 SPD 中心仓库的运输车辆,$K_d\neq K_o$;

Q 是运输车辆 K 的承载能力;

T_r 是单位医疗用品在医院消耗点 r 接收库存所用的时间;

E_r 是医院消耗点 r 预计提供服务的时间点;

L_r 是医院消耗点 r 的最晚服务时间点;

t_r 是医院消耗点 r 的实际服务时间;

a_k 是运输车辆 k 的平均行驶速度;

l_{ij} 是节点 i 和 j 之间的距离;

C_l 是单位医用耗材获得的成本;

C_k^1 是运输车辆 k 的单位使用成本;

C_k^2 是运输车辆 k 的单位距离运输成本;

C_r 是医院消耗点 r 在服务期间 $[E_r,L_r]$ 的惩罚成本;

c 是每单位时间的惩罚成本;

X_{rd} 为医院二级仓库到医院消耗点配送变量。如果医院消耗点 r 是由医院二级仓库 d 配送的,取值 1,否则,取值为 0;

Y_{ijk} 为运输车辆在节点间的配送变量。如果运输车辆 k 从 i 节点到 j 节点,取值为 1,否则,取值为 0;

Z_k 为运输车辆是否执行运输的变量。如果运输车辆 k 执行运输,取值为 1,否则,取值为 0。

3. 模型与算法

1)模型

根据上述问题和符号,建立整数规划模型如下:

$$\min z = \sum_{k \in K} C_k^1 Z_k + \sum_{k \in K} \sum_{i \in P} \sum_{j \in P} C_l Y_{ijk} Z_k + \sum_{k \in K} \sum_{i \in P} \sum_{j \in P} C_k^2 l_{ij} Y_{ijk} + \sum_{r \in R} C_r$$

$$(7.2.9)$$

s. t.

$$\sum_{r \in R} S_{rv} \leqslant D_v , \forall v \in V \tag{7.2.10}$$

$$\sum_{d \in D} S_{dv} \leqslant o_v , \forall v \in V \tag{7.2.11}$$

$$\sum_{d \in D} X_{rd} = 1 , \forall r \in R \tag{7.2.12}$$

$$\sum_{r \in R} \sum_{v \in V} S_{rv} X_{rd} \leqslant K_d Q , \forall d \in D \tag{7.2.13}$$

$$\sum_{d \in D} \sum_{v \in V} S_{dv} \leqslant K_o Q \tag{7.2.14}$$

$$S_r \leqslant Q , \forall r \in R \tag{7.2.15}$$

$$S_d \leqslant Q , \forall d \in D \tag{7.2.16}$$

$$\sum_{v \in V} \sum_{r \in R} \sum_{i \in U} S_{rv} Y_{irk} \leqslant Q , \forall k \in K \tag{7.2.17}$$

$$\sum_{v \in V} S_{dv} Y_{odk} \leqslant Q , \forall k \in K , \forall d \in D \tag{7.2.18}$$

$$K_o \geqslant 1 \tag{7.2.19}$$

$$K_d \geqslant 1 , \forall d \in D \tag{7.2.20}$$

$$\sum_{k \in K} \sum_{i \in U} Y_{irk} = 1 , \forall r \in R \tag{7.2.21}$$

$$\sum_{k \in K_o} Y_{odk} = 1 , \forall d \in D \tag{7.2.22}$$

$$\sum_{i \in P} Y_{ijk} - \sum_{i \in P} Y_{jik} = 0 , \forall j \in P , \forall k \in K \tag{7.2.23}$$

$$\sum_{r \in R} \sum_{d \in D} Y_{drk} \leqslant 1 , \forall k \in K \tag{7.2.24}$$

$$\sum_{d \in D} Y_{odk} = 1 , \forall k \in K \tag{7.2.25}$$

$$\sum_{r \in R} \sum_{d \in D} Y_{drk} - \sum_{r \in R} \sum_{d \in D} Y_{rdk} = 0 , \forall k \in K \tag{7.2.26}$$

$$\sum_{d \in D} Y_{odk} - \sum_{d \in D} Y_{dok} = 0, \forall k \in K \tag{7.2.27}$$

$$\frac{l_{dr}}{a_k} \leqslant L_r, \forall k \in K, \exists d \in D, X_{rd} = 1 \tag{7.2.28}$$

$$\frac{l_{ij}}{a_k} + T_i Y_{ijk} + t_i \leqslant L_r, \forall ij \in U, \forall k \in K, Y_{ijk} = 1 \tag{7.2.29}$$

$$C_r = \begin{cases} 0, & t_r < E_r \\ \sum_{v \in V} c S_{rv}(t_r - E_r), & E_r \leqslant t_r < L_r \\ \infty, & t_r \geqslant L_r \end{cases} \tag{7.2.30}$$

在上述模型中,目标函数式(7.2.9)表示医院医用耗材配置总成本的最小化。它由四部分组成:$\sum_{k \in K} C_k^1 Z_k$ 表示车辆使用的成本,$\sum_{k \in K} \sum_{i \in P} \sum_{j \in P} C_l Y_{ijk} Z_k$ 表示接收成本,$\sum_{k \in K} \sum_{i \in P} \sum_{j \in P} C_k^2 l_{ij} Y_{ijk}$ 表示运输成本,$\sum_{r \in R} C_r$ 表示时间惩罚成本。

式(7.2.10)表示各医院二级仓库的医用耗材存储量大于医院消耗点的总需求量。

式(7.2.11)表示 SPD 中心仓库的医用耗材存储容量大于医院二级仓库的总需求量。

式(7.2.12)表示每个医院消耗点只有一个医院二级仓库服务。

式(7.2.13)表示每个医院二级仓库服务的多个医院消耗点的总需求小于医院二级仓库中所有车辆的总承载能力。

式(7.2.14)表示 SPD 中心仓库服务的多个医院二级仓库的总需求小于SPD 中心仓库中所有车辆的总承载能力。

式(7.2.15)表示各医院的消耗点需求小于各车辆的承载能力。

式(7.2.16)表示每个医院二级仓库的需求小于每辆车的承载能力。

式(7.2.17)和式(7.2.18)表示配送线路上每辆车的总需求量小于车辆的承载能力。

式(7.2.19)和式(7.2.20)表示 SPD 中心仓库和每个医院二级仓库都有使用的车辆。

式(7.2.21)表示每个医院消耗点必须提供服务,并且只提供一次。

式(7.2.22)表示每个医院二级仓库必须提供服务,并且只提供一次服务。

式(7.2.23)表示每辆车在进入一个节点后必须离开该节点。

式(7.2.24)和式(7.2.25)表示每个医院二级仓库的车辆只能选择一个医院二级仓库或 SPD 中心仓库启动,一次最多服务一条路线。

式(7.2.26)表示从医院二级仓库出发的车辆最终必须返回医院二级仓库。

式(7.2.27)表示从 SPD 中心仓库启动的车辆必须最终返回到 SPD 中心仓库。

式(7.2.28)表示每个医院消耗点至少有一个医院二级仓库,使得医院二级仓库到达医院消耗点的时间不超过时间窗口上限。

式(7.2.29)表示到达各医院消耗点的时间不超过时间窗口的上限。

为提高医院工作效率和医疗服务水平,医院消耗点对医用耗材的发放提出了时间要求。由于医院医疗服务繁重,会有高峰时段和低谷时段。将耗材接收时间控制在工作量相对较低的低谷段,让医务人员集中精力做好本职工作。时间惩罚成本的大小与需求量和实际配送时间有关。如果配送在最早时间点之前完成,则不产生惩罚成本,此处可以忽略;如果实际配送时间在最早时间点和最晚时间点之间,则会产生惩罚成本,在最晚的时间点之后无法完成配送,因此惩罚函数如式(7.2.30)所示。

2)遗传算法

在 SPD 供应链模式下,医用耗材联合配送路径优化是 NP-难问题。采用遗传算法(GA)来求解上述模型。遗传算法将配送路径决策方案的最优搜索过程表示为染色体的迭代进化过程,根据每个场景得到适应值,找到最适合的个体,得到最佳配送路径。

(1)编码方法的选择。定义染色体的编码形式是遗传算法求解配送路径优化问题的第一步。根据模型中各节点的分布顺序,采用自然数编码方法进行设计。

染色体由基因序列$(G_1, G_2, \cdots, G_u)$表示,其中基因 G 由两部分组成:运输车号和排序值。例如,G_1(2-4)指示编号为 1 的需求点由编号为 2 的运输车提供服务,并且配送顺序是 4。假设共有 5 个需求点,具体染色体编码如图 7-7 所示,图中每两个数代表一个基因(一个需求点),如 G_1 为第一和第二个数,即(2,1),其中第一个数是运输车,第二个数是排序值。所以,图中编码表示需求点 1、2、5 由运输车 2 配送,配送顺序为 1、3、2,需求点 3、4 由运输车 1 配送,配送顺序为 1、2。

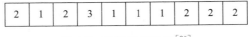

图 7-7　染色体编码图[20]

(2)适应值评估。目标是优化医院医用耗材的配送路径,实现物流成本最小化。为了满足遗传算法中适者生存的迭代规则,用逆函数来表示适应值函数。适应值越高,配送路径的决策效果越好。

$$f_i = \frac{1}{z_i}, \quad i \in \{1, 2, \cdots, p\} \tag{7.2.31}$$

式中,z_i 是 i 染色体在群体中的配送路径的解,也是 i 染色体对应的配送路径方案的成本;f_i 是 i 染色体对应的适应值,该值越大,子代拥有其特征的概率越大。

(3)遗传算子。遗传算法的交叉算子可以反映交叉和重组过程。在这个过程中没有新的基因产生,但变异可以使搜索跳出局部最优,避免早熟算法。它既保留了优秀个体的特征,又保持了新群体的个体多样性。采用单点交叉的方法随机交换两个基因的位置。具体的基因交叉操作如图 7-8 所示。染色体的后半部分从需求点 3 开始交换,前半部分保持不变。

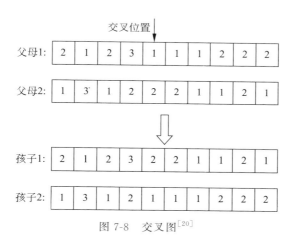

图 7-8　交叉图[20]

遗传算法的变异算子能反映物种的变异过程,避免早熟。根据遗传算法求解路径优化问题的经验,采用随机逆序方法产生变异,并将概率设为 0.02,使遗传算法能更好地发挥全局解的性能。具体操作如图 7-9 所示,需求点 2、3、4 的编码顺序颠倒。

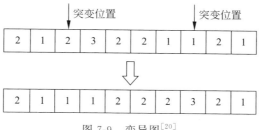

图 7-9　变异图[20]

（4）演化规则的终止。根据遗传算法求解路径优化问题的实践经验，考虑到模型中的配送路径比较复杂，将迭代次数设置为 500 次。从初始化种群开始，随机生成一组序列作为初始群。当迭代次数达到 500 次时，算法终止，输出配送路径决策方案，认为该方案已达到最优。或者，当染色体继续优化到最后一次迭代时，终止算法循环，输出最优配送路径决策方案。

4．算例

以上海某医院为例，给定 1 个 SPD 中心仓库和 3 个医院二级仓库，配送 20 个医用耗材消耗点，每个仓库有 3 个运输车，每个运输车可容纳 1000 单位耗材，配送速度为 5km/h，每个医院消耗点的接收时间为 0.1min/个。送货人员服务费为 100 元/人，配送费为 1 元/km。每个医院消耗点设置的最早时间为 0h，最晚时间为 8h，时间惩罚费用为 5 元。为了使分析结果更加清晰，将 SPD 中心仓库编号设置为 0，医院二级仓库和医院消耗点从 1 开始依次编号。根据上海某医院 2018 年的需求情况，随机选取 6 种医用耗材作为分析对象，医院二级仓库和医用耗材使用点的需求见表 7-10 和表 7-11。

表 7-10　医院二级仓库需求[20]　　　　　　　　　　单位：件

节点	耗材种类						总计
	1	2	3	4	5	6	
1	65	73	46	56	125	12	377
2	42	19	74	18	23	22	198
3	81	18	42	78	46	133	398

表 7-11　医用耗材使用点的需求[20]　　　　　　　　单位：件

节点	耗材种类						总计
	1	2	3	4	5	6	
4	53	3	13	15	15	10	109
5	32	18	11	26	35	17	139
6	8	6	13	25	31	15	98
7	19	22	15	18	19	44	137
8	34	24	45	17	38	17	175
9	32	28	32	22	13	18	145
10	10	16	16	3	41	11	97
11	13	34	31	11	11	31	131

节点	耗材种类						总计
	1	2	3	4	5	6	
12	5	15	10	15	15	20	80
13	14	25	8	28	16	43	134
14	2	23	21	5	17	7	75
15	45	17	11	18	11	17	119
16	13	25	15	6	13	18	90
17	15	18	13	15	45	11	117
18	15	45	32	38	13	41	184
19	18	17	22	17	18	11	103
20	13	15	45	41	11	15	140
21	25	18	17	11	31	20	122
22	15	45	32	16	5	12	125
23	53	32	8	19	34	32	178

此外,医院每个节点的位置也是已知的。坐标如表 7-12 所示,从而可以计算节点之间的距离。

表 7-12　医院各节点平面坐标[20]

节点	0	1	2	3
平面坐标	(189,424)	(2281,3298)	(1189,5710)	(5538,1711)
节点	4	5	6	7
平面坐标	(3328,3712)	(5189,5413)	(1383,1413)	(2189,1414)
节点	8	9	10	11
平面坐标	(3189,1415)	(1577,5183)	(1809,6417)	(3179,4418)
节点	12	13	14	15
平面坐标	(1103,3972)	(3345,2079)	(1198,1415)	(3865,1416)
节点	16	17	18	19
平面坐标	(1005,6760)	(1080,6417)	(5033,2511)	(4629,3284)
节点	20	21	22	23
平面坐标	(3376,6331)	(1464,5839)	(3099,5417)	(3766,1903)

根据以上算法,利用 MATLAB 软件编程实现医院 SPD 供应链模式下医用耗材联合配送路径优化模型的求解,具体操作步骤如下:

步骤 1　根据上述设计,将总体规模设置为 50,迭代次数设置为 500;

步骤 2　根据式(7.2.31)计算个体的适应值;

步骤 3　确定是否满足终止条件,如果是,则算法结束并输出最优解,否则进入步骤 4;

步骤 4　选择、交叉、变异群体,得到下一代群体,重复步骤 2 和步骤 3。

根据设计的遗传算法和模型,对结果进行了求解,搜索结果如图 7-10 所示。在迭代到第 200 代的时候,配送总成本降到最低,获得全局最优解。该遗传算法对带时间窗的路径优化具有较好的搜索能力和收敛性。

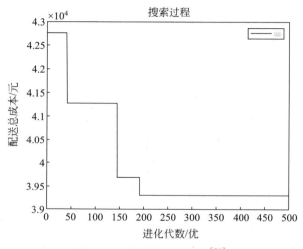

图 7-10　遗传算法收敛图[20]

从时间、距离、运输车辆等方面对 SPD 中心仓库到二级仓库、二级仓库到消耗点的配送路径进行了优化,最优配送路径如图 7-11 所示。SPD 中心仓库为 3 个二级仓库配送。将仓库的配送路线设为一条,并针对每个地点的消耗点重新划分配送路线,优化后的总配送成本为 39 305.24 元。

在优化医院医用耗材配送路径之前,医院医用耗材配送路径如图 7-12 所示。SPD 中心仓库分 3 次配送到 3 个二级仓库,将消耗点分配到 3 条配送路线,总配送成本为 41 464.27 元。

通过对优化前后结果的比较,可以看出,路径优化综合考虑了时间窗口、配送距离和车辆数量等因素,降低了医院医用耗材的配送成本。

7.2.3　管理启示

本节介绍了 SPD 供应链模式下医用耗材管理的问题。

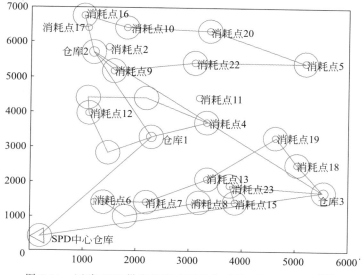

图 7-11　医院 SPD 供应链模式下优化后的最优配送路径[20]

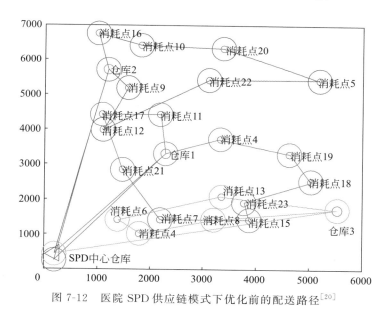

图 7-12　医院 SPD 供应链模式下优化前的配送路径[20]

彩图 7-12

　　第一种方法是针对耗材分类及分发模式的探讨:在 ABC 分类法的基础上,使用排序分析法对耗材的重点管理和非重点管理进行分类。针对重点管理耗材,增加 SPD 物资分发员对科室所需药品或耗材进行分发和管理,减轻护士工作压力,护士可以更好为患者服务,提高患者满意度。护士长只负责物资管理的监督部分,减轻了护士长的工作负担;护士长负责本科室所有物资的监督, SPD 物资分发员的工作调度可以通过本节所构建的模型进行求解,获得最优分发方案,明确每个分发员负责哪个病房,分发量是多少。医院物资管理部门可以采用这个方法推广到全医院各个科室和部门,结合医院空间动线规划,根据整体估算需要的 SPD 物资分发员个数,统一调度,制定使得整个医院物资分发调配的最小成本方案。

　　第二种方法是对"SPD 中心仓库—二级仓库—消耗点"三级物流配送网络进行优化,基于医院 SPD 供应链医疗物资一体化管理模式,在医院医用耗材配送路径上,运用数学模型和设计遗传算法可以提供医用耗材配送路径优化方案,从顶层优化医院医疗物资配送路径,整合医院二级仓库和门诊、病房、手术室、药房等消耗点,进行合理规划和配送,实现零库存管理。

　　当前有许多医院建立了物资分发轨道,原来人工跑腿的工作可以由轨道上的小车替代。本节所讨论的模型和方法同样适用于自动化轨道,如果做了很好的整合,甚至可以产生更好的效益。首先,第一种方法里谈到的 SPD 物资分发员可以用这些小车替代,建立小车调度模型,给出模型算法,将模型和算法嵌入后台管理软件;其次,第二种方法中谈到的运输车辆可以直接用小车替代,两者的不同在于运载量和行走路径,为了适用于当前已经建成的轨道系统,可以将模型参数调整成当前轨道路径和小车运载量,同时也需要开发计算机程序实现模型算法,嵌入轨道系统后台。嵌入这些模型和算法后,轨道系统将更加有效率。

7.3　基于数据挖掘的耗材管理

7.3.1　相关研究概述

　　医用耗材包括一次性卫生材料、人体植入物和消毒后可重复使用和消费的医疗器械。根据上海某三级甲等医院的统计数据,2021 年耗材占比(即耗材总收入占医院总收入的比例)为 21.77%,2022 年为 23.27%,2023 年为 25.10%。耗材占比逐年提高。医疗消费品支出的增加一方面会增加患者的医疗费用,给患者及其家庭带来经济压力。另一方面,高耗材比反映了医院经营管理绩效的低下。中国人口超 14 亿,卫生资源有限[30],医疗耗材的浪费会降低资源利用率。因此,合理、规范地使用耗材,实施耗材的精细化管理,是医疗机构亟待解决的问题。

　　近年来,国内外有一些文献对医用耗材管理进行了研究。Rosales 等[31]开发了一个双仓系统来控制医疗耗材的使用,建立了基于连续和周期观察并结合

RFID 技术的双仓系统模型。Gupta 等[32] 使用 ABC 法和 VED 法分别研究了药品库存。Wu 和 Xiong[33] 关注中国欠发达地区高价值耗材使用的影响因素。Zhou 和 Olsen[34] 研究了基于紧急需求的医用耗材保存到期问题,他们将离散事件模拟方法应用于紧急医用耗材周转问题。Chasseigne 等[35] 调查了一家法国大学医院,并评估了手术期间一次性和可重复使用材料的浪费。Fu 等[36] 发现了价格变化对中国药品和医疗服务的影响。Lin 等[37] 研究了考虑医用耗材及时分配的肺介入手术的最佳安排。

　　以上研究主要集中在采购、库存管理等相关领域,而对易耗品使用情况的详细分析和易耗品使用情况的精细量化管理的文献相对较少,对这方面的数据分析和实证分析的研究较少。

　　成百上千的患者因为不同的疾病住进了医院。患者在治疗过程中会使用大量的耗材,在医院信息系统中会产生大量的耗材使用记录。不同的疾病需要不同的治疗方法,不同的治疗方法会使用不同的耗材。即使是同一疾病,但由于患者个体差异,耗材的使用也不尽相同。

　　关联规则挖掘是一种在海量数据中发现规则和模式的方法。由于耗材使用数据的海量性和复杂性,为了提高关联规则挖掘的效率,需要对其进行聚类。Canopy K-means 算法可以对大量数据进行计算,确定最佳聚类数及相应的聚类中心点[38]。

　　WARM(weighted association rule mining)是一种加权关联规则挖掘,它考虑了项目的权重以及对参数的影响。相关文献包括:Muyebam 等[39] 提出了一个模糊加权支持度和置信度框架,该框架适用于具有加权设置的布尔项和定量项。Abdullah 等[40] 设计了一个加权支持关联规则(weighted support association rule,WSAR)方法来发现显著关联规则和加权最小关联规则(WELAR)框架。Pears 和 Koh[41] 展示了一种使用粒子群优化算法(WARM swarm)的加权关联规则挖掘,该算法使用粒子群优化算法为关联规则挖掘分配有意义的项权重。Soni 和 Vyas[42] 评估了加权关联分类器的性能,提出了模糊加权关联分类器(fuzzy weighted association classifier,FWAC)在医疗数据挖掘中的应用。Yang 和 Yan[43] 在耗材使用管理中使用了基本关联规则挖掘。

7.3.2　问题描述与分析

　　患者将使用多少耗材以及耗材的价格取决于许多影响因素,但有几个因素占主导地位:

　　一是疾病类型,在医院,将由疾病诊断相关分组描述;二是治疗方法,这取决于医生和护士;三是患者的状况。

首先,疾病与耗材之间可能存在某种模式或规律。可以挖掘历史数据中的规则,这些规则可以为新来的患者提供参考。其次,建立耗材使用标准,控制耗材的使用(包括主要耗材清单和总量)。可以根据第一步挖掘的规则和模式建立标准。同时,本研究可以帮助管理者分析耗材的使用情况,减少耗材的浪费。最后,医院可以根据标准调整耗材使用。

1. 数据预处理

在医院信息系统中,我们可以找到耗材使用的详细信息,数据集包括:科室名称、患者编号、DRGs 名称、RW(DRGs 的相对权重,$RW_i = DRGs_i$ 的平均成本/所有患者的平均成本)、住院总收入、住院药物收入、住院手术收入、住院检查收入、住院检验收入、住院耗材收入、耗材名称、价格、数量。

首先,根据科室名称和 DRGs 名称对数据进行排序。由于不同的科室治疗不同的疾病,因此有必要根据科室对数据集进行拆分。

检查各部门数据集,删除有空格的数据项、异常数据和重复数据。住院总收入是住院药品收入、住院手术收入、住院检查收入、住院检验收入、住院耗材收入的总和,与其他收入的相关性很高,因此我们选择这些收入但不包括住院总收入。所选数据集还包括患者编号、DRGs 名称和 RW。所选科室的明细数据按患者编号和 DRGs 名称排序,按耗材名称进行汇总,得到每个患者每种耗材的总金额和总价值。

2. Canopy K-均值算法

由于耗材使用记录较多,为了提高分析效率,必须对数据进行分类。聚类是一种非常好的无监督算法。传统的 K-均值算法需要初始聚类中心点聚类数和。由于患者不同,耗材使用复杂,初始聚类中心点聚类数和难以确定。我们使用 Canopy K-均值算法。该算法是 K-均值算法的改进,可以解决初始值选择和聚类数确立的困难[38]。

Canopy K-均值算法的过程如下:

步骤 1 导入数据集。数据集包括 RW 和住院消费收入;

步骤 2 设置阈值 T_1 和 T_2,其中 $T_1 > T_2$;

步骤 3 初始化 Canopy 集为空集;

步骤 4 从数据集中随机选取一个点作为 P 点,计算 P 点与 Canopy 集各点之间的距离。如果 Canopy 集中没有点,则将该 P 点设为 Canopy 类,从数据集中删除 P;

步骤 5 如果 P 与 Canopy 类中心的距离小于 T_1,则将 P 添加到该

Canopy 类中；如果 P 到所有 Canopy 类的中心距离都大于 T_1，则设 P 为新的 Canopy 类；如果 P 与现有 Canopy 类的距离小于 T_2，则从数据集中删除该点；（说明：先给 P 找到一个类，然后才能从数据集中删除该点）

步骤 6　重复步骤 5，直到数据集为空，Canopy 的数量是簇的数量；

步骤 7　通过 K-均值算法找到准确的聚类，这里步骤 6 的聚类数和聚类中心点将用于 K-均值。

聚类后，将分析患者耗材使用的细节。

7.3.3　模型建立

1. 基于耗材价值的 WARM 算法

每个患者在治疗阶段都会使用几种耗材。不同的患者之间有什么规则或联系吗？在这一部分中，将分析疾病与耗材之间的关联规则。

（1）疾病→耗材关联规则挖掘（ARM）。将数据整理后如表 7-13 所示。如果患者的疾病是 DRGs i，则输入"1"，其他 DRGs 为"0"；如果患者使用了耗材 i，则输入"1"，否则输入"0"。

（2）符号。下面是这个问题涉及的符号及其含义：

P_k：第 k 位患者，$k=1,2,\cdots,K$；

N_i：第 i 种疾病，$i=1,2,\cdots,n$；

I_j：第 j 种消耗品，$j=1,2,\cdots,m$；

D：此数据集中的患者总数；

b_{ki}：第 k 患者是否为第 i 种疾病，若为"是"，则 $b_{ki}=1$，否则 $b_{ki}=0$，$k=1,2,\cdots,D$；$i=1,2,\cdots,n$；

a_{kj}：第 k 位患者是否使用了第 j 种耗材，如果"是"，则 $a_{kj}=1$，否则，$a_{kj}=0$，$k=1,2,\cdots,D$；$j=1,2,\cdots,m$。

表 7-13　关联规则算法的基本信息准备

患者编号	DRGs 1	DRGs 2	$\cdots$	DRGs n	耗材 1	耗材 2	耗材 m
000000							
111111							
$\vdots$							
KKKKKK							

（3）关联规则挖掘（ARM）。第 i 种疾病的支持度是：

$$s(N_i) = \frac{\|N_i\|}{D} = \frac{\sum\limits_{k=1}^{D} b_{ki}}{D} \tag{7.3.1}$$

其中 $\|N_i\|$ 是数据集中疾病发生的数量。将阈值设为 α_1，如果 $s(N_i) \geqslant \alpha_1$，则对应的疾病为常发项目，即该疾病发生的概率高。

第 j 种耗材的支持度是：

$$s(I_j) = \frac{\|I_j\|}{D} = \frac{\sum\limits_{k=1}^{D} a_{kj}}{D} \tag{7.3.2}$$

其中 $\|I_j\|$ 是数据集中耗材的出现次数。将阈值设为 α_2，如果 $s(I_j) \geqslant \alpha_2$，则该耗材为频繁项，即该耗材发生的概率高。

分析疾病→耗材的关联规则，对应的置信度为

$$c(N_i \rightarrow I_j) = \frac{\|N_i \bigcup I_j\|}{s(N_i)} = \frac{\sum\limits_{k=1}^{D} b_{ki} \times a_{kj}}{s(N_i)} \tag{7.3.3}$$

其中 $\|N_i \bigcup I_j\|$ 是同时含有 N_i 和 I_j 的患者数。

将阈值设为 β_1，如果 $c(N_i \rightarrow I_j) \geqslant \beta_1$，则耗材 I_j 是疾病 N_i 常用的。

反之，我们可以分析耗材与疾病之间的关联规则，对应的置信度为

$$c(I_i \rightarrow N_i) = \frac{\|N_i \bigcup I_j\|}{s(I_j)} = \frac{\sum\limits_{k=1}^{D} b_{ki} \times a_{kj}}{s(I_j)} \tag{7.3.4}$$

如果置信度的值大于阈值，则表示大部分耗材 j 用于疾病 i，并且可能是某些疾病的专用耗材。

（4）加权关联规则挖掘（WARM）。上述关联规则的发现有助于发现疾病与耗材之间的关系。可以通过置信度来判断一些耗材使用的合理性。但不同耗材的单价差异很大，耗材成本是数量与单价的结合，考虑疾病与耗材价值的关系来控制耗材的使用更为实际。在这一部分中，将讨论疾病和耗材之间的加权关联规则挖掘。

（5）新增符号。在（2）的基础上，添加了一些符号：

p_j：第 j 种耗材的价格，$j = 1, 2, \cdots, m$；

q_{kj}：患者 k 使用的耗材 j 的数量；

h_j：数据集中第 j 种耗材的总量，$h_j = \sum\limits_{k=1}^{D} q_{kj} \times p_j$。

（6）疾病→耗材的加权关联规则挖掘。

定义 1　项目权重 IW 是一个非负的实际值,根据其重要性赋予每个项目权重范围在[0,1],在这里,我们有两种类型的项目:DRGs 和耗材。DRGs N_i 的权重为 $N_i[w]$,耗材 I_j 的权重为 $I_j[w]$。DRGs N_i 的权重计算基于 RW 值,因此

$$N_i[w] = \frac{RW_i}{\max\{RW_i\}} \tag{7.3.5}$$

耗材的权重计算如下:

$$I_j[w] = \frac{h_j}{\sum\limits_{j=1}^{m} h_j} \tag{7.3.6}$$

定义 2　项目集患者权重 IPW 是单个患者所有项目权重综合值,患者 P_k 在项目集 X 上的权重计算如下:

$$IPW = \prod_{t=1(\forall[N[w],I[w]]\in X)}^{|X|} P_k[N_t[w],I_t[w]] \tag{7.3.7}$$

定义 3　加权支持度 WS 是所有患者的项目集患者权重 IPW 的总和除以患者总数,计算如下:

$$WS(X) = \frac{\sum\limits_{k=1}^{K} \prod\limits_{t=1(\forall[N[w],I[w]]\in X)}^{|X|} P_k[N_t[w],I_t[w]]}{D} \tag{7.3.8}$$

定义 4　加权置信度 WC 是同时满足 $Z = X \cup Y$ 的总数与满足 X 的总数的比值,计算如下:

$$WC(X \to Y) = \frac{WS(Z)}{WS(X)} = \frac{\sum\limits_{k=1}^{K} \prod\limits_{t=1(\forall[N[w],I[w]]\in Z)}^{|Z|} P_k[N_t[w],I_t[w]]}{\sum\limits_{k=1}^{K} \prod\limits_{t=1(\forall[N[w],I[w]]\in X)}^{|X|} P_k[N_t[w],I_t[w]]} \tag{7.3.9}$$

2. 医用耗材使用控制方法设计

关联规则挖掘是基于历史数据的,海量数据挖掘可以揭示消费品的使用规律。本文提出了基于 ARM 和 WARM 的医院科室耗材使用控制方法。

(1)基于 ARM 和 WARM 的日常耗材控制。基于历史数据计算历史疾病→耗材置信度($N_i \to I_j$),疾病→耗材的加权置信度 WC($N_i \to I_j$),基于这两个参数建立标准。

日常耗材领用时，检查患者的疾病名称（DRGs 名称）和相应的置信度（$N_i \rightarrow I_j$），如果置信度（$N_i \rightarrow I_j$）$> \beta_1$，则该耗材是此类疾病的常用耗材，可以正常发放。否则，有必要说明使用原因。

（2）基于 WARM 的耗材使用总量控制。基于历史数据的加权关联规则挖掘可以揭示医用耗材的使用规则，海量数据挖掘可以为新患者提供参考。为了评估医院某个科室的耗材使用情况，可以比较历史数据挖掘结果与当前数据的偏差。

在一段时间内，一个科室会治疗一些患者。这些患者根据症状分为几种疾病。科室 k 得分计算如下：

$$S_k = 100 - \sum_{i=1}^{n} s_k(N_i) \mathrm{RW}(N_i) \tag{7.3.10}$$

$s_k(N_i)$ 是科室 k 关于疾病 N_i 的总得分，它是基于疾病 $\rightarrow$ 耗材的加权置信度 $\mathrm{WC}(N_i \rightarrow I_j)$ 进行计算的。

定期收集各科室耗材使用明细（如每月），计算各科室各种疾病的常用耗材。对于常用耗材，计算每个疾病 $\rightarrow$ 耗材的加权置信度，用 $\mathrm{WC}'(N_i \rightarrow I_j)$ 表示。$s_k(N_i)$ 是基于某个期间加权置信度 $\mathrm{WC}'(N_i \rightarrow I_j)$ 和标准置信度 $\mathrm{WC}(N_i \rightarrow I_j)$ 的差值计算的。

$$s_k(N_i) = \sum_{\mathrm{WC}'(N_i \rightarrow I_j) > \mathrm{WC}(N_i \rightarrow I_j)} (\mathrm{WC}'(N_i \rightarrow I_j) - \mathrm{WC}(N_i \rightarrow I_j)) \times w(I_j)$$
$$\tag{7.3.11}$$

这里只考虑那些大于标准的 WC 值，因为目标是控制耗材的使用。

$w(I_j)$ 是耗材 I_j 对疾病 N_i 的权重，计算如下：

$$w(I_j) = \frac{\displaystyle\sum_{P_k \in N_i} q_{kj} p_j}{\displaystyle\sum_{j=1}^{m} \sum_{P_k \in N_i} q_{kj} p_j} \tag{7.3.12}$$

7.3.4　应用案例

本文收集并分析了上海市某三级甲等医院 2018 年 1 月至 2018 年 6 月的耗材数据。医院半年共有耗材数据 208 818 条，病案 6556 例，分布在 23 个科室。耗材平均成本 14 551.46 元，平均耗材比约为 0.3。

选择消化科进行重点研究。消化科共有耗材记录 30 170 条，病案 782 例。最终诊断分为 36 种不同的疾病。

1. 基于 Canopy-K 均值的聚类

对 782 份病历进行预处理,从数据集中选择 RW 和住院消费收入。下面是 Canopy 算法步骤:

步骤 1 在 Excel 中建立一个表格,其中包括 782 条记录的 RW×10 000 和住院消费收入。由于 RW 在 0～10 之间,比住院消费收入要小得多,将每个 RW 值放大 10 000 倍。

步骤 2 将上述记录导入数据集。

步骤 3 设置 $t_1 = 18\,000$,$t_2 = 17\,700$。随机选取一条记录,发现这条记录与其他 781 条记录的平均距离约为 11 400,最大约为 28 000,最小约为 400。经过多次试运行,发现这是一个合适的初始值。

步骤 4 运行 Canopy 算法程序(程序见本章"附录"),782 条记录被分为 4 个簇,如图 7-13 所示。结果表明,4 个中心分别为(14 537.1,31 219.1)、(13 899.2,10 546.2)、(32 556.3,39 402.1)和(35 426.61192.2)。有了聚类中心点和聚类数,下一步就可以使用 K-均值算法。

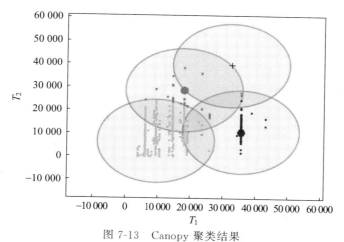

图 7-13 Canopy 聚类结果

步骤 5 通过 K-均值算法找到准确的聚类,这里用步骤 4 中的聚类数和聚类中心点作为 K-均值的参数,其他参数(如:住院药品收入、住院手术收入、住院检查收入、住院检验收入)都将包含在 K-均值聚类中。

在 4 个聚类中:聚类 0 有 51 名患者;聚类 1 有 10 名患者;聚类 2 有 381 名患者;聚类 3 有 340 名患者。782 例患者中,聚类 2 和聚类 3 占 92.2%,聚类 0 为消化科常见病。聚类 0 具有较高的药物成本,且耗材成本也较高,所以选择聚类 0 进行研究。

2. 耗材使用的 ARM 和 WARM

1)疾病→耗材 ARM

分析消化科 782 份病例,比例最高的两种疾病是:"肝胆诊断性手术有极重度或重度肿瘤及并发症",其比例为 0.157 289 03;"肝胆诊断性手术无极重度或重度肿瘤及并发症",其比例为 0.185 421 995。在第 0 类中,前者所占比例为 0.456 521 739,后者为 0.173 913 043。

第 0 类共有 51 例数据,剔除 4 例异常数据,保留 47 例。这 47 名患者使用了 115 种耗材。利用 FP 增长树算法挖掘关联规则。如表 7-14 所示,它是一个支持度大于 0.9 的耗材项目集。

表 7-14　支持度大于 0.9 的耗材项目集

支持度	耗材 1	耗材 2	耗材 3
1	预填充导管垫圈		
0.978	无针输液接头(4097145)		
0.978	预填充导管垫圈	无针输液接头(4097145)	
0.935	托诺一次性肠外营养输液袋 EVA 3500mL		
0.935	预填充导管垫圈	托诺一次性肠外营养输液袋 EVA 3500mL	
0.913	一次性使用高效过滤(遮光)微量输液器		
0.913	预填充导管垫圈	一次性使用高效过滤(遮光)微量输液器	
0.913	无针输液接头(4097145)	托诺一次性肠外营养输液袋 EVA 3500mL	
0.913	预填充导管垫圈	无针输液接头(4097145)	托诺一次性肠外营养输液袋 EVA 3500mL

表 7-14 中的耗材支持度大于 0.9,说明这些耗材是常用的。如果一行有 2 种或 3 种耗材,则表示耗材一起使用。

以"肝胆诊断性手术有极重度或重度肿瘤及并发症"为前提,分析疾病与耗材之间的关联规则,以 0.75 为最小置信度,得到关联规则如表 7-15 所示。

表 7-15　疾病→耗材关联规则

前项	后项	置信度
肝胆诊断性手术有极重度或重度肿瘤及并发症	托诺一次性肠外营养输液袋 EVA 3500mL	1
	预填充导管垫圈	1
	废液收集袋 SL-2000S(含截止阀)	1
	静脉留置针	0.952 381
	无针输液接头(4097145)	0.952 381
	一次性使用高效过滤(遮光)微量输液器	0.952 381
	伤口抽吸装置	0.952 381
	无针输液接头(4097145)	0.857 143
	胆道引流管 Fr7-12	0.857 143
	切割刀-GSP-25-20-020,GSP-25-20-030	0.857 143
	热湿交换器(人工鼻)-成人/儿童/婴儿/气动	0.809 524
	动静脉留置针用带药壶的 VASOFIX 导管	0.761 905
	耐药三环连接器 16500C，16520C	0.761 905

表 7-15 所列耗材是"肝胆诊断性手术有极重度或重度肿瘤及并发症"的常用耗材。其他疾病→耗材的置信度可像表 7-15 一样列出。

2)疾病→耗材 WARM

考虑 DRG 的 RW，用式(7.3.8)计算 DRG 的加权支持度(WS)，结果见表 7-16。

表 7-16　DRGs 的加权支持度

DRGs	WS
肝胆诊断性手术有极重度或重度肿瘤及并发症	0.345 608 292
肝胆诊断性手术无极重度或重度肿瘤及并发症	0.105 473 722
胰腺的其他疾病,不包括恶性肿瘤,没有非常严重或严重的肿瘤和并发症	0.057 283 142
胰腺的其他疾病,不包括恶性肿瘤,有非常严重或严重的肿瘤和并发症	0.054 191 671
内镜逆行胰胆管造影(ERCP)的其他治疗性手术,有极严重或严重的肿瘤及并发症	0.042 553 191
ERCP(内镜逆行胰胆管造影)的其他治疗性手术,无极重度或重度肿瘤和并发症	0.030 732 861

DRGs	WS
无胆总管探查的腹腔镜胆囊切除术	0.024 004 364
大型胆道手术,非恶性,有重度或中度肿瘤和并发症	0.015 457 356

考虑耗材的价值,使用式(7.3.8)计算耗材的加权支持度,表 7-17 显示大于 0.01 的耗材加权支持度。

表 7-17　大于 0.01 的耗材加权支持度

耗材名称	加权支持度
非血管导丝(黄斑导丝)	0.051 18
切割刀-GSP-25-20-020、GSP-25-20-030	0.038 54
自体快速交换旋转乳头切开刀	0.0367
非血管腔导丝 JHY-GW-63(80，88，96)	0.032 11
托诺一次性肠外营养输液袋 EVA 3500mL	0.027 83
胆道引流管 Fr7-12	0.022 09
预填充导管垫圈	0.019 17
MTN-SRB 一次性碎石球囊	0.014 75
球囊扩张导管	0.012 51
球囊取石导管(Extractor Pro XL)	0.012 49
无针输液接头(4097145)	0.011 28

对比表 7-15 和表 7-17,可以发现有很多不同之处:"非血管导丝(黄斑导丝)"在表 7-15 中找不到,但出现在表 7-17 中,排名第一。主要原因是它的单价是 2625 元或 2866.5 元,是一种高价值的耗材;"切割刀"也是同样的原因。"托诺一次性肠外营养输液袋 EVA 3500mL""预填充导管垫圈"和"无针输液接头(4097145)"出现在两张表中,因为它们是经常出现的物品,几乎每个患者都必须使用。

使用式(7.3.9)计算疾病和耗材之间的加权关联规则(WAR)。由于"肝胆诊断性手术有极重度或重度肿瘤及并发症"的 WS 最高,找到它的 WAR。表 7-18 显示加权置信度大于 0.01 的规则。

表 7-18　疾病→耗材加权关联规则

前项	后项	标准加权置信度
诊断性肝胆外科有极重度或重度肿瘤及并发症	非血管导丝（黄斑导丝）	0.072 892
	切割刀-GSP-25-20-020、GSP-25-20-030	0.059 712
	自体快速交换旋转乳头切开刀	0.047 56
	非血管腔道导丝 JHY-GW-63(80，88，96)	0.046 715
	胆道引流管 Fr7-12	0.030 680 951
	托诺一次性肠外营养输液袋 EVA 3500mL	0.029 726 49
	球囊扩张导管	0.023 690 209
	MTN-SRB 一次性碎石球囊	0.020 627 543
	球囊取石导管（Extractor Pro XL）	0.019 348 347
	预填充导管垫圈	0.019 167 19
	非血管腔道导丝 MTN-BM-89/12、MTN-BM-96/12	0.011 512 71
	无针输液接头(4097145)	0.010 978 427
	一次性清石网篮	0.010 040 739

由式(7.3.9)可知，"肝胆诊断性手术有极重度或重度肿瘤及并发症"对其他耗材的加权置信度主要取决于两个因素：一是耗材的项目权重；二是（疾病和耗材）计数与疾病计数的比值。在表 7-15 中，置信度最大的 10 种耗材都属于经常使用但价值较低的。在表 7-18 中，我们可以发现前 10 种耗材中有 7 种是高价值耗材（单价大于 1000 元人民币）。因此，WARM 可以帮助在一些疾病中找到高价值的、常用的耗材。

3. 科室耗材使用控制

设置 $\beta_1 = 0.75$ 和 $D\beta_1 = 0.01$。如果患者被诊断为"肝胆诊断性手术有极重度或重度肿瘤及并发症"，在日常耗材领用时，检查疾病→耗材置信度和加权置信度表，如表 7-15 和表 7-18 所示，如果分别大于 0.75 和 0.01，则可以正常发放。否则，必须说明原因和细节。

另外，假设可以收集一个月的消化科数据，把计算疾病和耗材之间的加权置信度作为标准值，得到如表 7-18 所示的列表。另搜集到某月疾病→耗材数据，由式(7.3.11)和式(7.3.12)可得"肝胆诊断性手术有极重度或重度肿瘤及并发症"→耗材的得分，如表 7-19 所示。

表 7-19　疾病→耗材某月的加权置信度

前项	后项	加权置信度	耗材→疾病权重	WC 与 WC′之差
肝胆诊断性手术有极重度或重度肿瘤及并发症	非血管导丝（黄斑导丝）	0.080 892	0.123 651	0.000 99
	切割刀-GSP-25-20-020、GSP-25-20-030	0.058 712	0.091 416	0
	自体快速交换旋转乳头切开刀	0.046 56	0.104 994	0
	非血管腔道导丝 JHY-GW-63（80，88，96）	0.046 815	0.097 449	9.7×10^{-6}
	胆道引流管 Fr7-12	0.031 681	0.044 781	4.5×10^{-5}
	托诺一次性肠外营养输液袋 EVA 3500mL	0.029 826	0.028 534	2.9×10^{-6}
	球囊扩张导管	0.022 69	0.074 123	0
	MTN-SRB 一次性碎石球囊	0.021 628	0.052 595	5.3×10^{-5}
	球囊取石导管（Extractor Pro XL）	0.020 348	0.056 164	5.6×10^{-5}
	预填充导管垫圈	0.019 267	0.015 291	1.5×10^{-6}
	非血管腔道导丝 MTN-BM-89/12 MTN-BM-96/12	0.010 513	0.040 994	0
	无针输液接头（4097145）	0.011 978	0.012 004	1.2×10^{-5}
	一次性清石网篮	0.011 041	0.037 132	3.7×10^{-5}
$s_k(N_i)$总和				0.001 21

这里只列出加权置信度高的耗材，计算方法与其他耗材和疾病相同。每个科室必须计算每个疾病的 $s_k(N_i)$，然后可以通过式（7.3.10）得到科室的得分，得分越高，表现越好。

7.3.5　管理启示

医用耗材的成本在患者住院的总成本中占有很大的比例。患者希望降低医用耗材成本。另外，医院被高耗材比所困扰，他们希望降低耗材占住院总费用的比例。因此，精确的耗材管理对各部门的绩效考核至关重要。对医院信息系统中大量的运行数据进行挖掘，可以帮助发现一些有用的、有趣的耗材使用规律。由于耗材的记录量很大,为了提高分析效率,必须使用数据挖掘方法对已有的记录进行聚类,然后进行关联规则挖掘。

目前大部分医院都已运行 HIS 有一段时间了,后台数据库已经积累了大量耗材使用数据,这些耗材数据中蕴藏着大量有价值的信息,如耗材和病种之间的关联性,耗材应用的分布规律,接收的患者类型与将来耗材使用量和类型之间的关系等。这些信息可以为物资管理部门提供管理决策参考。另外,当前的耗材使用管理还比较粗糙,要提高管理精细度和管理的质量,还需要对耗材使用情况进行挖掘,发现其中的规律,评价各个科室耗材使用的合理程度。要实现本章所介绍的方法,需增加数据挖掘分析模块,应用大数据分析方法,从医院各个信息系统采集源数据,对数据进行清洗、整理,应用本文所介绍的聚类、关联规则等挖掘方法获得分析结果并做可视化展现,为决策提供可参考的信息。要实现这些功能,医院在已有的 HIS 基础上,还需搭建适合大数据分析的支持系统,包括数据仓库、数据挖掘功能模块、可视化展现模块等。目前,这些技术已经非常成熟,建设成本也在逐步降低,在未来智慧医院建设过程中必将得到实现。

7.4　医疗废弃物回收管理

医疗废弃物是指直接或间接具有传染性、毒性以及对医疗、预防、健康和其他相关活动有害的废物。医院诊疗的患者越多,产生的医疗废弃物也就越多。医疗废弃物不同于一般垃圾,通常含有大量有害物质,如病原微生物和寄生虫。因此,医疗废弃物需要单独处理。根据生态环境部公布的数据,2017 年,我国 202 个大中城市医疗废弃物产生量达 78.1 万 t,其中仅上海市就产生了50.77 万 t。医疗废弃物回收受到越来越多的关注。本节主要讨论医疗废弃物逆向物流网络优化问题。

7.4.1　相关研究概述

1. 医疗废弃物回收预测

近年来医疗废弃物回收预测问题受到部分学者关注,相关研究有:Wang等[44]提出医疗废弃物回收利用预测是选择回收模式、构建回收网络、完善回收管理体系的必要前提。这也是政府建立相关管控机制的重要依据。Zhao 等[45]在一份早期出版物中根据直接因素(如卫生机构的床位数量、床位利用率和就诊次数)直接预测医疗废弃物产量。Fan 等[46]和 Adamovic 等[47]根据总人口、人均收入水平、人均医疗卫生服务支出、地方财政卫生支出、卫生机构数量、医务人员数量等因素预测了医疗废弃物产生量。

一些学者研究了预测模型：Bing 等[48]构建了一个基于优化效率和稳定性相结合的预测-反应调度系统。Bai 等[49]将支持向量机（SVM）应用于疾病预测和分类。Cheng 等[50]建立了基于拉格朗日方法模型的预测与健康管理（PHM）系统。

Hao 等[51]结合灰色预测模型和神经网络预测模型的特点，提出了一种新的医疗废弃物回收预测模型，该模型适用于不确定环境下多因素、小样本、数据序列变化率快的医疗废弃物回收预测，利用上海市的数据验证了模型的准确性。

2. 逆向物流与逆向物流网络优化

涉及逆向物流（reverse logistics，RL）和闭环供应链（close-loop supply chain，CLSC）的问题最早起源于公众意识[52]。Quariguasi 等[53]提到政府法律开始关注临近保质期保健品回收问题。Hao 等[54]认为，政府将为产生环境保护和可持续发展的逆向物流系统提供政策支持。Fleischmann 等[55]提出逆向物流过程包括回收、检验、分类、拆卸、处置和销毁。逆向物流网络选址的优化，一般涉及逆向物流过程中设施的选址问题。Yanik[56]构建了一个选择此类地点的模型，其综合目标是使网络内危险品的成本和运输风险最小化。Liao[57]提出了逆向物流网络设计的通用混合整数非线性规划模型，通过处理退回维修、再制造、回收、再利用或焚化/填埋的产品，使总利润最大化。Jin 等[58]建立了废金属逆向物流网络，从收集中心开始，到随后的拆解设施、回收设施和销售点，目标是实现利润和环境效益最大化。Pishvaee 等[59]设计了综合正向/逆向物流网络，建立了广义混合整数非线性规划模型和混合整数线性规划变量模型。Cruz-Rivera 和 Ertel[60]建立了一个模型，为墨西哥的报废汽车逆向物流网络选择合适的地点。Liu 和 Yao[61]通过分析医疗废弃物分类和管理中存在的问题，优化医疗废弃物回收业务模式。Liu 等[62]运用多属性决策方法对上海市医疗废弃物处置方案进行了比较分析。Makajic-Nikolic 等[63]通过故障树分析方法评估了医疗废弃物的风险。Wang 等[64]分析了医院医疗废弃物逆向物流网络各个节点之间的关系，建立了优化运行成本和环境影响的多目标多周期优化选址动态模型。

7.4.2　问题描述与分析

分析城市医疗废弃物逆向物流网络（包括：医疗废弃物收集、回收、运输、分类和处置的网络），旨在解决这一过程中的选址优化问题。研究思路为：首先，构建了包括医院、收集中心、转运中心、处理中心和处置场在内的城市医疗废弃物逆向物流网络结构；其次，在预测多周期医疗废弃物产生量的基础上，以运行成本最小和对环境影响最小为目标,建立了多目标、多周期优化选址的动态模型。这是通过考虑诸如固定成本、运营成本、物流成本、逆向物流网络中拟建设施的废弃物累积成本等因素,以及此类设施在运营和运输过程中对环境的影响来实现的,从而确定网络所需设施的数量和位置。

如图 7-14 所示,医院产生的废弃物在收集中心进行回收。废弃物将通过转运中心运输至处理中心。经处理中心分类、初步净化后,运至垃圾处理场焚烧或填埋。目的是建立一个城市医疗废弃物逆向物流网络,确定医疗废弃物回收的基础设施的选址,包括收集中心、转运中心、处理中心和处置点(焚化站、填埋场)。

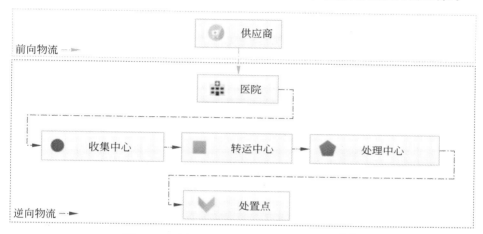

图 7-14　城市医疗废弃物的逆向物流网络[64]

7.4.3　模型建立

1. 模型假设

模型的假设如下:

(1)以一年为周期,建立了城市医疗废弃物逆向物流网络三期生产优化模型。

(2)对于城市未来三期医疗废弃物数量,采用灰色 GM(1,1)模型进行预测。

(3)医院产生的所有医疗废弃物均回收利用。

(4)不考虑医院医疗废弃物的成本。

(5)收集中心、转运中心和处理中心的分配决策在拟定的备选地点进行。

(6)$p = \varphi \dfrac{x}{d}$ 为逆向物流设施的环境影响,p 为医疗废弃物处理设施的环境影响,$\varphi(\varphi \geqslant 0)$ 为设施内单位医疗废弃物处理对环境影响的系数,其实际意义是:①医疗废弃物处理量对城市环境的影响;②逆向设施与人口聚集点(本研究中医院的位置)的距离对城市环境的影响。φ 值越大,负面影响越大。x 表示医疗废弃物的数量,d 表示反向设施与人口聚集点之间的距离。

(7)$q = \beta x d$ 为市区医疗废弃物运输的环境影响,q 为医疗废弃物运输的环境影响,β 为设施间医疗废弃物单位距离对环境的影响系数,x 为医疗废弃物运输量,d 表示运输距离。

2. 符号定义

以下介绍集合、模型参数和决策变量符号:

(1)集合

M:医院集合,以 m 为索引;

I:一组潜在的医疗废弃物收集中心选址点,i 为度量;

J:一组潜在的医疗废弃物转运中心选址点,j 为度量;

K:潜在医疗废弃物处理中心的集合,k 为度量;

N:潜在处置场的集合,以 n 为度量;

T:周期集,t 为度量。

(2)参数

F_{it}^{c}:在可选地点 i 周期期间 t 建设一个医疗废弃物收集中心的固定成本;

F_{jt}^{r}:在可选地点 j 周期期间 t 建设一个医疗废弃物转运中心的固定成本;

F_{kt}^{p}:在可选地点 k 周期期间 t 建设一个医疗废弃物处理中心的固定成本;

f_{it}^{c}:在周期期间 t 关闭一个医疗废弃物收集中心 i 的固定成本;

f_{jt}^{r}:在周期期间 t 关闭一个医疗废弃物转运中心 j 的固定成本;

f_{kt}^{p}:在周期期间 t 关闭一个医疗废弃物处理中心 k 的固定成本;

c_{t}:周期期间 t 内设施的单位运输成本;

o_{t}:周期期间 t 内设施的单位运营成本;

h_{t}:周期期间 t 内设施的单位库存成本;

d_{mi}^{qc}:从医院 m 到收集中心 i 的距离;

d_{ij}^{cr}:从收集中心 i 到转运中心 j 的距离;

d_{jk}^{rp}:从转运中心 j 到处理中心 k 的距离;

d_{km}^{ps}:从处理中心 k 到医院 m 的距离;

d_{kn}^{ps}:从处理中心 k 到处置点 n 的距离;

d_{jm}^{rs}:从转运中心 j 到医院 m 的距离;

φ:设施内医疗废弃物处理环境的影响系数;

β:设施间医疗废弃物单位运输距离对环境的影响系数;

Q_{mt}^{q}:第 t 周期期间 m 医院医疗废弃物预测量;

Q_{nt}^{s}:处置场 n 在第 t 周期期间处理的最大医疗废弃物量;

M_{i}^{c}:收集中心 i 的最大处理能力;

M_{j}^{r}:转运中心 j 的最大处理能力;

M_{k}^{p}:处理中心 k 的最大处理能力;

V_{i}^{c}:收集中心 i 的最大库存能力;

V_{j}^{r}:转运中心 j 的最大库存能力;

V_{k}^{p}:处理中心 k 的最大库存能力;

N_{i}^{c}:收集中心 i 的最大设施数量;

N_{j}^{r}:转运中心 j 的最大设施数量;

N_{k}^{p}:处理中心 k 的最大设施数量。

(3)变量

Y_{it}^{c}:二进制变量,如果收集中心 i 在第 t 周期期间建立,则等于 1,否则等于 0;

Y_{jt}^{r}:二进制变量,如果转运中心 j 在第 t 周期期间建立,则等于 1,否则等于 0;

Y_{kt}^{p}:二进制变量,如果处理中心 k 在第 t 周期期间建立,则等于 1,否则等于 0;

X_{mit}^{qc}:第 t 周期期间从医院 m 运送到收集中心 i 的医疗废弃物量;

X_{ijt}^{cr}:第 t 周期期间从收集中心 i 运送到转运中心 j 的医疗废弃物量;

X_{jkt}^{rp}:第 t 周期期间从转运中心 j 运送到处理中心 k 的医疗废弃物量;

X_{knt}^{ps}:第 t 周期期间从处理中心 k 运送到处置点 n 的医疗废弃物量;

Z_{it}^{c}:第 t 周期期间收集中心 i 的医疗废弃物量;

Z_{jt}^{r}:第 t 周期期间转运中心 j 的医疗废弃物量;

Z_{kt}^{p}:第 t 周期期间处理中心 k 的医疗废弃物量。

3. 模型建立

建立医疗废弃物逆向物流网络多目标设施配置模型,以运行成本最小和对环境影响最小为目标。

目标函数:

$$\min \quad C = C_1 + C_2 + C_3 + C_4 + C_5 \tag{7.4.1}$$

$$\min \quad P = P_1 + P_2 \tag{7.4.2}$$

$$C_1 = \sum_{t \in T} \sum_{i \in I} F_{it}^{c} \mathrm{fix}\left(\frac{Y_{it}^{c} - Y_{i(t-1)}^{c} + 1}{2}\right) + \sum_{t \in T} \sum_{j \in J} F_{jt}^{r} \mathrm{fix}\left(\frac{Y_{jt}^{r} - Y_{j(t-1)}^{r} + 1}{2}\right) +$$

$$\sum_{t \in T} \sum_{k \in K} F_{kt}^{p} \mathrm{fix}\left(\frac{Y_{kt}^{p} - Y_{k(t-1)}^{p} + 1}{2}\right) \tag{7.4.3}$$

$$C_2 = \sum_{t \in T} \sum_{i \in I} f_{it}^{\mathrm{c}} \left| \mathrm{fix}\left(\frac{Y_{it}^{\mathrm{c}} - Y_{i(t-1)}^{\mathrm{c}} + 1}{2} \right) \right| + \sum_{t \in T} \sum_{j \in J} f_{jt}^{\mathrm{r}} \left| \mathrm{fix}\left(\frac{Y_{jt}^{\mathrm{r}} - Y_{j(t-1)}^{\mathrm{r}} + 1}{2} \right) \right| +$$

$$\sum_{t \in T} \sum_{k \in K} f_{kt}^{\mathrm{p}} \left| \mathrm{fix}\left(\frac{Y_{kt}^{\mathrm{p}} - Y_{k(t-1)}^{\mathrm{p}} + 1}{2} \right) \right| \tag{7.4.4}$$

$$C_3 = \sum_{t \in T} \sum_{i \in I} \sum_{m \in M} c_t X_{mit}^{\mathrm{qc}} d_{mi}^{\mathrm{qc}} + \sum_{t \in T} \sum_{j \in J} \sum_{i \in I} c_t X_{ijt}^{\mathrm{cr}} d_{ij}^{\mathrm{cr}} +$$

$$\sum_{t \in T} \sum_{k \in K} \sum_{j \in J} c_t X_{jkt}^{\mathrm{rp}} d_{jk}^{\mathrm{rp}} + \sum_{t \in T} \sum_{i \in I} \sum_{n \in N} c_t X_{knt}^{\mathrm{ps}} d_{kn}^{\mathrm{ps}} \tag{7.4.5}$$

$$C_4 = \sum_{t \in T} \sum_{i \in I} \sum_{m \in M} o_t X_{mit}^{\mathrm{qc}} + \sum_{t \in T} \sum_{j \in J} \sum_{i \in I} o_t X_{ijt}^{\mathrm{cr}} + \sum_{t \in T} \sum_{k \in K} \sum_{j \in J} o_t X_{jkt}^{\mathrm{rp}} \tag{7.4.6}$$

$$C_5 = \sum_{t \in T} \sum_{i \in I} h_t Z_{it}^{\mathrm{c}} + \sum_{t \in T} \sum_{j \in J} h_t Z_{jt}^{\mathrm{r}} + \sum_{t \in T} \sum_{k \in K} h_t Z_{kt}^{\mathrm{p}} \tag{7.4.7}$$

$$P_1 = \varphi \sum_{m \in M} \sum_{i \in I} \left(\frac{\sum_{t \in T} \sum_{m \in M} X_{mit}^{\mathrm{qc}}}{d_{mi}^{\mathrm{qc}}} \right) + \varphi \sum_{m \in M} \sum_{j \in J} \left(\frac{\sum_{t \in T} \sum_{i \in I} X_{ijt}^{\mathrm{cr}}}{d_{ij}^{\mathrm{cr}}} \right) +$$

$$\varphi \sum_{m \in M} \sum_{k \in K} \left(\frac{\sum_{t \in T} \sum_{j \in J} X_{jkt}^{\mathrm{rp}}}{d_{jk}^{\mathrm{rp}}} \right) \tag{7.4.8}$$

$$P_2 = \beta \sum_{t \in T} \sum_{i \in I} \sum_{m \in M} X_{mit}^{\mathrm{qc}} d_{mi}^{\mathrm{qc}} + \beta \sum_{t \in T} \sum_{j \in J} \sum_{i \in I} X_{ijt}^{\mathrm{cr}} d_{ij}^{\mathrm{cr}} +$$

$$\beta \sum_{t \in T} \sum_{k \in K} \sum_{j \in J} X_{jkt}^{\mathrm{rp}} d_{jk}^{\mathrm{rp}} + \beta \sum_{t \in T} \sum_{k \in K} \sum_{n \in N} X_{knt}^{\mathrm{ps}} d_{kn}^{\mathrm{ps}} \tag{7.4.9}$$

式(7.4.1)指出了医疗废弃物逆向物流网络在每个时期的运营成本最低的条件；

式(7.4.2)表明医疗废弃物逆向物流网络对环境的影响最小；

式(7.4.3)表示每个期间收集中心、转运中心和加工中心的建设成本之和；

式(7.4.3)、式(7.4.4)中，fix()表示对括号中数取不大于该数的整数；

式(7.4.4)表示每个期间收集中心、转运中心和处理中心的关闭成本之和；

式(7.4.5)表示医院、收集中心、转运中心和处理中心在每个期间的运输成本之和；

式(7.4.6)表示收集中心、中转中心和处理中心 k 在每个期间的运营成本之和；

式(7.4.7)表示每个期间收集中心 i、转运中心 j 和处理中心 k 的库存成本之和；

式(7.4.8)表示收集中心、转运中心和处理中心在每个期间处理收集的废弃物对环境的影响；

式(7.4.9)表示每个期间收集废弃物运输的环境影响。

s. t.

$$\sum_{i \in I} X_{mit}^{qc} Y_{it}^{c} = Q_{mt}^{q} , \forall m , t \qquad (7.4.10)$$

$$\sum_{m \in M} X_{mit}^{qc} Y_{it}^{c} + Z_{i(t-1)}^{c} Y_{i(t-1)}^{c} = \sum_{j \in J} X_{ijt}^{cr} Y_{jt}^{r} + Z_{it}^{c} Y_{it}^{c} , \forall i , t \qquad (7.4.11)$$

$$\sum_{i \in I} X_{ijt}^{cr} Y_{it}^{r} + Z_{j(t-1)}^{r} Y_{j(t-1)}^{r} = \sum_{k \in K} X_{jkt}^{rp} Y_{kt}^{p} + Z_{jt}^{r} Y_{jt}^{r} , \forall j , t \qquad (7.4.12)$$

$$\sum_{j \in J} X_{jkt}^{rp} Y_{kt}^{p} + Z_{k(t-1)}^{p} Y_{k(t-1)}^{p} = \sum_{n \in N} X_{knt}^{ps} + Z_{kt}^{p} Y_{kt}^{p} , \forall k , t \qquad (7.4.13)$$

$$\sum_{k \in K} X_{knt}^{ps} \leqslant Q_{nt}^{s} , \forall n , t \qquad (7.4.14)$$

$$\sum_{m \in M} X_{mit}^{qc} Y_{it}^{c} \leqslant M_{i}^{c} , \forall i , t \qquad (7.4.15)$$

$$\sum_{i \in I} X_{ijt}^{cr} Y_{jt}^{r} \leqslant M_{j}^{r} , \forall j , t \qquad (7.4.16)$$

$$\sum_{j \in J} X_{jkt}^{rp} Y_{kt}^{p} \leqslant M_{k}^{p} , \forall k , t \qquad (7.4.17)$$

$$Z_{it}^{c} Y_{it}^{c} \leqslant V_{i}^{c} , \forall i , t \qquad (7.4.18)$$

$$Z_{jt}^{r} Y_{jt}^{r} \leqslant V_{j}^{r} , \forall j , t \qquad (7.4.19)$$

$$Z_{kt}^{p} Y_{kt}^{p} \leqslant V_{k}^{p} , \forall k , t \qquad (7.4.20)$$

$$1 \leqslant \sum_{i \in I} Y_{it}^{c} \leqslant N_{i}^{c} , \forall t \qquad (7.4.21)$$

$$1 \leqslant \sum_{j \in J} Y_{jt}^{r} \leqslant N_{j}^{r} , \forall t \qquad (7.4.22)$$

$$1 \leqslant \sum_{k \in K} Y_{kt}^{p} \leqslant N_{k}^{p} , \forall t \qquad (7.4.23)$$

$$Y_{it}^{c} , Y_{jt}^{r} , Y_{kt}^{p} \in 0,1 , i \in I , j \in J , k \in K , t \in T \qquad (7.4.24)$$

$$X_{mit}^{qc} , X_{ijt}^{cr} , X_{jkt}^{rp} , X_{knt}^{ps} , Z_{it}^{c} , Z_{jt}^{r} , Z_{kt}^{p} \geqslant 0 ,$$
$$i \in I , j \in J , k \in K , t \in T , m \in M , n \in N \qquad (7.4.25)$$

式(7.4.10)表示在期间 t 中,从医院内部运送到收集中心的医疗废弃物的数量等于医院产生的废弃物总量;

式(7.4.11)表示收集中心接收的医疗废弃物与收集中心当前期间的期初库存之和等于运输中心接收的医疗废弃物与收集中心当前期间的期末库存之和;

式(7.4.12)表示中转中心接收的医疗废弃物与转运中心本期期初库存之和等于处理中心本期接收的医疗废弃物与转运中心期末库存之和;

式(7.4.13)表示处理中心本期收到的医疗废弃物与处理中心本期期初库存之和等于处置点本期收到的医疗废弃物与处理中心期末库存之和；

式(7.4.14)表示在期间 t，从处理中心运送到处置点的医疗废弃物量不超过处置点的最大处理能力；

式(7.4.15)表示，对于期间 t，从医院运送到收集中心的医疗废弃物量不超过收集中心的最大处理能力；

式(7.4.16)表示在期间 t 中，从收集中心运送到转运中心的医疗废弃物量不超过转运中心的最大处理能力；

式(7.4.17)表示在期间 t 中，从转运中心运送到处理中心的医疗废弃物量不超过处理中心的最大处理能力；

式(7.4.18)表示在期间 t 中，收集中心的医疗废弃物量不超过收集中心的最大库存容量；

式(7.4.19)表示在期间 t 中，转运中心的医疗废弃物量不超过转运中心的最大库存容量；

式(7.4.20)表示在期间 t 中，处理中心的医疗废弃物量不超过处理中心的最大库存容量；

式(7.4.21)表示在期间 t 中，选择建立的收集中心的数目不超过收集中心的最大数目；

式(7.4.22)表示在期间 t 中，选择建立的转运中心的数目不超过转运中心的最大集合数目；

式(7.4.23)表示在期间 t 中，选择建立的处理中心的数目不超过最大设置的处理中心数目；

式(7.4.24)和式(7.4.25)表示变量值的范围。

4. 目标函数转换

以运营成本最小和对环境影响最小为目标，建立了逆向物流网络中医疗废弃物处理设施选址的多目标模型。此处使用目标函数转换的加权和法。管理者评估拟将逆向物流网络成本的权重由变量 a 表示，其中 $a \in [0,1]$。构造目标函数 $Z = aC + (1-a)P$，将原多目标优化问题转化为单目标优化问题。

来自逆向物流和医疗服务领域的 10 位专家被邀请分别评估成本目标 C 和环境目标 P 的重要性。a 的给定分数为：0.7、0.8、0.7、0.6、0.5、0.8、0.5、0.6、0.6、0.7，取均值，$a = 0.65$。

不同的权重有不同的成本控制和环保考虑。权重 a 的变化只反映了网络决策者对成本或环境的重视程度，并不影响结论。

7.4.4　算例

1. 预测

以上海市某三级甲等医院医疗废弃物回收利用为例,构建了城市医疗废弃物逆向物流网络结构。设施节点包括医院、收集中心、转运中心、处理中心和处置点(焚化站、填埋场)。

在预测未来三年(三个时期)医疗废弃物产生量的基础上,研究了上海医疗废弃物逆向物流网络中收集中心、转运中心和处理中心的选址和交通分布优化问题。

采用灰色 GM(1,1)预测方法,根据上海市 2014—2017 年医疗废弃物实际产生量(如表 7-20 所示),得出 2018—2020 年医疗废弃物产生量预测值如表 7-21 所示。

表 7-20　上海市产出的医疗废弃物总量

年份	实际值/t
2014	34 500
2015	41 050
2016	46 144
2017	50 770

数据来源:上海市卫生健康委员会

表 7-21　上海市产生的医疗废弃物预测值[64]

年份	预测值/t
2018	56 511
2019	62 793
2020	69 773

根据 2017 年上海市统计局统计的每万常住人口床位数和常住人口数,上海市医疗机构床位总数如表 7-22 所示。

表 7-22　上海市医疗机构床位总数

每万常住人口床位数	常住人口/万人	医院床位总数
93	1445.65	134 445

数据来源:上海市统计局,2017

上海市三级甲等医院总床位数如表 7-23 所示。

表 7-23 上海市三级甲等医院总床位数

序号	医院名称	床位总数	序号	医院名	床位总数
1	复旦大学附属儿科医院	800	19	上海市第一人民医院	1580
2	复旦大学附属妇产科医院	820	20	上海市第六人民医院	1950
3	复旦大学附属华山医院	1216	21	上海市第十人民医院	1775
4	复旦大学附属华山医院(北院)	600	22	上海市儿童医院	550
5	复旦大学附属眼耳鼻喉科医院	374	23	上海市中医医院	450
6	复旦大学附属中山医院	1905	24	上海市肺科医院	1000
7	复旦大学附属肿瘤医院	1215	25	上海市胸科医院	580
8	上海市第九人民医院	1019	26	上海市公共卫生中心	660
9	上海交通大学医学院附属仁济医院	1400	27	上海市精神卫生中心	2141
10	上海交通大学医学院附属瑞金医院	1693	28	上海市第一妇婴保健院	800
11	上海儿童医学中心	604	29	中国福利会国际和平妇幼保健院	480
12	上海交通大学医学院附属新华医院	2000	30	上海市口腔医院	100
13	上海中医药大学附属龙华医院	1250	31	上海市眼科医院	20
14	上海中医药大学附属曙光医院	1200	32	上海市皮肤病医院	260
15	上海中医药大学附属岳阳中西医结合医院	900	33	复旦大学附属华东医院	1050
16	上海长海医院	2100	34	同济大学附属同济医院	1080
17	上海长征医院	1074	35	同济大学附属口腔医院	20
18	上海东方肝胆外科医院	712			

　　根据 2018—2020 年上海市医疗废弃物预测,计算出上海市三级甲等医院各时段医疗废弃物产生量,如表 7-24 所示。

表 7-24 上海市三级甲等医院各时段医疗废弃物产出量[64]　　单位:t

序号	医院名称	2018 年	2019 年	2020 年
1	复旦大学附属儿科医院	336	374	415
2	复旦大学附属妇产科医院	345	383	426
3	复旦大学附属华山医院	511	568	631
4	复旦大学附属华山医院(北院)	252	280	311
5	复旦大学附属眼耳鼻喉科医院	157	175	194
6	复旦大学中山市医院	801	890	989
7	复旦大学附属肿瘤医院	511	567	631

序号	医院名称	2018 年	2019 年	2020 年
8	上海市第九人民医院	428	476	529
9	上海交通大学医学院附属仁济医院	588	654	727
10	上海交通大学医学院附属瑞金医院	712	791	879
11	上海儿童医学中心	254	282	313
12	上海交通大学医学院附属新华医院	841	934	1038
13	上海中医药大学附属龙华医院	525	584	649
14	上海中医药大学附属曙光医院	504	560	623
15	上海中医药大学附属岳阳中西医结合医院	378	420	467
16	上海长海医院	883	981	1090
17	上海长征医院	451	502	557
18	上海东方肝胆外科医院	299	333	370
19	上海市第一人民医院	664	738	820
20	上海市第六人民医院	820	911	1012
21	上海市第十人民医院	746	829	921
22	上海市儿童医院	231	257	285
23	上海市中医医院	189	210	234
24	上海市肺科医院	420	467	519
25	上海市胸科医院	244	271	301
26	上海市公共卫生中心	277	308	343
27	上海市精神卫生中心	900	1000	1111
28	上海市第一妇婴保健院	336	374	415
29	中国福利会国际和平妇幼保健院	202	224	249
30	上海市口腔医院	42	47	52
31	上海市眼科医院	8	9	10
32	上海市皮肤病医院	109	121	135
33	复旦大学附属华东医院	441	490	545
34	同济大学附属同济医院	454	504	560
35	同济大学附属口腔医院	8	9	10

上海目前的医疗垃圾处理场是上海固废处理有限公司,上海所有三级甲等医院和医疗垃圾处理场的场地和坐标都可以从百度地图上获得。

上海医疗废弃物储备物流网络的收集中心、转运中心和处理中心的拟定地点和坐标如表 7-25 所示。储备物流网络可容纳 6 个收集中心、4 个转运中心和 2 个处理中心。

表 7-25　物流设施点[64]

收集中心	坐标	转运中心	坐标	处理中心	坐标
A	(121.37,30.82)	K	(121.38,30.98)	Q	(121.43,31.22)
B	(121.38,31.32)	L	(121.43,31.29)	R	(121.47,31.2)
C	(121.42,31.16)	M	(121.44,31.19)	S	(121.48,31.3)
D	(121.44,31.21)	N	(121.47,31.23)	T	(121.53,31.27)
E	(121.46,31.21)	O	(121.49,31.32)		
G	(121.48,31.22)				
H	(121.49,31.28)				
I	(121.53,31.3)				
J	(121.54,31.22)				

医疗废弃物的运输费用为每千米 20 元。储备物流网络中各种设施的参数如表 7-26 所示。储备物流网络中的各种设施及其在运输过程中对环境的影响系数分别为：$\varphi = 1.0$ 和 $\beta = 1.0$。

2. 实施

建立了一个包含 1464 个变量和 317 个约束条件的混合整数非线性规划模型。用扩展的 Lingo/MAC64V18.0 找到了最优解。案例研究表明,上海市医疗废弃物处置物流网络三期建设和运营的最低成本为 36 566 330.00 元,如表 7-27 所示。

处置物流网络选址策略如表 7-28 所示。如果在时段 t 中选择了站点,则该值等于 1,否则等于零。

表 7-29 显示了医院和收集中心之间的废弃物配送方案。例如,第 1 阶段 $(1,C,1)$ 从医院 1 转移到收集中心 C 的医疗废物量为 336t。

表 7-26　不同物流设施的参数[64]

设施参数	收集中心	转运中心	处理中心
建设成本/元	750 000	1 000 000	2 000 000
关闭成本/元	75 000	100 000	200 000
单位运输成本/(元/t)	20	20	20
单位经营成本/(元/t)	50	50	50
单位库存成本/(元/t)	5	5	5
最大处理能力/(t/a)	3832.5	10 220	10 220
最大库存能力/(t/d)	45	60	120

表 7-27　最优解决方案[64]

最优解决方案	值
目标值/元	36 566 330
目标界限/元	36 566 330
扩展求解步骤/步	4
总迭代次数/次	3786
运行所用秒数/s	171
方案类型	B-B

表 7-28　处置物流网络选址策略[64]

期间	收集中心	选择	转运中心	选择	处理中心	选择	期间	收集中心	选择	转运中心	选择	处理中心	选择
$t=1$	A	1	K	1	Q	0	$t=2$	A	1	K	1	Q	1
	B	1	L	0	R	0		B	1	L	1	R	1
	C	1	M	1	S	1		C	1	M	0	S	0
	D	1	N	0	T	0		D	1	N	0	T	0
	E	1	O	1					E	1	O	1		
	F	0	P	1					F	0	P	1		
	G	1							G	0				
	H	0							H	0				
	I	0							I	1				
	J	0							J	0				
$t=3$	A	0	K	0	Q	1								
	B	1	L	1	R	1								
	C	1	M	1	S	0								
	D	0	N	1	T	0								
	E	0	O	0										
	F	0	P	1										
	G	0												
	H	1												
	I	1												
	J	1												

表 7-29　医院和收集中心之间的废弃物配送方案[64]

路线	值/t	路线	值/t	路线	值/t	路线	值/t
(1,C,1)	336	(1,C,2)	374	(1,C,3)	415	(2,G,1)	345
(2,1,2)	383	(2,1,3)	426	(3,D,3)	631	(3,D,1)	511
(3,D,2)	568	(4,B,1)	252	(4,B,2)	280	(4,B,3)	311
(5,E,1)	157	(5,E,2)	175	(5,H,3)	194	(6,E,1)	801
(6,E,2)	890	(6,J,3)	989	(7,C,3)	54	(7,D,2)	296
(7,E,1)	511	(7,E,2)	271	(7,J,3)	578	(8,E,1)	428
(8,E,2)	476	(8,J,3)	529	(9,B,2)	641	(9,E,2)	13
(9,G,1)	588	(9,H,3)	727	(10,E,1)	712	(10,E,2)	791
(10,J,3)	879	(11,E,2)	282	(11,G,1)	254	(11,J,3)	313
(12,G,1)	841	(12,1,2)	934	(12,1,3)	1038	(13,C,3)	649
(13,D,1)	525	(13,D,2)	584	(14,E,2)	560	(14,G,1)	504
(14,H,3)	493	(14,J,3)	130	(15,B,2)	131	(15,E,1)	248
(15,H,3)	78	(15,1,2)	420	(15,1,3)	390	(16,B,1)	289
(16,G,1)	595	(16,1,2)	981	(16,1,3)	1090	(17,B,2)	502
(17,E,1)	451	(17,H,3)	557	(18,B,1)	299	(18,1,2)	333
(18,1,3)	370	(19,B,2)	424	(19,G,1)	664	(19,H,3)	820
(19,1,2)	315	(20,C,1)	820	(20,C,2)	511	(20,B,3)	1012
(20,D,2)	400	(21,B,2)	829	(21,B,3)	243	(21,D,1)	746
(21,H,3)	678	(22,B,2)	257	(22,B,3)	285	(22,D,1)	231
(23,B,2)	210	(23,E,1)	189	(23,H,3)	234	(24,B,1)	420
(24,1,2)	467	(24,1,3)	519	(25,B,3)	301	(25,D,1)	244
(25,D,2)	271	(26,A,1)	277	(26,A,2)	308	(26,C,1)	343
(27,C,3)	1111	(27,D,1)	900	(27,D,2)	1000	(28,E,1)	336
(27,D,3)	679	(27,E,1)	900	(27,E,2)	31	(27,E,3)	431
(28,E,2)	374	(28,1,3)	415	(29,C,3)	249	(29,D,1)	202
(29,D,2)	224	(30,B,2)	47	(30,G,1)	42	(30,G,3)	52
(31,B,2)	9	(31,B,3)	10	(31,D,1)	8	(32,B,1)	109
(32,B,2)	121	(32,B,3)	10	(33,B,3)	545	(33,D,1)	441
(33,D,2)	490	(34,B,1)	438	(34,B,2)	504	(34,B,3)	560
(34,D,1)	17	(35,B,1)	9	(35,B,2)	10	(35,D,1)	8

注:路线有三个参数,第一个为起点,第二个为终点,第三个为第 n 阶段。

表 7-30 显示了收集中心和转运中心之间的废弃物配送方案。例如,第 2 阶段(A、K、2)从收集中心 A 转移到转运中心 K 的医疗废弃物量为 308t。

表 7-30　收集中心和转运中心之间的废弃物配送方案[64]

路线	值/t	路线	值/t	路线	值/t	路线	值/t
(A,K,2)	308	(B,L,2)	3788	(B,L,3)	3031	(C,K,2)	660
(C,M,3)	3833	(D,L,2)	1323	(D,M,3)	45	(D,N,2)	1323
(D,P,2)	1143	(E,M,3)	45	(E,P,2)	3788	(H,N,3)	2510
(H,P,3)	1278	(I,O,2)	3788	(I,P,3)	3833	(J,M,3)	1188
(J,N,3)	2600						

表 7-31 显示了转运中心和处理中心之间的废弃物配送方案。例如,第 2 阶段(K,R,2)从转运中心 K 转移到处理中心 R 的医疗废弃物量为 968t。

表 7-31　转运中心和处理中心之间的废弃物配送方案[64]

路线	值/t	路线	值/t	路线	值/t	路线	值/t
(K,R,2)	968	(L,Q,2)	5110	(L,Q,3)	2971	(K,Q,3)	5050
(N,Q,3)	2199	(N,R,3)	2851	(O,Q,2)	5110	(P,R,2)	5110
(P,R,3)	5050						

表 7-32 显示了处理中心和处置点之间的废弃物配送方案。例如,第 2 阶段(Q,N,2)从处理中心 Q 移至处置场 N 的医疗废弃物量为 10 220t。

表 7-32　处理中心和处置点之间的废弃物配送方案[64]

路线	值/t	路线	值/t	路线	值/t	路线	值/t
(Q,N,2)	10 220	(Q,N,3)	10 100	(R,N,2)	6078	(R,N,3)	7781

表 7-33、表 7-34 和表 7-35 分别列出了每个期间结束时各种设施库存清单。例如,收集中心 B 在第 2 阶段(B,2)结束时的库存为 45t。在第 3 阶段(L,3)结束时,转运中心 L 的库存为 60t。第 3 期末(Q,3)处理中心 Q 的库存为 120t。

表 7-33　每个阶段末收集中心的库存[64]

仓库	值/t	仓库	值/t	仓库	值/t	仓库	值/t
(B,2)	45	(B,3)	45	(C,2)	45	(C,3)	45
(D,2)	45	(E,2)	45	(H,3)	45	(I,2)	45
(I,3)	45	(J,3)	45				

表 7-34　　每个阶段末转运中心的库存[64]

仓库	值/t	仓库	值/t	仓库	值/t	仓库	值/t
(L,2)	1	(L,3)	60	(M,3)	60	(N,3)	60
(P,3)	60						

表 7-35　　每个阶段末处理中心的库存[64]

仓库	值/t	仓库	值/t
(Q,3)	120	(R,3)	120

7.4.5　管理启示

　　城市医疗废弃物逆向物流网络优化研究有利于城市医疗废弃物的管理。通过所提出的方法,将预测技术与规划模型相结合,可以找到改进网络的规划、投资决策和运营管理的方案。

　　在提出的逆向物流网络多目标、多周期规划模型中,有 5 个重要参数。c_t、o_t、h_t 分别代表单位运输成本、单位运营成本和单位库存成本。φ,β 分别代表设施内单位医疗废弃物处理对环境的影响系数和设施间医疗废弃物单位运输距离对环境的影响系数。在实际情况中,这些参数代表了逆向物流网络设计和运行过程中的控制因素,这些参数的增减将对逆向物流网络的性能产生一定的影响。

　　(1)参数 c_t,单位运输成本,参数 c_t 的变化对逆向物流网络的性能有着显著的影响。政策制定者应关注医疗废弃物的单位运输成本和总运输成本。控制运输成本可以显著降低运营成本,提高网络整体性能。

　　(2)当参数 o_t 和参数 φ 改变时,逆向物流网络的性能没有显著变化。单位运营成本和设施环境的影响系数并不是逆向物流网络设计中需要考虑的关键参数。管理者不需要花费太多精力来控制单位运营成本和设施环境的影响系数。

　　(3)单位库存成本 h_t 的变化对逆向物流网络整体绩效的影响是分阶段的。当变化率为 0.5 和 1 时,网络性能不变。当变化率为 1.5 时,总体目标提升了。在网络设计中,管理者还需要增加对库存成本的关注。在某些情况下,单位库存成本的增加将导致整体目标值的增大和整体网络性能的下降。

　　(4)在改变运输环境影响系数的过程中,总目标值 φ 有一个谷值。在网络设计过程中,管理者需要对该参数进行控制,使总目标值保持在较低的水平。

　　(5)总之,运输活动和库存活动对网络性能有影响。管理者应加强对运输成本、库存成本和环境影响因素的关注和控制。

　　然而,由于城市医疗废弃物逆向物流网络的复杂性,有几个潜在的改进领域需要进一步研究。本节提出的规划模型没有分析求解过程的时间损失。还可以对不同的决策进行比较,以区分城市医疗废弃物逆向物流网络的优缺点。此外,资金的时间价值可以为网络优化提供一个实用的结果。

7.5　小结

　　医院物流包括多种物资,本章着重讨论了医院耗材和医疗废弃物两类物资的管理。

　　7.2 节介绍 SPD 模式下医院耗材管理,7.2.1 节针对 SPD 模型中不确定因素,提出先对耗材采用 ABC 法和排序分析法进行分类,对于其中重点管理耗材引入 SPD 分发者机制,设计 SPD 分发者调度模型,并提出求解该模型的算法。7.2.2 节在 SPD 供应链模式下,针对医院面临的医用耗材内部配送问题,结合医用耗材数量少、频率多的配送特点,以医院 SPD 中心仓库和二级仓库的多级物流配送网络为依托,建立了带时间窗的整数规划模型,并设计了遗传算法对模型进行求解。

　　7.3 节介绍了一个应用数据挖掘方法对历史耗材数据进行分析并发现耗材使用规律的方法。该方法首先采用 Canopy K-均值算法确定聚类中心点和聚类数。在一个聚类中,利用关联规则挖掘和加权关联规则挖掘(WARM)来挖掘疾病与消费品之间的关联规则。该算法以耗材价值为权重,以 RW 为疾病权重。基于 WARM,设计了一种科室耗材使用控制方法。

　　7.4 节介绍一种医疗废弃物回收网络优化的方法,该方法首先构建包括医院、收集中心、转运中心、处理中心和处置点在内的城市医疗废弃物逆向物流网络结构,然后在预测多周期医疗废弃物产生量的基础上,以运行成本最小和对环境影响最小为目标,建立了多目标、多周期优化选址的动态模型,求解模型确定网络所需设施的数量和位置。

附录　Canopy 算法程序

```
import xlrd
from pprint import pprint
import math
import random
import numpy as np
from datetime import datetime
```

```
from pprint import pprint as p
import matplotlib.pyplot as plt

class Canopy:
  def _init_(self,dataset):
    self.dataset = dataset
    self.t1 = 0
    self.t2 = 0

def setThreshold(self, t1, t2):
  if t1 > t2:
    self.t1 = t1
    self.t2 = t2
else:
    print('t1 needs to be larger than t2! ')

def euclideanDistance(self, vec1, vec2):
  return math.sqrt(((vec1 - vec2) ** 2).sum())

def getRandIndex(self):
  return random.randint(0, len(self.dataset) - 1)

def clustering(self):
  if self.t1 == 0:
    print('Please set the threshold.')
  else:
    canopies = []
    while len(self.dataset) ! = 0:
      rand_index = self.getRandIndex()
      current_center = self.dataset[rand_index]
      current_center_list = []
      delete_list = []
      self.dataset = np.delete(self.dataset, rand_index, 0)
      for datum_j in range(len(self.dataset)):
        datum = self.dataset[datum_j]
        distance = self.euclideanDistance(current_center, datum)
        if distance < self.t1:
          current_center_list.append(datum)
        if distance < self.t2:
          delete_list.append(datum_j)
      self.dataset = np.delete(self.dataset, delete_list, 0)
      canopies.append((current_center, current_center_list))
```

```
        return canopies

    def showCanopy(self, canopies, dataset, t1, t2):
        fifig = plt.fifigure()
        sc = fifig.add_subplot(111)
        colors = ['brown', 'green', 'blue', 'y', 'r', 'tan', 'dodgerblue', 'deeppink', 'oran
gered', 'peru', 'blue', 'y', 'r', 'gold', 'dimgray', 'darkorange', 'peru', 'blue', 'y', 'r',
'cyan', 'tan', 'orchid', 'peru', 'blue', 'y', 'r', 'sienna']
        markers = [' * ', 'h', 'H', ' + ', 'o', '1', '2', '3', ',', 'v', 'H', ' + ', '1', '2', '∧', '<',
'>', '.', '4', 'H', ' + ', '1', '2', 's', 'p', 'x', 'D', 'd', '|', '_']
        for i in range(len(canopies)):
            canopy = canopies[i]
            center = canopy[0]
            components = canopy[1]
            sc.plot(center[0], center[1], marker = markers[i],color = colors[i], markersize = 10)
            t1_circle = plt.Circle(xy = (center[0], center[1]), radius = t1, color =
                'dodgerblue', fifill = False)
            t2_circle = plt.Circle(xy = (center[0], center[1]), radius = t2, color = 'skyblue',
                alpha = 0.2)
            sc.add_artist(t1_circle)
            sc.add_artist(t2_circle)
            for component in components:
                sc.plot(component[0], component[1], marker = markers[i], color = colors[i],
                    markersize = 1.5)
        maxvalue = np.amax(dataset)
        minvalue = np.amin(dataset)
        plt.xlim(minvalue - t1, maxvalue + t1)
        plt.ylim(minvalue - t1, maxvalue + t1)
        plt.show()

if __name__ == "__main__":
    fifile = 'Clustering.xlsx'
    wb = xlrd.open_workbook(fifilename = fifile)
    ws = wb.sheet_by_name('Canopy data')
    dataset = []
    for r in range(ws.nrows):
        col = []
        for c in range(ws.ncols):
            col.append(ws.cell(r, c).value)
        dataset.append(col)
    t1 = 18 000
    t2 = 17 700
```

```
gc = Canopy(dataset)
gc.setThreshold(t1, t2)
canopies = gc.clustering()
print('Get % s initial centers.' % len(canopies))
gc.showCanopy(canopies, dataset, t1, t2)
```

参考文献

[1]　石庆泉,刘介明,朱自忠.我国医院的供应链管理模式与构建[J].武汉理工大学学报(社会科学版),2004(1):45-49.

[2]　XU L，QIAO Y，YAO G. Research on network management of secondary warehouse of medical consumable materials[J]. Hospital Equipment Information，2006，8：52-53.

[3]　LIU L，CHEN C，GE H. Introducing SPD system to strengthen narcotic drug management in operating room[J]. Pharmacology Clinical Research，2013，28(4)：395-397.

[4]　KAZEMZADEH R B，SEPEHRI M M，JAHANTIGH F F. Design and analysis of a health care supply chain management[J]. Advanced Material Research，2012，433-440：2128-2134.

[5]　LIANG H，SUN X，ZHANG Y. A Probe into the reform thought of separating medicine from medicine in Shanghai[J]. China's Medicine Insurance，2014，12：12-14.

[6]　UTHAYAKUMAR R，PRIYAN S. Pharmaceutical supply chain and inventory management strategies：optimization for a pharmaceutical company in a hospital[J]. Operation Research Health Care，2013，3(2)：52-64.

[7]　TAN K. Pharmaceutical SPD logistics scheme of XX hospital under the extension of medical logistics[D]. Nanning：Guangxi University，2016.

[8]　GUAN T，ZHONG L，YU H. Research on SPD model of new medical material supply chain[J]. Shanghai Management Science，2017(5)：115-118.

[9]　WEI X，XIAO M，WANG H. Process design and application of drug SPD system[J]. China Digital Medicine，2015(8)：61-63.

[10]　LI S，GAO H，CHEN W. Application and effect evaluation of drug SPD system in our hospital[J]. China Pharmacy，2016，27(34)：4820-4822.

[11]　GUO S. Research on joint optimization of drug inventory and distribution in A pharmaceutical company[D]. Nanjing：Southeast University，2016.

[12]　WANG X，HUANG L，TAO X. Application of SPD system in hospital drug management[J]. Science Technology Bulletin，2017，33(2)：231-234.

[13]　BELTRAMI E J，BODIN L D. Networks and vehicle routing for municipal waste collection[J]. Networks，1974，4(1)：65-94.

[14]　RUSSELL R，IGO W. An assignment routing problem[J]. Networks，1979，9(1)：1-17.

[15] LIU L, YE C. Review of inventory routing problem[J]. Industry Engineering, 2009, 12(3): 1-6.

[16] ZHAO D. Research on inventory-path problem with stochastic demand[D]. Chengdu: Southwest Jiaotong University, 2012.

[17] TAO R, LI P. Application of hospital logistics information system in the management of consumables in wards[J]. Health Research of China, 2014, 11(17): 442-444.

[18] TANG G, ZHANG F, LUO S, et al. Theory of modern scheduling[M]. Shanghai: Shanghai Popular Science Press, 2003.

[19] LIN H D, LI Q, XU X, et al. Research on dispatch of drugs and consumables in SPD warehouse of large scale hospital under uncertain environment: take respiratory consumables as an example[J]. Journal of Combinatorial Optimization, 2021, 42(1): 848-865.

[20] GAO G J, CHE Y, SHEN J. Path optimization for joint distribution of medical consumables under hospital SPD supply chain mode[J]. Journal of Combinatorial Optimization, 2021, 42(1): 866-883.

[21] LIU L, TANG G, FAN B, et al. Two-person cooperative games on scheduling problems in outpatient pharmacy dispensing process[J]. Journal of Combinatorial Optimization, 2015, 30(4): 938-948.

[22] ZHANG M J. Mercy's resource optimization and supply chain integration innovation: implications for medical supply chain management[J]. Mark Wkly (New Logist), 2007(9): 34-35.

[23] ZHANG J, FEI T, LI W, et al. GA optimization the medicine logistics distribution routing[J]. International Conference Measurement Technology Mechatron Autom, 2009: 206-209.

[24] LI W H, CHAI X. Online scheduling on bounded batch machines to minimize the maximum weighted completion time[J]. Journal of Operation Research Social China, 2018(6): 455-465.

[25] LUO W C. On scheduling a deteriorating rate-modifying activity to minimize the number of tardy jobs[J]. Journal of Operation Research Social China, 2018(5): 1-11.

[26] YANG L, LU X W. Two-agent supply chain scheduling problem to minimize the sum of the total weighted completion time and batch cost[J]. Journal of Operation Research Social China, 2017(5): 257-269.

[27] MA R, YUAN J J. Online scheduling with rejection to minimize the total weighted completion time plus the total rejection cost on parallel machines[J]. Journal of Operation Research Social China, 2016, 4(1): 111-119.

[28] HE Z G, LIU S. The research on recovery network optimization of medical waste[J]. Applied Mechanics and Materials, 2015, 76(8): 671-678.

[29] REN C W, GAO H Y, WANG W. Research on optimization of distribution center path based on genetic algorithm[J]. Logistic Science Technology, 2018, 275(7): 48-49, 64.

[30] YANG Y, LUO S, FAN J, et al. Study on specialist outpatient matching appointment and the balance matching model [J]. Journal of Combinatorial Optimization, 2019, 37(1): 20-39.

[31] ROSALES C R, MAGAZINE M, RAO U. The 2bin system for controlling medical supplies at point-of-use[J]. European Journal of Operation Research, 2015, 243(1): 271-280.

[32] GUPTA R, GUPTA K K, JAIN B R, et al. ABC and VED analysis in medical stores inventory control[J]. Medical Journal Armed Forces India, 2007, 63(4): 325-327.

[33] WU J, XIONG G L. Research on the factors affecting the adoption of high value medical consumes in less developed areas of china[J]. Value Health, 2011, 14(3): A173-A174.

[34] ZHOU Q S, OLSEN T L. Rotating the medical supplies for emergency response: a simulation based approach[J]. International Journal of Production Economics, 2018, 19(6): 1-11.

[35] CHASSEIGNE V, LEGUELINEL-BLACHE G, NGUYEN TL, et al. Assessing the costs of disposable and reusable supplies wasted during surgeries[J]. International Journal of Surgery, 2018, 53: 18-23.

[36] FU H, LI L, YI P W. Intended and unintended impacts of price changes for drugs and medical services: evidence from China[J]. Social Science Medicine, 2018, 21(1): 114-122.

[37] LIN H, LI Q, XU X, et al. Optimal arrangement of the pulmonary interventional surgeries considering timely distribution of medical consumables [J]. Journal of Combinatorial Optimization, 2019, 37(1): 271-285.

[38] CAO Y, WANG Y, HE H, et al. Intelligent scheduling in pre-burdening of iron ore: Canopy K-means clustering algorithm and combinatorial optimization[J]. Control Theory & Applications, 2017, 34(7): 947-955.

[39] MUYEBAM, KHAN M S, COENEN F. Fuzzy weighted association rule mining with weighted support and confidence framework [C]. New frontiers in applied data mining, PAKDD 2008. 2009, 5433: 49-61.

[40] ABDULLAH Z, HERAWAN T, DERIS M M. An alternative measure for mining weighted least association rule and its framework[C]. International conference on software engineering and computer systems (ICSECS), 2011,180: 480-494.

[41] PEARS R, KOH Y S. Weighted association rule mining using particle swarm optimization[C]. New frontiers in applied data mining, PAKDD 2011. 2012, 7104: 327-338.

[42] SONI S, VYAS O P. Performance evaluation of weighted associative classifier in healthcare data mining and building fuzzy weighted associative classifier[C]. Advances in parallel distributed computing, PDCTA 2011. 2011, 203: 224-237.

[43] YANG Y, YAN C. Pattern of consumables usage in hospital departments based on clustering and association rules[J]. China Hospital Management, 2019, 39(1): 20-27.

[44] WANG Z, HAO H, GAO F, et al. Multi-attribute decision making on reverse logistics based on dea-topsis: a study of the Shanghai end-of-life vehicles industry[J]. Journal of Clean Production, 2019, 21(4): 730-737.

[45] ZHAO R, LIU D, LI Q, et al. Medical waste production forecasting research[J]. Journal of Chengdu Medicine College, 2008, 3(2): 115-119.

[46] FAN H M, QI T X, MU X W. Forecasting of medical waste generation amount based on gm (1,n) model[J]. Advanced Material Research, 2013, 726-731: 2850-2854.

[47] ADAMOVIC V M, ANTANASIJEVIC D Z, RISTIC M, et al. An optimized artificial neural network model for the prediction of rate of hazardous chemical and healthcare waste generation at the national level[J]. Journal of Material Cycles Waste Management, 2018, 20(3): 1-15.

[48] BING W, HAN X, ZHANG X, et al. Predictive-reactive scheduling for single surgical suite subject to random emergency surgery[J]. Journal of Combinatorial Optimization, 2015, 30(4): 949-966.

[49] BAI Y, XIAO H, TONG C, et al. Quadratic kernel-free least squares support vector machine for target diseases classification[J]. Journal of Combinatorial Optimization, 2015, 30(4): 850-870.

[50] CHENG H, YANG W, TONG C. Prognostics and health management of life-supporting medical instruments[J]. Journal of Combinatorial Optimization, 2017, 37(1): 1-13.

[51] HAO H, ZHANG J, ZHANG Q, et al. Improved gray neural network model for healthcare waste recycling forecasting[J]. Journal of Combinatorial Optimization, 2021, 42(3): 813-830.

[52] DOWLATSHAHI S. Developing a theory of reverse logistics[J]. Interfaces, 2000, 30(3): 143-155.

[53] QUARIGUASI F N J, WALTHER G, BLOEMHOF J, et al. From closed-loop to sustainable supply chains: the WEEE case[J]. International Journal of Production Research, 2010, 48(15): 4463-4481.

[54] HAO H, WANG Z, LIN H, et al. Fifth profit source: commercial value and mode of reverse logistics in China[J]. Logist Technology, 2017, 36(8): 47-50.

[55] FLEISCHMANN M, BLOEMHOF-RUWAARD J M, DEKKER R, et al. Quantitative models for reverse logistics: a review[J]. European Journal of Operation Research, 1997, 103(1): 1-17.

[56] YANIK S. Reverse logistics network design under the risk of hazardous materials transportation[J]. Human And Ecological Risk Assessment, 2015, 21(5): 1277-1298.

[57] LIAO T Y. Reverse logistics network design for product recovery and remanufacturing[J]. Applied Mathmatic Model, 2018, 60: 145-163.

[58] JIN H, SONG B D, YIH Y, et al. A bi-objective network design for value recovery of neodymium-iron-boron magnets: a case study of the united states[J]. Journal of Clean Production, 2019, 211(6): 257-269.

[59]　PISHVAEE M S, FARAHANI R Z, DULLAERT W. A memetic algorithm for bi-objective integrated forward/reverse logistics network design[J]. Computer Operation Research, 2010, 37(6): 1100-1112.

[60]　CRUZ-RIVERA R, ERTEL J. Reverse logistics network design for the collection of end-of-life vehicles in Mexico[J]. European Journal of Operation Research, 2009, 196(3): 930-939.

[61]　LIU H, YAO Z. Research on mixed and classification simulation models of medical waste-a case study in Beijing, China[J]. Sustainability, 2018, 10(11): 16.

[62]　LIU H C, WU J, LI P. Assessment of health-care waste disposal methods using a VIKOR-based fuzzy multi-criteria decision making method[J]. Waste Management (Oxf), 2013, 33(12): 2744-2751.

[63]　MAKAJIC-NIKOLIC D, PETROVIC N, BELIC A, et al. The fault tree analysis of infectious medical waste management[J]. Journal of Clean Production, 2016, 113: 365-373.

[64]　WANG Z G, HUANG L, HE C X. A multi-objective and multi-period optimization model for urban healthcare waste's reverse logistics network design[J]. Journal of Combinatorial Optimization, 2021, 42(3): 785-812.

第8章　医院服务管理智慧化转型

8.1　智慧医疗基本内容

8.1.1　智慧医疗基本理念

1. 基本概念

智慧医疗是在新一代信息技术深入发展和智慧城市的推动下，人的健康管理与医疗信息化、医疗智能化交相融合的高级阶段。从广义上说，智慧医疗是指扩展人们的医疗健康理念，以人的健康状况为核心，以人的健康活力为目标，以技术产品创新、商业模式创新、制度机制创新为带动，调动和激发社会医疗健康服务资源，提供便捷化、个性化、经济性、持续性的医疗健康服务。从狭义上说，智慧医疗是综合应用云计算、物联网、大数据为代表的新一代信息技术以及生物技术、纳米技术，整合卫生部门、医院、社区、服务机构、家庭的医疗资源和设备，创新医疗健康管理和服务，形成全息全程的健康动态监测和服务体系[1]。

智慧医疗以服务居民健康为目标，借助城市公共卫生基础设施、基础数据库、软件基础平台以及数据交换平台、卫生信息化体系(包括卫生综合运用体系、公共卫生体系、医疗服务体系、医疗机构信息化体系)、保障体系的建设，构建城市医疗卫生信息化统一支撑平台，将分散在不同机构的健康数据整合为逻辑完整的信息整体，满足与该系统相关的各种机构和人员的需求。

智慧医疗具有互联性、协作性、预防性、普及性、可靠性以及创新性等特征。

2. 智慧医疗与数字医疗

2008年，第11次工程前沿数字医学研讨会上，专家对数字医疗的定义进行了明确的阐述：数字医疗是应用数字化技术解释医学现象、解决医学问题、探讨医学机制、提高生命质量。数字医疗从广义上来讲就是计算机科学与信息技术的发展达到较高水平之后向整个生命科学领域发生渗透、融合并形成崭新的医学理念，推动基础医学、临床医学等各方面工作[2]。

数字医疗在中国的提出最早应该是20世纪90年代末期，以东软为代表，其旗下医疗相关业务成立的公司名为"东软数字医疗系统有限公司"，在2000年提出"数字化医院全面解决方案"，医疗设备从传统的模拟装置开始转入数字化[3]。

数字医疗与智慧医疗有何关系？

从定义和发展路径来讲,首先是数字化,然后是信息化,进而是智慧化。从涵盖关系上讲,数字化包含了信息化和智慧化[4]。

数字化:现代计算技术与医疗设备的结合,即把医疗业务活动中的各种信息用计算机技术进行处理,形成数字形式的信息,如计算机断层扫描成像,把数字化的计算技术引入常规的放射成像,形成 CT 数字化信息资料,为后续传输、分析、共享等打下基础。其他如脑电图、心电图都可以进行同样处理,如磁共振成像、数字减影血管造影等目前重要的医疗诊断设备,都是数字化医疗发展的产品。

信息化:数字化的输出和更为广泛的应用设备的数字化,使得信息化成为可能。医院信息系统为医院信息的搜集、存储、处理、传输、共享提供了平台,成为今天国内医院的标准基本信息化系统。医疗信息化按照使用对象可以分为医院信息化、区域信息化、健康信息化。

智慧化:是指对信息进行有效处理、利用,获取知识并指导实践。随着信息化的发展,人们不再满足于仅仅能够把模拟信息数字化,也不再仅仅满足于能够方便地存取数据,而是希望这些数据带来的信息能够被有效利用,提炼出知识,指导医疗健康服务。因此,智慧城市、智慧健康、智慧医疗成为热门话题。国家也投入大量的资源进行智慧健康和智慧城市建设。

比较初步的医疗信息智慧化应用是临床信息系统。以重症监护临床信息系统(intensive care unit,clinical information system,ICU CIS)为例:重症监护科信息量大(据统计,每一个患者平均每天产生 30 万条信息),响应速度要快,干扰信息多,呈现方式各异。ICU CIS 的原理就是把所有的复杂信息源,包括来自设备的(如监护仪、呼吸机、心电图机、脑电图机等)以及来自信息系统的(如影像归档和通信系统(picture archiving and communication systems,PACS)、实验室(检验科)信息管理系统(laboratory information management system,LIS)、电子病历(electronic medical record,EMR)等)的信息集成到一个系统内,再把信息细化、分类、归纳、整理,从而使信息以最小信息单元的形式有序化,最后,根据不同使用者的需要提供相应的信息。

由此可见,智慧医疗的基础是数字化和信息化。

数字医疗的系统概念框架如图 8-1 所示。

在这个框架里,以大数据资源数据库为共享平台,实现医疗产业链条资源合理科学配置,应用大数据、移动互联、区块链等加密技术,对患者医疗情况进行实时监测、分析、治疗、管理,通过数字信息化医疗资源共享平台,实现研发机

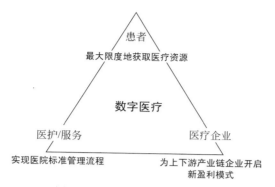

图 8-1　数字医疗系统概念框架

构、设备制造商、医疗机构等的实时共享和有效互动。可见,数字医疗的目标是实现医疗智慧化,使得患者能最大限度获取医疗资源。

3. 智慧医疗的特点

当前各大医院虽然已经建立了 HIS 系统和各种不同功能的信息系统,但医疗系统并没有完全整合,一个个信息系统像一个个孤岛。智慧医疗则是要全面互联这些零散的医疗系统,洞察信息系统里信息的规律,发掘数据的价值,提炼出医疗系统中蕴含的知识,为医疗活动提供有益的参考。智慧医疗将具备以下特点:

1)全面感知并获取信息

智慧医疗依托物联网相关技术,通过多种渠道感知、获取信息,大量使用传感器、仪表和系统的一切数据,观察、监测医疗系统中每个部分、每个个体、每个环节的实时情况。

传统的思维是将医疗物理基础设施和 IT 基础设施分开:一方面是医院建筑;另一方面是数据中心、计算机、网络等。而在"智慧医疗"时代,建筑、医疗器械、电缆将与芯片、宽带整合为统一的基础设施,医疗体系就运转在其中,包括患者医疗就诊、医院运营管理、社会卫生管理乃至个人健康管理等。在智慧医疗体系中,传感器无处不在,在病房里、在手术室里、在病服里、在药品中……人们所关注的任何医疗系统或流程的运行都可以被度量、被感知及被发现。

2)更准确的信息互联融合

由于"信息孤岛"现象的存在,医疗系统存在信息壁垒,个体或者单个医疗机构的信息不能与其他机构共享,加重了看病贵、看病难的情况。在我国,信息共享的缺失使大部分患者都趋向于在大医院就诊以确保更好的治疗结果,从而导致了医疗资源分配严重失衡。

互联网的建设将世界连通起来。根据第 54 次《中国互联网络发展状况统计报告》,截至 2024 年 6 月,中国网民规模近 11 亿人,地级市已实现 5G 覆盖。随着经济水平不断提高,人们对自身健康的关注也日益提升。智慧医疗将个体、器械、机构系统整合为一个协同体,将临床医生、护士、研究人员、保险公司和患者联系起来,通过全新的方式进行沟通和互动,共享信息,协同工作,消除信息壁垒,以无缝协同的方式开展工作,增加社会、机构、个人的三重效益。

3)全面数据支持决策

互联网络的规模巨大,医疗系统产生的海量数据需要经数学建模、挖掘分析等智能化的程序以支持决策,快速而准确地应对变化,并且通过预测和优化未来的活动而取得更好的成果。智慧医疗体系提供全社会范围内的医疗信息,对这些信息进行持续分析,对整个社会的医疗资源进行优化配置,以满足人们不断变化的需求,并为个人提供更高价值的服务。

智慧医疗还可以让整个医疗生态圈的每一个群体受益。透彻的感应和度量加上实现了全面互联互通的信息化医疗系统,使整个医疗网络联系在一起,庞大的医疗数据通过便利的方式获得:患者可以随时掌握自己的健康状况;医生可以提升诊断的准确性,不会再因为病历的缺失而影响对于病源的找寻;医疗研究人员通过系统获得大量准确和珍贵的医疗信息,以及大量高质量的有效案例,不但可以及时对大规模的疾病暴发进行准确的预测,更能够推进国家医疗研究领域发展;医院管理系统在"智慧化"后可以使管理变得更有效;药物供应商也能因为实现及时和准确的药品配送而节省大量成本;保险公司更可因为对患者情况的有效跟踪而提升服务质量。当整个系统都可以得到革命性的转型,高效、高质量和可负担的智慧医疗将可以解决现在城乡医疗资源不平衡以及大医院的拥挤情况,政府也可以付出更少的成本去提高对于医疗行业的监督,从而提高国民的生活质量和促进整个社会的和谐发展。

8.1.2　智慧医疗建设内容

智慧医疗建设需要符合城市医疗健康现状的总体规划,需要充分考虑与智慧城市其他领域之间的关系,制定具体的规划方案、设计方案、实施方案、保障体系等。智慧医疗要注重顶层设计,解决当前信息孤岛问题。

我国智慧医疗的建设是基于已有的电子病历、电子健康档案、数字医院、区域医疗等医疗信息化建设,针对城市医疗健康现状和需求,对城市智慧医疗体系进行调整和完善的过程。尽管不同城市医疗信息化发展的基础和需求不同,智慧医疗的核心建设内容主要包括智慧医疗的基础、智慧医院、智慧区域医疗、互联网医疗等。

1. 智慧医疗的基础

智慧医疗的基础建设内容是为整个智慧医疗体系提供技术支撑，为各种应用提供信息共享和信息连通基础，主要包括医疗物联网、医疗云、电子病历和电子健康档案。

1）医疗物联网

物联网技术是智慧医疗的核心。医疗物联网是依据医疗过程的需求，将各种信息传感设备，如射频识别装置、感应器、移动智能手机、激光扫描器、医学传感器、全球定位系统等，与互联网结合起来而形成的网络，它将这些信息传感设备通过医疗物联网技术与所有的资源连接在一起，进而实现资源的智能化、信息共享与互联。

2）医疗云

医疗云是指采用计算技术建立医疗健康服务云，供医疗行业相关机构共享、传输信息，支撑云医疗的推广应用，有效地提高医疗健康服务的质量和便捷性、降低成本。

3）电子病历

电子病历即将传统病历转成数据化格式存入计算机系统，可以系统规范地记录患者治疗过程，贯穿整个医疗过程，完整集中地记录各种医疗服务者下达的医疗指令及执行结果，并被诊疗过程的各个环节使用，具有高度的共享性，是医院信息系统的核心。电子病历主要由门（急）诊电子病历、住院电子病历和其他医疗电子记录（包括病历概要、健康体检记录、转诊记录、法定医学证明及报告、医疗机构信息等）等基本医疗服务活动记录构成。

4）电子健康档案

电子健康档案也称为电子健康记录，是居民健康管理过程的规范、科学记录。电子健康档案是以居民个人健康为核心，贯穿整个生命过程，涵盖各种健康的相关因素，实现信息多渠道动态收集，满足居民自身和健康管理需要的信息资源（文件记录）。电子健康档案中的个人健康信息包括基本信息、主要疾病和健康问题摘要、主要卫生服务记录等内容。健康档案信息主要来源于医疗卫生服务记录、健康体检记录和疾病调查记录，并将其进行数字化存储和管理。电子健康档案与电子病历联系密切，互相补充，且电子病历是电子健康档案的主要信息来源和重要组成部分。

2. 智慧医院

2019 年 3 月 21 日，国家卫生健康委员会举行新闻发布会，谈到智慧医院的建设范围主要包括三大领域：

（1）面向医务人员的"智慧医疗"：利用信息化建设促进医疗、科研、教学工作的便捷高效，例如，智慧病房、远程医学会诊平台、人工智能影像辅助诊断、药物合理使用及预警系统等。智慧医疗的目标是以医、护、药、技为根本，构建以电子病历为核心的信息化体系，贯穿智慧医疗全过程，全面提升医疗效率；

（2）面向患者的"智慧服务"：利用信息化手段，为患者提供预约诊疗、自助缴费、报告查询、候诊提醒、智能导诊、药房自动发药机、导医机器人等服务。以患者的医疗需求为重点，用信息化手段提升服务质量，补充服务内容，优化医疗全流程。医院智能服务的目标之一是打造高效便捷的医护患一体化诊疗平台，最终实现 App、微信服务号、支付宝、自助机等同质化服务，多手段支持门诊、住院、体检全流程的自助服务；

（3）面向医院管理的"智慧管理"：利用人工智能、大数据和云计算等"互联网＋"技术辅助医院和医疗管理及领导决策，促进医院精细化管理，多院区统一化、同质化管理等。初步形成广泛汇聚、共享开放、深度应用的数据资源利用体系，充分发挥智慧技术对医院高质量发展的支撑和推进作用，加快医院数字化转型发展。

智慧医院是在数字化医院的基础上，应用物联网、云计算、大数据等技术，实现内外信息资源的联动共享和整体协调，构建高效经济的医院信息化系统和提供丰富便捷的医疗服务。智慧医院建设包括智慧的医疗环境和智慧的医院管理两个方面。

（1）智慧的医疗环境：智慧的医疗环境主要是指通过对医院建筑设计、楼宇智能化设计，使医院拥有一个绿色、环保、自动化的环境。如现在许多医院在建设楼宇时设计轨道系统和机器人系统。

（2）智慧的医院管理：智慧的医院管理主要是通过信息化的手段，在已有信息系统中嵌入数据挖掘技术、数学建模技术等，推进临床诊疗的网络化、自动化、智能化，促进医院资源的有效利用，获取最大效益。智慧的医院管理可提供更好的临床医疗服务，促进资源更有效的利用，构建更开放的医疗服务体系。

智慧医院的建设内容还包括一些技术应用，如医疗物联网、移动医疗、远程医疗等。

3. 智慧区域医疗

智慧区域医疗建设主要围绕智慧医疗大数据云平台及配套基础系统对区域内医疗服务进行改进。智慧医疗大数据云平台从建设和最终应用的角度，围绕政府应用、百姓应用、医护专业人员应用角度进行思考、规划和设计。

1）智慧医疗大数据云平台

智慧医疗大数据云平台应用云计算新技术，建设资源易整合、基础设施易扩展、系统易维护的系统平台，主要包括基础设施、云融合平台、云数据中心以及云应用。

2）政府应用子系统

智慧区域医疗能提升政府对医疗卫生监督管理的效率及为民服务的能力。政府应用子系统主要有卫生应急指挥系统、疾病预防控制信息系统、合理用药电子预警管理系统、公共卫生监督系统等。

3）医护人员应用子系统

智慧区域医疗为医护人员提供技术支持，医护人员应用子系统包括基本的医疗信息化和辅助系统，涉及体检、临床、药品管理、转诊、付费等环节，有双向转诊系统、先诊疗后付费监管系统、区域卫生信息发布平台、区域 HIS 移动客户端等。

4. 互联网医疗

互联网医疗就是把传统医疗的生命信息采集、监测、诊断、治疗和咨询，通过可穿戴智能医疗设备、大数据分析与移动互联网相连，提供多种形式的医疗服务和健康管家服务。目前主要包括移动医疗、远程医疗、智慧健康、智慧养老、就医支付几个重点应用领域。

1）移动医疗

移动医疗是由现代通信技术、互联网技术和临床医学等多个交叉学科的发展而催生的，通过网络和智能移动终端提供医疗和公共健康服务的最新医疗服务模式。

2）远程医疗

远程医疗是计算机网络技术、现代通信技术、多媒体技术与现代医学技术相结合的一种诊疗方式，以多种数字传输方式，通过多种核心技术和远程医疗软件系统建立不同区域的医疗单位之间、医师和患者之间的联系，实现对医学资料和远程视频、音频信息的传输、存储、查询、比较、显示及共享，完成远程咨询、诊治、教学、学术研究和信息交流任务等。

3）智慧健康

智慧健康是围绕家庭及个人健康管理和护理，将医疗卫生系统充分对接到基层医疗卫生平台，借用医疗健康终端和系统，通过健康管理平台和设备，由医护人员和健康护理专职人员，向家庭和个人提供个性化的医疗健康服务。智慧健康建设的主要内容包括健康管理跟踪平台、健康管理应用系统以及健康管理终端。

4)智慧养老

智慧养老是指利用信息技术等现代科学技术(如互联网、社交网、物联网、移动计算等),围绕老年人的生活起居、安全保障、医疗卫生、保健康复、娱乐休闲、学习分享等各方面支持老年人的生活服务和管理,对涉老信息自动监测、预警甚至主动处置,实现这些技术与老年人的友好、自助式、个性化智能交互。

5)就医支付

采用信息技术,实现医院之间资源共享和部分资源对外开放,优化就医流程和就医环节,为就医者提供便捷就医体验。在就医支付方面,主要的建设包括预约挂号平台、医院分诊导医系统、医疗电子支付。在传统的银医一卡通基础上,诊间结算、床边结算、手机支付、信用账户等方式日渐盛行,提供了更便捷、更广泛的支付渠道。

2020年新冠疫情以来,国内许多大型互联网医院得到了很好的应用,患者可以通过互联网医院预约、挂号、问诊、开药、支付,部分地区的医院甚至可以直接将药品快递到家。虽然目前只能针对小部分类型病种提供服务,但也为患者提供了很大的便利,减少了门诊排队现象。

智慧医疗的建设不仅仅是系统的建设,更是智慧医疗相关制度机制的建设,需要人们医疗健康理念的转变。在智慧医疗的支撑体系建设中,最重要的是标准规范体系和安全保障体系。标准规范体系贯穿于医院信息化建设的整个过程,通过规范的业务梳理和标准化的数据定义,要求智慧医疗各项建设遵循"统一规范、统一代码、统一接口"的原则以及相应的规范标准来加以实施,严格遵守既定的标准和技术路线,从而实现多部门(单位)、多系统、多技术以及异构平台环境下的信息互联互通,真正实现信息资源的充分共享和利用。

8.1.3　智慧医疗发展现状与趋势

1. 智慧医疗发展现状

随着大数据、互联网、信息科技和人工智能技术的飞速发展,智慧医疗、医疗大数据等概念被提出并得到国内外医疗健康领域的高度关注。民生健康在人类及国家发展进步中战略性地位的提升也大大促进了智慧医疗行业的高速发展。20世纪70年代,国外最早出现人工智能技术在医疗健康领域的尝试,20世纪80年代我国开始进行智慧医疗的开发研究。到21世纪初,智慧医疗行业已经取得长足进步,在智慧医院、远程医疗、肿瘤智能化辅助诊疗、眼部疾病早期预测、健康管理等领域取得了突破性成就,为进一步实现安全、高效、全面、智能化的全民医疗保障系统,促进规范化标准医疗健康大数据库构建,推动智慧医疗的发展和优化奠定了基础[5]。

当前我国医疗行业正朝着智慧化方向发展。

从宏观环境上看,面临技术的挑战,以及战略理念的转变。

从政治环境看,制约和影响医疗行业的主要政治因素和法律因素是行业正常运营及长期稳定的基本保障条件,会对我国医疗资源的分布配置等产生战略性影响。近年来,我国陆续出台了《国务院办公厅关于促进和规范健康医疗大数据应用发展的指导意见》(2016 年 6 月 24 日)、《国务院办公厅关于促进"互联网＋医疗健康"发展的意见》(2018 年 4 月 28 日)、《国家卫生健康委办公厅关于进一步完善预约诊疗制度加强智慧医院建设的通知》(2020 年 5 月 21 日)、《国家卫健委医院智慧管理分级评估标准体系(试行)》(2021 年 3 月 15 日)等顶层规划设计和指导意见。其中《关于印发全国医疗卫生服务体系规划纲要》(2015 年 3 月)首次明确新兴数字技术的引领作用,积极保障其融入国家医疗卫生服务体系之中,不断协调其与机构、床位及辅助医疗资源的配置应用布局。

从经济环境看,数字医疗领域数字经济与实体经济融合产生新的经济形态,2022 年我国数字经济规模对 GDP 的占比 41.5%,数字医疗市场规模在卫生总支出中的占比由 2015 年的 0.38% 升至 2022 年的 2.29%。智慧医疗市场稳步上升。

从科技环境看,信息通信技术的进步对数字医疗的发展起着巨大的技术支持和智力支援作用,多类企业开始数字化医院的建设,促进了医疗行业的数字化转型之路,为智慧医疗打下良好基础。

从社会环境看,医疗卫生资源和患者、医生之间形成了市场供求关系。目前,就诊需求与医疗发展仍呈不平衡局面,数字化医疗改变了传统医疗沟通方式,拓展了就医群体的覆盖面,为医疗智慧化转型奠定了社会基础。

数字医疗的发展必将带动相关产业进一步发展,进而推动智慧医疗的发展。智慧医疗生态系统涉及多方利益主体:医护人员、潜在患者及客户、医疗企业、保险机构,如图 8-2 所示。各利益主体之间借助数字医疗平台开展监测、预测、救治及服务功能,平台将各方主体资源整合在一起,实现真正意义上的互联互通,提供精准医疗服务。

在医疗产业市场前景整体向好的利好驱动下,国内依托数字信息产业进行市场布局,优化医疗设备装备制造业的发展,建立大众数字化信息平台和医疗远程保障运行体系,国内最新上线的居民电子医疗身份识别体系开始投入运

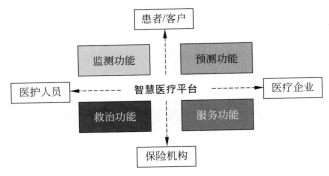

图 8-2　智慧医疗主体示意图

营,公共医疗、疾病防控、计生保健、医疗康养、药品研发、设备创新等市场业务需求逐步扩大,给予了各个医疗设备生产商和服务商发展的机会。目前国内最先投入运营的数字化医疗诊断平台已基本覆盖各主要大中城市,数字技术支撑体系已延伸到乡镇、社区和应用机构,政府牵头搭建的信息共享平台构架已初具规模,沿海发达省份已经处于成熟发展的网络互通型阶段,武汉等大数据中心地区形成了连接全国主要节点的中心枢纽,西部等偏远地区也不断追随新兴技术的应用步伐,在广大乡镇级单位中构建起综合垂直的业务系统[2]。

但是,国内数字医疗技术的普及和运用除发挥市场配置资源的决定性作用外,还需要优化模式,解决目前阻碍智慧医疗产业发展的技术壁垒和信息不透明的情况,以更好地发挥政府数字医疗技术在医疗设备制造中的助推力。从数字医疗技术的行业应用看,我国各省(自治区、直辖市)数字医疗技术发展不平衡,数字医疗信息资源集聚应用水平较低,信息安全也处于高危险阶段,专业化程度不高,相关设备制造业还没形成规模集聚效应,产业发展仍有进步空间和弹性。

作为智慧医疗中具有重要作用的医疗设备,近年来发展迅速,国内医疗设备制造业以年均 17% 左右的增长率迅猛发展,《中国制造 2025》的战略目标已明确将新兴战略产业作为国家大计,我国医疗设备制造将有广阔发展空间。中商产业研究院发布的《2024—2029 全球与中国医疗设备市场现状及未来发展趋势》显示,2023 年中国医疗设备市场规模达到 3980 亿元,近五年年均复合增长率达 14.25%。

提高我国医疗设备制造行业的整体创新和技术能力,需重点发展影像设备、医用机器人等高性能、智能化诊疗设备。智慧医疗发展需要智能化医疗设备作为支撑医疗服务的基础,结合远程云端平台、护理机器人、个性居家医疗和高价值医用耗材等技术与模式的综合运用。

2. 智慧医疗发展趋势

1）智慧医疗发展方向

智慧医疗未来发展趋势可以从 5 个方面展开分析。

（1）借助大数据驱动决策制定

医疗智慧化最大的特征是要对已经获得的数据和实时的数据进行分析，从中发现规律、获取知识，从而为决策提供支持。所以智慧医疗未来的发展趋势之一是对数据大量采集、整理，借助大数据分析技术和数学建模方法，从数据中挖掘有价值的信息，为医疗服务提供实时的决策参考。

（2）全流程再造重塑患者体验

智慧医疗场景下，全面整合计算机技术、自动化技术、大数据技术、互联网技术等，对诊疗过程进行全面再造，新的流程设计以提高患者体验、优化医疗资源分配为目标，让患者获得更为精准和舒适的服务。

（3）跨机构整合实现互联互通

智慧医疗涉及多方主体，如图 8-2 所示，功能实现需要跨组织、跨机构地融合各方主体，让各方的数据、设备、资源能互联互通，才能达成智慧医疗的目标。

（4）自动化技术提高运营效率

自动化技术可以实现多种自助服务功能，减少医疗机构人力资源投入。同时，也可以记录诊疗过程数据，及时上传系统，后台系统接收到相关数据，实时分析，为患者实时导引，为医护人员提供服务指导，实现资源实时优化分配。

（5）持续改进形成创新机制

社会在发展，服务对象会发生变化，技术也在进步，医疗环境是动态变化的，因此智慧医疗服务也需要持续改进，不断创新才能保持活力。

2）医院服务的智慧化

智慧医院是实现智慧医疗的重要机构。医院服务智慧化是针对患者的实际就医需求，推动信息技术与医疗服务深度融合，为患者提供覆盖诊前、诊中、诊后的全流程、个性化、智能化服务。利用互联网技术不断优化医疗服务流程和服务模式，二级以上医院根据实际情况和患者需求，提供智能导医分诊、候诊提醒、诊间结算、移动支付、院内导航、检查检验结果推送、检查检验结果互认、门急诊病历自助打印和查询等线上服务，积极推进转诊服务、远程医疗、药品配送、患者管理等功能建设与应用，构建线上线下一体化服务，实现临床诊疗与患者服务的有机衔接。

医院服务的智慧化离不开大数据的支持。《国家卫生健康委办公厅关于进一步完善预约诊疗制度加强智慧医院建设的通知》中提出要利用互联网、物联网等信息技术,实现医院内部信息系统的互联互通、实时监管。建立诊疗信息数据库,为医疗质量控制、医疗技术管理、诊疗行为规范、合理用药评估、服务流程优化、服务效率提升、医疗资源管理等提供大数据支持。目前各个医院信息系统已经累积了大量的数据,同时社会、政府的各个平台上也存有许多数据资源,对这些数据资源的挖掘分析能为医院智慧服务提供有力支持。

此外,医院服务的智慧化需要精准的管理决策。粗放型管理已经无法适用于日益重视运营成本的公立医院,而精益化管理是一个长期的、关注现场、注重细节的改革过程。医院服务管理智慧化需要拓展智慧管理创新应用,使用面向管理者的医院运营趋势智能化预测,切实为管理者提供客观的决策依据,提升医院现代化管理水平,逐步建成医疗、服务、管理一体化的智慧医院系统。

8.2　医院服务管理智慧化实现路径

8.2.1　实现路径

以下从 4 个方面分析医院服务管理智慧化可行的实现路径。

1. 患者服务

目前各大医院信息系统的建设已经大大改善了患者就医体验,实现了电子化、便捷化、数字化和屏幕化,但就医过程中"无价值"活动还是比较多。

1)无效就医时间

无效就医时间包括:术前待床时间、入院等候就诊时间和门诊候诊时间等。据统计,医院 CT 类检查平均预约等候时间为 3.2 天,术前检查时间占整个住院治疗时间的 1/3。等候时间是整个就医过程中的非增值时间,尤其在疫情期间,人员滞留门诊时间越久,风险越大。

为了减少无效就医时间,目前医院实施的方法有:

(1)精准预约:许多医院都通过微信公众号、互联网医院等方式开通线上预约方式。据统计,上海市线上医院门诊预约全部控制在 30min 以内,其中 16 家医院已实现在 15min 以内,帮助患者精准安排到院时间,缩短就诊等候时间;

(2)智能预问诊:即提供途径帮助患者利用候诊时间提前录入主诉,实现"候诊即就诊",提高患者在院诊疗效率;

(3)智慧急救:实现急诊服务的医院与 120 急诊急救平台实时数据对接,基本实现"上车即入院";

(4)合理调度陪检资源:住院患者需要做各种检查,由陪检人员护送到各个检查站点。患者由于护理等级不同、自主行动能力不同、病情程度不同、医嘱不同,需按照检查要求安排检查时间(如空腹检查项目安排在早上 8:00),有时候会出现部分检查项目相互冲突。驻守陪检忙闲不均,人力资源结构性不足。所以应科学合理地规划陪检病人的优先程度,让更需要陪护检查的患者得到相应服务。目前是由护士长根据经验进行调度,但仍然需要研究陪检资源调度算法。

2)无效往返路程

无效往返路程通常是由预约折返、收费折返、来院折返等造成的,目前部分医院实现全程一站式自助就医模式、一网通办等信息系统,还有长三角无感漫游等服务模式都大大减少了患者无效往返路程。

另外,开发医技检查预约排程系统,应用多目标动态规划模型,统筹不同需求、要求不和规则冲突,并进行向量化,减少患者重复奔波往返,解决设备忙闲不均、规划检查顺序设定的问题,也减少了患者检查等候时间。

3)重复检查

以往患者到不同医院就诊,同样的检查因为医院之间不能互认,导致患者需要重复检查,增加患者的经济负担,延误病情,也是医患矛盾产生的导火索之一。

目前医院间互联互通互认,医院间信息共享,区域性患者电子诊疗档案、检验检查结果院际互联互通互认,分布影像网络远程会诊。目前上海市有 22 家医院实现 15min 内精准预约,互联互通互认 26 大类(158 小类)。实现病历卡、出院小结电子化,电子出院小结统一加签 CA 公章,上传信息系统,患者免注册可就诊、病历可追溯,方便患者"随身带、随时查"。

自 2006 年起建设临床信息交换共享平台("医联工程"),医院间临床信息共享,减少重复检验检查,降低医疗费用,提高医疗质量,方便病人就医。

4)数字鸿沟

到医院就医的患者,老人占比较高。信息化手段的应用对老人并不友好,许多老人因为不会使用各种移动设备和医院自助设备,无法享受到智慧化医疗的好处,数字鸿沟因此形成。

因此,智慧医疗服务还应充分考虑老人的需求,对一些设备的老人常用的功能进行适老化改造。

2. 医疗技术

传统医疗技术主要侧重于药品、耗材和医疗设备的研究开发。

智慧医疗大量应用数字医疗技术,将不同学科与医学结合,如生物学结合医学的纳米医学诊断与治疗技术,生物学与工学结合的生物芯片技术,工学与机器人技术结合的医用机器人和手术机器人,病理学与计算机学结合的数字扫描技术和数字病理分析,基于互联网技术的远程诊疗,分子生物学与基因学结合的基因技术和精准医学,工学与传感技术结合的可穿戴设备,工学与 3D 打印技术结合的药物、手术移植物体或人体组织,基于数字孪生技术的 VR 和 AI。

3. 运营管理

由传统的被动、粗放和局部管理转向主动、精细和全面的管理模式。医院上级机构建立市级医院综合管理平台,深化拓展医疗质量、财务运营分析、后勤运维、医用设备评价与促进等平台功能,全方位多角度开展医院运行分析,强化各项指标的监测分析、综合评价与安全预警,构建市级医院综合管理新模式。医院层面推动建立综合绩效管理体系,建立健全综合绩效管理三级架构,完善综合绩效管理指标体系,强化指标的评价与促进作用,建设院级综合绩效管理数据平台,加强与市级医院综合管理评价平台的对接,以数据为抓手,完善内部管理机制和工作流程,提升医院精细化管理水平。

4. 科技创新

建立重大专病队列数据库与生物样本全息库,融合临床重大关键技术和先进的生命组学技术,整合专病队列临床数据和生物信息组学数据。确定样本库(如血液、组织、体液、细胞、生物大分子等)收集和应用的生物样本类型,制定多中心生物样本采集与检测标准操作规范和质量控制方案,基于基因组学、转录组学、蛋白质组学、代谢组学等制定和采用统一的组学数据格式或标准,建立生物样本全息数据库,将生物样本数据库与临床专病数据库融合,信息整合至医联大数据平台。

数字孪生是充分利用物理模型、传感器更新、运行历史等数据,集成多学科、多物理量、多尺度、多概率的仿真过程,在虚拟空间中完成映射,从而反映相对应的实体装备的全生命周期过程。数字孪生是一种超越现实的概念,可以被视为一个或多个重要的、彼此依赖的装备系统的数字映射系统[6]。

真实世界里隐藏着海量的数据需要我们去发现和挖掘。比如在医院一个普通的病区,在功能区域、活动人群、保障要求、服务需求、管理对象等方面,都包含着数据。这些数据有些浮于表面,可以直接被读取,有些却隐藏在业务过程中,或者各种行为之中。可以通过以下途径或方法收集、处理真实世界中的数据:

(1)现场:运营实践的现场即真实世界。现场包含了前人凝结的智慧,每一个既有的流程、制度、运作机制都必定有其根源。在智慧医院运营管理建设过程中,不能纯粹摈弃传统和过去,而是要以现场为出发点,对照国内外标准,溯源管理的初衷,分析现实资源(人财物)的配置与调度方式,解析现实资源的数据构成,收集既往的运行数据与失效因素,最终归纳为最简化的模型。

(2)模型:模型是被提炼的真实。模型包含了在理想状态下的最佳流线或业务流程、有限资源下的最佳网点布局以及临界失效的上下限数据。模型的核心是数据间的相互逻辑关联,其作用是将原本繁复混杂的现实特征化、将原本表象化的事物关系具象化。模型是为了让数据能够最终应用于真实场景。

(3)场景:数据价值的最终落脚点是场景化。让每一种场景的设计,都以数据和标准为依据组成决策树。智慧医院运营管理对管理的辅助不仅仅是数据报表,而是实际执行中给予实时、可操作、规范的管理路径。数据以可视化的方式,通过决策树、知识库、指标化等过程,应用在各种场景中(一般包括路径、沙盘、仪表等形式),实时采集数据从而表现运行状态,直观实时展示资源配置与利用状态,提供不同应用场景下的管理决策路径。

8.2.2　从信息化到智慧化

1. 信息化存在的问题

信息化是工具、方法,不是目的。最初的信息化成果聚焦固化流程、规范流程、数据结构化、数据标准化。随着信息化逐步深入,更加关注管理价值而非管理流程。

1)信息化不是电子化

工作流是初级信息化的产物。将线下的工作流程、审批流程照样搬到线上,将纸质的表格、表单做成网页形式,这都只能称为“电子化”。电子化可以将制度规范中的理想流程固化,填补了不良的管理行为可能产生的漏洞。但电子化也是一种僵硬的、毫无人情味的管理工具。早期的信息系统不得不设置大量的角色、权限来让流程尽可能灵活。

2)信息化不能接受“软件成品”

信息化是管理的映射。因此,信息化必然是一个与管理对接、与管理磨合、与管理同步开发的过程。信息化应当满足甚至拓展管理的内容,而非管理迁就信息化的功能。定制化是基本的要求,管理者应与信息系统开发者共同研究、逐步成型,边开发、边应用、边反馈、边修正,在信息化的同时,传达管理的理念,落实管理的要求;反之,根据信息化的特征,管理模式、组织架构、工作流程也应当做出相应的修正。

3)信息化的重点是数据不是功能

从开发角度,功能是呈现给用户的开发成果。但从管理者角度,功能只是开发者提供的初始工具。初始工具的目的是便于管理者应用,在应用的过程中积累数据。管理者应当及时反馈工具的不足之处,及时修正工具,对工具进行调适,但应用的重点却在于数据、功能实用性、操作界面可人机互动。

4)便捷交互才是信息化的意义

信息系统的人机交互需要长期积累用户反馈与持之以恒的优化。复杂的界面、华而不实的页面特效、交错的链接与入口、花哨的按钮、无作用的装饰,都对使用者造成应用障碍,影响实际使用效率。

信息系统最优化后的界面不需要菜单或按钮,只需要保留一个搜索框,用户输入需要检索的业务、项目、设备或数据,系统就可以迅速检索出对用户最有价值的信息。搜索功能不仅仅只是查找,隐藏在搜索框背后的是可以自主学习用户习惯偏好、精确解析词义、准确判断信息价值、快速组合信息的人工智能系统。

2. 信息化到智慧化的方法

信息化到智慧化的方法是让多个不同维度的数据通过一定的科学方法进行关联,从而产生价值。数据采集、筛选、清洗之后需要通过科学的技术与方法进行处理,经过处理的数据才能成为分析与决策的依据,主要方法有:

1)分类

将业务数据从不同的维度进行分类。从不同的视角、不同的需求、不同的标准看待数据,即将数据进行分类。

简单的数据分类如男和女、是或否。但一个数据往往拥有多个分类属性,或者一类数据有着多种分类方式。分类处理可以将数据一步步细分,从不同维度细分,同时挖掘数据的分类属性。

案例:假设某医院运营外包服务工种包括保洁、运送、保安三类,分别配置10人、5人、8人。从工种分类的角度,三大类是自然分类属性;而在实际工作中,可能会进一步细分三大类,将保洁分类为驻守保洁与专项保洁,将运送分类为陪检运送与物资运送,将保安分类为楼岗驻守保安与巡逻机动保安等。而三类工种本身还有多个分类属性,比如从工人年龄角度的分类,从服务对象角度的分类,从工作难度角度的分类,从工作风险角度的分类,从平均工时或平均薪酬角度的分类……这些分类属性,有些可以作为辅助决策的依据,有些却毫无价值。

数据处理最基础的部分,是将现有的数据进行不断细分。

传统的数据处理往往注重数据统计与汇总,如将上述三个工种的合计数量、平均年龄、平均薪酬、平均工作时长等数据进行呈现,合计值、平均值是常见的数据统计结果。

但在大数据时代,显然这样的数据统计结果并不能产生价值。

数据分类之后,需要将数据从不同维度进行交叉比较,从而找出一些潜在的规律。如针对不同服务对象的工种,以患者为直接服务对象的工种(如陪检运送人员)、以患者为间接服务对象的工种(如标本或物资运送人员)、不以患者为服务对象的工种(如医疗废弃物运送人员),分析这三种运送人员的工作路径距离、日常任务完成数量、平均单次完成时间,可以找出其中影响效率的关键因素;同时可以研究增加人数是否可以提升效率的问题。

数学理论中,分类问题有很多算法,对边界不明显的数据同样可以分类。

此外,分类是真实世界中始终可用的方法。在商业角度,包括商品分类、受众分类、市场细分、商业模式分类、渠道细分等。在运营中,分析服务对象、分析服务供给能力、分析服务需求、分析服务效率与成本都需要不断将对象分类。比如,哪些患者喜欢坐电梯,哪些喜欢坐自动扶梯;哪些工种需要利用垂直交通,在哪个时段频繁使用。

分类本质上是对真实世界客观规律的揭示。

2)估计

对连续值进行预先估量。

估量缺失的值。由于各种原因,许多真实世界的数据包含缺失值。在分析中以丢失可能有价值的数据为代价,可以直接抛弃这些数据,使用更好的方法从已知数据部分推断缺失值。

估计不可直接测量的值。真实世界有部分数据是无法直接测量的,或者因采集成本、采集周期问题只能部分采集或间接采集。估计的目的是利用连续值进行分析。

3)关联

判断哪些事情将一起发生。

关联是日常运行业务的资源配置、资源调度的基础。在业务设计中,首先需要挖掘业务背后隐藏的数据,寻找这些数据之间的变量关系,推算、总结过程数据与结果数据的规律。

比如:配置病区保洁人数、测算工作时长、核定薪酬的业务设计中,需要把病区保洁业务潜在的关联数据寻找出来。病区面积、床位数量、床位周转率、卫生间数量、生活垃圾清运数量、楼层高度与垂直交通使用效率、垃圾清运道路长度、病区院感消毒要求等级等,这些数据决定了保洁人员的工作量、工作难度、劳动强度、质量要求等,当这些数据从量变转为质变时,资源配置时就必须充分考虑是否增加人员配置、是否增加岗位薪酬、核定的工作时长是否能够完成既定任务等。

又如：夜间运送人员的配置与排班问题。夜间需要运送的标本/报告/药品/耗材种类与数量、运送不同物品的道路长度、运送不同物品所要求的最长时间阈值、运送等待时间、运送接单方式、运送的高峰时间与低谷时间等，这些数据会提示夜间运送的忙闲时间不均，可能在高峰时间需要大量人力资源，在低谷时间却只需要应急驻守，在哪些时间会集中出现哪些运送任务。这些关联数据会最终给予错峰排班以及排班人数的结果。

关联是应急响应、资源协同的关键。医院应急事件分为内部应急事件与外部应急事件，内部的如安全事件、设备故障，外部的如公共卫生、成批伤员；从源头来分又包括医疗业务和运营业务本身。而应急事件无论源头来自何处，都需要整体的响应与系统的协同。挖掘应急事件背后数据的关联性，将有效提升资源协同和响应的及时性。比如，发生成批食物中毒事件，患者被送达急诊区域后，除医生、护士的医疗业务之外，运营需要协同的工作包括秩序维护、现场保洁、陪检运送、医疗设备调度、物资供应等，而需要配置相关人员的数量、需要调度设备数量、需要供应物资的种类与数量、需要调度的推床/轮椅/氧气数量、需要现场实施何种等级的消毒、陪检是否需要调度电梯……而这些数据，又需要根据患者数量、患者病情等级与症状等条件进行研判。

关联是数据分析、辅助决策的核心。只有当数据之间形成符合真实逻辑的广泛关联，数据才能被用于决策分析。决策可以理解为选择管理方案，不同的管理方案势必代表了不同的管理行为、投入方式、资源配置方式，实质上是数据的变量。

假设有三个设备购置方案，并已测算不同设备的购置成本、年收益。简单的决策方法是计算哪一种设备收回成本的时间最短。但在大数据时代，设备的数据被挖掘，设备的运行成本、维修保养成本、培训成本、设备体积与占地面积、设备安装空间的改造成本等数据均会被纳入决策范畴，同时在关联规则下，不同设备所产生的能耗、空间利用率、闲置时间比、人力配置、零配件成本等，都会对最终的购置效益结果产生影响。

在很多决策中，管理的行为并不能使所有目标朝着理想方向发展。增加人员可以加快响应时间、提升服务质量，但同样会增加成本；提升安全的措施或设施设备需要大量成本；花费 1 个单位的成本，可能并不能提升 1 个单位的效率等，因此决策需要找到一个达成目标并平衡各方面其他目标的较优方案，而为决策提供视野的就是数据的关联。

4）聚类

把相似的数据进行聚集。

典型的聚类就是特征二值化。人员的性别分为男和女，可以分别赋值为 1

和 2,通过这种方式将特征转为可量化的数据。而不少特征可能不像性别这样可以明显分为两类。比如 100 名保洁人员在医院的工作时间从一个月到 3 年不等,要进行熟练工的二分类,设定 2 年以上的为熟练工、小于 2 年的为不熟练工。人为地对 100 人进行了聚类,可能有 20 个熟练工、80 个不熟练工。

聚类同时可以进行分组、排序、评价等数据分析,当需要进行多维度数据交叉分析时,聚类能够输出一个可被利用的结果。

比如:有 500 名外包服务人员,以工种分类包括保洁、运送、保安、维修、医辅、电梯驾驶 6 大类,每类工种分别有 6 个不同维度的考核分数。传统做法可以通过合计、平均等方式对 6 个考核分数进行汇总,随后根据分数高低进行排名。假设第一名 90 分,第二名 50 分,第三名 45 分,第四名 20 分,第五名 15 分,第六名 12 分,简单排名方式并不能显示 6 个工种之间的考核结果差异,第一名与第二名之间的差距远远大于第二名与第三名之间的差距。

从聚类分析角度而言,最后得到的结果是考核分级,90 分的第一名是 A 级,而第二名与第三名同为 B 级,第四至第六名同为 C 级。这类聚类方式可以用简单的等距分组法或模糊聚类法进行,同样也有更复杂精确的算法可以应用。

聚类可以将同样特征、同样层次的数据以人为主观或客观的方式进行聚集,有助于将繁杂的数据简化、将隐藏的线索显示、将模糊的概念具象。

5)标准化

数据的标准化并不是大数据的处理技术。但在数据应用中,不同数据类型、不同计量单位、不同数据规模有时需要进行数据标准化之后才能应用。比如有 5 种设备,分别有 3 个数据字段:年折旧购置成本、年维修成本、年能耗成本,3 个字段的单位分别是万元、千元、百元,同时单个字段的最大值与最小值之间差异巨大。如果 3 个字段要按照 1:1:1 权重进行评价,显然用合计数、平均数都不适合,万元单位的字段会影响评价结果,导致其他两个字段数据单位太小,在对比中数值太小而影响评价结果。

简单的数据标准化是 min-max 标准化与 z-score 标准化,即将数据按比例缩放,使之落入一个小的特定区间(一般是 0 到 1 或者 −1 到 1)。

在另一种考核评价案例中,假设有 5 个考核数据字段,其中 4 个字段的最大值与最小值之差(极差)的区间在 0.1 到 0.5,而第五个字段的极差达到 5,如果将 5 个考核数据进行加权汇总,无论权重如何配比,都会出现一个考核数据影响考核结果的现象。只有将所有考核数据字段的极差进行一致性处理,才能确保考核结果的客观公正。

8.2.3 管理模式的转型

传统运营业务方式的管理系统以管理对象为中心向外辐射。如图 8-3 所示。

在预算的基础上，分别将业务条线分为资产管理、工程管理、通用设备管理、物业服务、消防治安、医疗设备管理 6 大类，每一类再由其管辖内容辐射不同功能系统。

除了管理对象不同，大部分工作内容重复。而在一些需要全局谋划的项目中，这样的管理模式可能导致工作前后割裂。

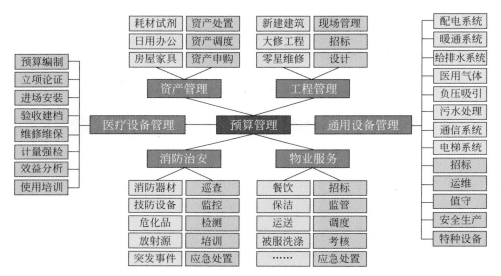

图 8-3 传统业务方式管理系统

问题：当一个工程启动后，是否关注了消防与安防的要求？是否关注了保洁、运送、配餐等物业服务的需求？是否符合了医疗设备安装的条件？

为了适应智慧医院运营管理，以管理目标为导向，以数据为支撑，突破传统，以全新的视角重构系统。安全、成本、效率三个目标为导向，以日常运维、应急联动、质量评价为三条工作主线开发数据驱动、数据预判、数据标杆三大功能，指导运行保障、资源管理、现场调度、风险预测、行业评价等方面工作。

整个系统中，数据库、数据集、知识库是实现管理决策的全局基础，一切管理行为都以数据作为依据；相对弱化管理对象、工作条线的分割，在原有的资源配置、调度、协同基础上，更加强调风险的预测、质量的评价。

在理想模型中，数据穿插着工作主线，从数据的产生、获取到分析、处理，再到数据库、知识库的形成，最后到指导管理。如图 8-4 所示。

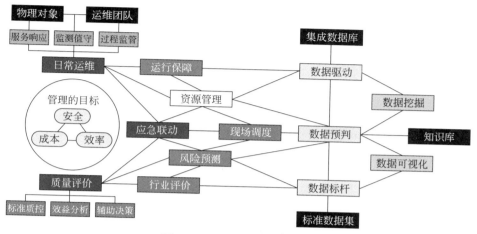

图 8-4　理想的运营业务系统

8.3　医院服务管理智慧化展望

医院服务智慧化管理在数据价值开发的基础上,逐步实现医院智慧化管理,最终的目的是解构医院运营的关键科学问题,研究医院运营的普适规律,通过科学理论、方法、技术提升医院运营在医疗服务质量中的支撑保障能力。

智慧医院建设是重要的技术应用场景。技术能够提升数据的感知能力,提高数据采集的深度与广度,更精准地关注服务对象的主观个性需求;多维度的信息耦合及对数据的挖掘、建模可以将独立运行的工作链、资金链、信息链、物流链升级为注重价值创造与聚合优化的质量链。

医院服务管理智慧化将大大提升管理效率,提高管理质量,将朝以下一些方向发展。

1. 无人值守

人工智能和物联网的普及,使无人值守成为可能。物联网不仅仅是传感器,值守不仅仅依靠摄像头,无人机、微波遥感、热成像、微型雷达、声呐探伤等技术均可助力于无人值守。

无人值守不只是关注人力资源的减少,更应当注重巡查或监测中的死角、漏洞、盲区,实现 24h 全天候无人值守和 360°全方位无死角监测。

2. 快速反应

一台标准计算机每秒执行 100 亿次操作,人类神经元激活频率每秒最多1000 次。人工智能对风险的预判和反应速度必然超越人类。

面对危机事件或应急处置,人类传统的反应过程是:过去发生过同类事件吗?应该如何处理?还有什么事情没有考虑到?传统经验的反应可能会直接跳过思考过程,直接运用历史同类事件的处置方式。

而人工智能的反应过程是:过去发生过的同类事件包括哪些因素和数据?如果这样处理,是否会有其他事件关联?措施的可行性、有效性的概率是多少?这一系列的运算拥有庞大的数据库、知识库的支撑,最终会得到一个综合大量信息的最优结果。

人工智能的快速反应体现在运算智能、感知智能以及认知智能。运算智能即快速计算和记忆存储能力,成熟案例如深蓝计算机;感知智能即视觉、听觉、触觉等感知能力,成熟案例如自动驾驶;认知智能即能够理解、会思考,成熟案例如语音识别、自主学习对话。

3. 精准决策

精准决策的目的是实现有效的管理、高效的应急和高性价比的投入。决策是否精准的关键在于有限资源下的资源配置、调度、协同。

从以行为习惯预测实现精准决策的案例来看,人的行为趋势与习惯偏好决定了他的最终选择,大数据与人工智能需要做的,是推荐最适合的选项,从而辅助决策。

行为习惯的预测首先利用移动网络记录人的移动轨迹,从而准确地预测其下一步的行为和所到地点;然后从选项特征和选择时序中实时分析其选择偏好,从而给出精准的推荐;最后通过分析人发生行为时的外部情境,如天气、季节、地点、时间等,来提升推荐的效果。

4. 远程物联

随着 5G 技术的突破,5G 网络将推动"远程物联"的发展,5G 技术加速了万物互联时代的到来。

远程物联在医院运营中的应用场景包括 5G 技术与 AR 技术的融合。如:

(1)维修巡检的远程技术支持:一线巡检人员遇到问题时,可佩戴 AR 眼镜联系远程专家,基于第一视角画面进行通信。在实时视频画面中进行实时标注、冻屏标注、文件传输等,解决一线人员双手操作设备的问题。

(2)巡视人员信息管理:巡查人员距离现场员工 5m 之外,就能通过 AR 眼镜获取该员工的全部信息,包括岗位、职责、排班、资质、巡逻路线,可以进行非接触式考核评价。

（3）目视仓储管理、资产盘点：库管、盘点人员通过 AR 眼镜可直接清点库房物资数量、核对品规、盘点固资，自动完成盘点报表。

（4）AR 技术＋BIM 的应用：工程人员巡检时，利用 AR 眼镜直接获取 BIM 中的建筑空间、管线、设备等信息。

5. 预测未来

风险预判最终是一个概率问题。在数据量积累足够的情况下，可以通过当日外部环境参数、设备运行参数、当日社会因素或政策环境变化、历史事件发生概率等因素综合判断当日面临的风险概率。而人工智能技术可以学习历史上的应对方式，从而驱动最优的决策，如自动识别、主动预警、自行精准派发任务。

未来可期望的场景是：系统通过风险预判，告知运营人员明天发生强降雨的概率是 75%，而系统已自动提前对各个岗位的工作人员下发防汛任务，如天台地沟的疏通情况、集水井与污水处理设备的巡检、防汛沙袋的准备、漏水点的监测等。而运营人员在掌握防控措施完成实时进度的同时，可以获取关联信息，如上次降雨漏溢水位置及修补情况、历史降雨造成的影响等。此外，对不同风险的条件进行分析后，可以对失效模式进行预判，如单位时间降雨量或降雨持续时间达到一定程度时，可能发生部分排水管倒灌，需要提前预备应急队伍与应急物资等。

8.4　小结

随着国家卫生健康委提出公立医院高质量发展核心是实现"三个转变、三个提高"和进一步改善医疗服务行动计划，近年来越来越多的医院开始探索运用智能化、科技化的信息手段提升医疗质量、效率与医院管理效率，改善医疗服务体验，很大程度上推动了医院服务管理智慧化进程。智慧医院的建立可以改善人们的就医体验，缓解人们去医院时的不便。将互联网和医疗深度结合，不断完善医疗流程，创新和改善医疗服务，成为医院发展的必然趋势。

本章着重讨论了医院服务管理智慧化的相关问题。8.1 节介绍了智慧医疗基本内容，包括智慧医疗基本理念、智慧医疗建设内容和智慧医疗发展现状与趋势；8.2 节探讨了医院服务管理智慧化的实现路径，从医院实际应用层面讨论存在问题及解决方法，并从宏观上讨论管理模式转型；8.3 节对医院服务管理智慧化进行了展望。

参考文献

［1］　裘加林,田华,郑杰,等.智慧医疗[M].2 版.北京:清华大学出版社,2015.

［2］　李旭东,李阳.国内外数字医疗产业模式实践进展:对比分析的视角[J].工业技术经济,2020,39(7):124-130.

［3］　张继武.数字化医疗发展概述[J].中国医疗器械信息,2016,22(6):5.

［4］　宫立恒,张晓.数字医学的发展[J].教育教学论坛,2018(23):81-83.

［5］　李春林,赵翠,司迁,等.智慧医疗的发展现状与未来[J].生命科学仪器,2021,19(2):4-13.

［6］　于勇,范胜廷,彭关伟,等.数字孪生模型在产品构型管理中应用探讨[J].航空制造技术,2017(7):41-45.

附录 A 英汉排序与调度词汇

（2022 年 4 月版）

《排序与调度丛书》编委会

20 世纪 50 年代越民义就注意到排序（scheduling）问题的重要性和在理论上的难度。1960 年他编写了国内第一本排序理论讲义。70 年代初，他和韩继业一起研究同顺序流水作业排序问题，开创了中国研究排序论的先河[①]。在他们两位的倡导和带动下，国内排序的理论研究和应用研究有了较大的发展。之后，国内也有文献把 scheduling 译为"调度"[②]。正如 Potts 等指出："排序论的进展是巨大的。这些进展得益于研究人员从不同的学科（例如，数学、运筹学、管理科学、计算机科学、工程学和经济学）所做出的贡献。排序论已经成熟，有许多理论和方法可以处理问题；排序论也是丰富的（例如，有确定性或者随机性的模型、精确的或者近似的解法、面向应用的或者基于理论的）。尽管排序论研究取得了进展，但是在这个令人兴奋并且值得探索的领域，许多挑战仍然存在。"[③]不同学科带来了不同的术语。经过 50 多年的发展，国内排序与调度的术语正在逐步走向统一。这是学科正在成熟的标志，也是学术交流的需要。

我们提倡术语要统一，将"scheduling""排序""调度"这三者视为含义完全相同、可以相互替代的 3 个中英文词汇，只不过这三者使用的场合和学科（英语、运筹学、自动化）不同而已。这次的"英汉排序与调度词汇（2022 年 4 月版）"收入 236 条词汇，就考虑到不同学科的不同用法。我们欢迎不同学科的研究者推荐适合本学科的术语，补充进未来的版本中。

---

① 越民义，韩继业. n 个零件在 m 台机床上的加工顺序问题[J]. 中国科学，1975(5)：462-470.
② 周荣生. 汉英综合科学技术词汇[M]. 北京：科学出版社，1983.
③ POTTS C N，STRUSEVICH V A. Fifty years of scheduling：a survey of milestones[J]. Journal of the Operational Research Society，2009，60：S41-S68.

1	activity	活动
2	agent	代理
3	agreeability	一致性
4	agreeable	一致的
5	algorithm	算法
6	approximation algorithm	近似算法
7	arrival time	就绪时间,到达时间
8	assembly scheduling	装配排序
9	asymmetric linear cost function	非对称线性损失函数,非对称线性成本函数
10	asymptotic	渐近的
11	asymptotic optimality	渐近最优性
12	availability constraint	可用性约束
13	basic (classical) model	基本(经典)模型
14	batching	分批
15	batching machine	批处理机,批加工机器
16	batching scheduling	分批排序,批调度
17	bi-agent	双代理
18	bi-criteria	双目标,双准则
19	block	阻塞,块
20	classical scheduling	经典排序
21	common due date	共同交付期,相同交付期
22	competitive ratio	竞争比
23	completion time	完工时间
24	complexity	复杂性
25	continuous sublot	连续子批
26	controllable scheduling	可控排序
27	cooperation	合作,协作
28	cross-docking	过栈,中转库,越库,交叉理货
29	deadline	截止日期(时间)
30	dedicated machine	专用机,特定的机器
31	delivery time	送达时间
32	deteriorating job	退化工件,恶化工件
33	deterioration effect	退化效应,恶化效应
34	deterministic scheduling	确定性排序
35	discounted rewards	折扣报酬
36	disruption	干扰
37	disruption event	干扰事件
38	disruption management	干扰管理
39	distribution center	配送中心

40	dominance	优势, 占优, 支配
41	dominance rule	优势规则, 占优规则
42	dominant	优势的, 占优的
43	dominant set	优势集, 占优集
44	doubly constrained resource	双重受限制资源, 使用量和消耗量都受限制的资源
45	due date	交付期, 应交付期限, 交货期
46	due date assignment	交付期指派, 与交付期有关的指派 (问题)
47	due date scheduling	交付期排序, 与交付期有关的排序 (问题)
48	due window	交付时间窗, 窗时交付期, 交货时间窗
49	due window scheduling	窗时交付排序, 窗时交货排序, 宽容交付排序
50	dummy activity	虚活动, 虚拟活动
51	dynamic policy	动态策略
52	dynamic scheduling	动态排序, 动态调度
53	earliness	提前
54	early job	非误工工件, 提前工件
55	efficient algorithm	有效算法
56	family	族
57	feasible	可行的
58	flow shop	流水作业, 流水 (生产) 车间
59	flow time	流程时间
60	forgetting effect	遗忘效应
61	game	博弈
62	greedy algorithm	贪婪算法, 贪心算法
63	group	组, 成组, 群
64	group technology	成组技术
65	heuristic algorithm	启发式算法
66	identical machine	同型机, 同型号机
67	idle time	空闲时间
68	immediate predecessor	紧前工件, 紧前工序
69	immediate successor	紧后工件, 紧后工序
70	in-bound logistics	内向物流, 进站物流, 入场物流, 入厂物流
71	integrated scheduling	集成排序, 集成调度
72	intree (in-tree)	内向树, 入树, 内收树, 内放树
73	inverse scheduling problem	排序反问题, 排序逆问题
74	item	项目
75	JIT scheduling	准时排序
76	job	工件, 作业, 任务
77	job shop	异序作业, 作业车间, 单件 (生产) 车间
78	late job	误期工件

79	late work	误工，误工损失
80	lateness	延迟，迟后，滞后
81	list policy	列表排序策略
82	list scheduling	列表排序
83	logistics scheduling	物流排序，物流调度
84	lot-size	批量
85	lot-sizing	批量化
86	lot-streaming	批量流
87	machine	机器
88	machine scheduling	机器排序，机器调度
89	maintenance	维护，维修
90	major setup	主安装，主要设置，主要准备，主准备
91	makespan	最大完工时间，制造跨度，工期
92	max-npv (NPV) project scheduling	净现值最大项目排序，最大净现值的项目排序
93	maximum	最大，最大的
94	milk run	循环联运，循环取料，循环送货
95	minimum	最小，最小的
96	minor setup	次要准备，次要设置，次要安装，次准备
97	modern scheduling	现代排序
98	multi-criteria	多目标，多准则
99	multi-machine	多台同时加工的机器
100	multi-machine job	多机器加工工件，多台机器同时加工的工件
101	multi-mode project scheduling	多模式项目排序
102	multi-operation machine	多工序机
103	multiprocessor	多台同时加工的机器
104	multiprocessor job	多机器加工工件，多台机器同时加工的工件
105	multipurpose machine	多功能机，多用途机
106	net present value	净现值
107	nonpreemptive	不可中断的
108	nonrecoverable resource	不可恢复（的）资源，消耗性资源
109	nonrenewable resource	不可恢复（的）资源，消耗性资源
110	nonresumable	（工件加工）不可继续的，（工件加工）不可恢复的
111	nonsimultaneous machine	不同时开工的机器
112	nonstorable resource	不可储存（的）资源
113	nowait	（前后两个工序）加工不允许等待
114	NP-complete	NP-完备，NP-完全
115	NP-hard	NP-困难（的），NP-难（的）
116	NP-hard in the ordinary sense	普通 NP-困难（的），普通 NP-难（的）
117	NP-hard in the strong sense	强 NP-困难（的），强 NP-难（的）

118	offline scheduling	离线排序
119	online scheduling	在线排序
120	open problem	未解问题,(复杂性)悬而未决的问题,尚未解决的问题,开放问题,公开问题
121	open shop	自由作业,开放(作业)车间
122	operation	工序,作业
123	optimal	最优的
124	optimality criterion	优化目标,最优化的目标,优化准则
125	ordinarily NP-hard	普通 NP-(困)难的,一般 NP-(困)难的
126	ordinary NP-hard	普通 NP-(困)难,一般 NP-(困)难
127	out-bound logistics	外向物流
128	outsourcing	外包
129	outtree(out-tree)	外向树,出树,外放树
130	parallel batch	并行批,平行批
131	parallel machine	并行机,平行机,并联机
132	parallel scheduling	并行排序,并行调度
133	partial rescheduling	部分重排序,部分重调度
134	partition	划分
135	peer scheduling	对等排序
136	performance	性能
137	permutation flow shop	同顺序流水作业,同序作业,置换流水车间,置换流水作业
138	PERT(program evaluation and review technique)	计划评审技术
139	polynomially solvable	多项式时间可解的
140	precedence constraint	前后约束,先后约束,优先约束
141	predecessor	前序工件,前工件,前工序
142	predictive reactive scheduling	预案反应式排序,预案反应式调度
143	preempt	中断
144	preempt-repeat	重复(性)中断,中断-重复
145	preempt-resume	可续(性)中断,中断-继续,中断-恢复
146	preemption	中断
147	preemption schedule	可以中断的排序,可以中断的时间表
148	preemptive	中断的,可中断的
149	proactive	前摄的,主动的
150	proactive reactive scheduling	前摄反应式排序,前摄反应式调度
151	processing time	加工时间,工时
152	processor	机器,处理机
153	production scheduling	生产排序,生产调度

188	scheduling with nonsimultaneous machine available time	机器不同时开工排序
189	scheduling with outsourcing	可外包排序
190	scheduling with rejection	可拒绝排序
191	scheduling with time windows	窗时交付期排序, 带有时间窗的排序
192	scheduling with transportation delays	考虑运输延误的排序
193	selfish	自利的
194	semi-online scheduling	半在线排序
195	semi-resumable	(工件加工) 半可继续的,(工件加工) 半可恢复的
196	sequence	次序, 序列, 顺序
197	sequence dependent	与次序有关
198	sequence independent	与次序无关
199	sequencing	安排次序
200	sequencing games	排序博弈
201	serial batch	串行批, 继列批
202	setup cost	安装费用, 设置费用, 调整费用, 准备费用
203	setup time	安装时间, 设置时间, 调整时间, 准备时间
204	shop machine	串行机, 多工序机器
205	shop scheduling	车间调度, 串行排序, 多工序排序, 多工序调度, 串行调度
206	single machine	单台机器, 单机
207	sorting	数据排序, 整序
208	splitting	拆分的
209	static policy	静态排法, 静态策略
210	stochastic scheduling	随机排序, 随机调度
211	storable resource	可储存 (的) 资源
212	strong NP-hard	强 NP- (困) 难
213	strongly NP-hard	强 NP- (困) 难的
214	sublot	子批
215	successor	后继工件, 后工件, 后工序
216	tardiness	延误, 拖期
217	tardiness problem i.e. scheduling to minimize total tardiness	总延误排序问题, 总延误最小排序问题, 总延迟时间最小化问题
218	tardy job	延误工件, 误工工件
219	task	工件, 任务
220	the number of early jobs	提前完工工件数, 不误工工件数
221	the number of tardy jobs	误工工件数, 误工数, 误工件数
222	time window	时间窗
223	time varying scheduling	时变排序